HEYNE <

FRANZISKA HOHMANN
NINA FAECKE

GUT, DASS DU NICHT MEHR DA BIST

Die toxische Beziehung
zu meiner Mutter – und wie ich
lerne loszulassen

Wilhelm Heyne Verlag
München

Die Grundlage für die in diesem Buch enthaltenen Dialoge und
Geschehnisse sind die Erinnerungen von Franziska Hohmann.
Die Gespräche sind sinngemäß wiedergegeben.
Ein Anspruch auf wörtliche Übereinstimmung mit tatsächlich
stattgefundenen Dialogen wird nicht erhoben.
Zum Schutz Einzelner wurden einige Namen anonymisiert
und einzelne Ereignisse verfremdet.

MIX
Papier | Fördert gute Waldnutzung
FSC® C014496
FSC www.fsc.org

Penguin Random House Verlagsgruppe FSC® N001967

2. Auflage 2025

produktsicherheit@penguinrandomhouse.de
(Vorstehende Angaben sind zugleich Pflichtinformationen nach GPSR.)

Dieses Werk wurde vermittelt von dots&plots.
Redaktion: Heide Grehl
Umschlaggestaltung: Nele Schütz Design
unter Verwendung einer Illustration von Shutterstock/Ahsan Nafis
und eines Fotos aus der Privatsammlung der Autorin Franziska Hohmann
Satz: satz-bau Leingärtner, Nabburg
Druck und Bindung: GGP Media GmbH, Pößneck
Printed in Germany
ISBN 978-3-453-60711-8
www.heyne.de

Für Annette

Inhalt

Vorwort

Liebe Menschen,

dieses Buch erzählt von mehreren Leben in einem. Dem der kleinen Fränzi, der Jugendlichen, der jungen Frau, die Alkohol trinkt, damit sie nichts mehr spüren muss. Und dem aktuellen Leben der geheilten Fränzi.

Ich blicke mit Liebe auf meine Vergangenheit zurück, auch wenn so vieles schwierig war. Während der intensiven Auseinandersetzung mit meiner Biografie wurde mir bewusst, dass es sich richtig anfühlt, Vergangenes erzählerisch ein Stückchen weiter von mir wegzurücken. Deshalb werdet ihr in den Kapiteln, die meine Vergangenheit behandeln, von Fränzi in der dritten Person lesen.

Heute bin ich gesund und stehe mitten im Leben. Ich bin nicht perfekt, aber ich bin ganz. Und vor allem: Ich bin ganz da! Diesen Wechsel sollt ihr beim Lesen auch in der Erzählperspektive spüren. Aus diesem Grund stehen die Gegenwartskapitel in der Ich-Perspektive. Denn: Meine Gegenwart gehört mir! Und wenn ihr dieses Buch gelesen habt, gehört sie auch ein bisschen euch.

Alle, die gerade diese Zeilen lesen und denken, in meiner

Geschichte schon jetzt für sich selbst etwas aufzuspüren: Ihr seid nicht allein. Euch und allen anderen danke ich dafür, dass ihr meine Geschichte lest.

Eure Fränzi

Prolog

Eine Tankstelle in der Nähe von Frankfurt am Abend des 6. Januars 2022

Ich stelle mir vor, wie der Alkohol auf meiner Zunge kitzelt. Wie er warm und sanft meine Kehle hinabfließt, sich in meinem Brustkorb ausbreitet, kribbelnd in den Magen strömt und sich in jede meiner Zellen einnistet. Wie er mich in Sicherheit wiegt. Diese Sicherheit ist eine Belohnung, genau wie die Wärme. Ich verdiene heute beides.

Ist es 21:02 Uhr oder 21:07 Uhr? Ich kann die Ziffern auf dem Armaturenbrett kaum erkennen. Das orangefarbene Display glimmt so schwach, dass ich die Augen zusammenkneifen muss. Ob das an der uralten Autobatterie liegt? Es muss Monate her sein, seit meine Mutter den Wagen bewegt hat. Ständig rattert oder klackert es irgendwo. Ein Wunder, dass der Motor vorhin überhaupt angesprungen ist. Mein Fuß tippt wie ferngesteuert aufs Gas. Die Anzeige wird heller. 21:07 Uhr. Noch ein paar Stunden, dann habe ich auch diesen Tag überlebt.

Das grelle Tankstellenlicht drängt sich in mein Sichtfeld. Erst jetzt merke ich, wie gemütlich ich mein orangefarbenes Halbdunkel fand. Ich blinke besser schon jetzt, auch wenn es noch ein paar Meter bis zur Einfahrt auf das Tankstellengelände sind. Nicht dass der Stresser im SUV hinter mir gleich verpasst zu bremsen. Klick, klack, klick, klack, klick, scheiß auf den Schulterblick, klack, klick, klack. Es rumpelt, als ich über die hohe Bordsteinkante fahre. Im Rückspiegel sehe ich, wie der SUV unbeeindruckt weiter in Richtung Frankfurter Innenstadt düst.

Ich will keine der Tanksäulen blockieren, auch wenn ich gleich wieder weg bin. Am besten halte ich neben den Staubsaugerautomaten, die müssen sie nach 20 Uhr sowieso abschalten. Motor aus. Und jetzt? Reingehen oder doch nicht? Wie erstarrt, so fühlt sich mein Körper an. Obwohl ich gerade noch genau wusste, warum ich hierhergefahren bin, fange ich an zu zweifeln. Bin ich dem gewachsen, gerade heute? Schaffe ich das?

Tankstellen in Deutschland funktionieren nach einem bestimmten Prinzip. Wenn du reinkommst, sind da zuerst die Zeitschriften. Dann kommt eine Eistruhe, eventuell Blumenkübel mit in Plastik eingeschlagenen Sträußen. Diesen Bereich nenne ich Level 1 – unverfänglich. Dann kommt Level 2, wo du zum ersten Mal die Wahl hast: Du könntest in Richtung der Kühlregale gehen, in denen nach Pizza, Wurst- und Käseaufschnitt auch die Getränke lagern. Meist in Dosen oder größeren Flaschen – ein bisschen riskant. Du musst da aber nicht lang, du kannst auch den Weg vorbei an dem ganzen ungekühlten Zeug nehmen. Toblerone, Thunfisch, Tampons – ein Kinderspiel. Kritisch wird es erst bei Level 3. Das besteht aus nur einem einzigen Weg. Keine Wahlmöglichkeiten mehr. Und Level 4. Aber daran will ich jetzt lieber nicht denken.

Als ich die Fahrertür aufstoße, fällt mir auf, dass ich ohne Jacke aus dem Haus gegangen bin. Die kalte Winterluft zieht mein linkes Hosenbein hoch. Gänsehaut. Nicht verwunderlich, die schwarze Kombi aus Blazer und Anzughose ist viel zu dünn für Anfang Januar. Meiner Mutter hätte sie aber gefallen. »Schick haste dich gemacht«, hätte sie gerufen. Ich hätte misstrauisch gelächelt, woraufhin sie die Unterhaltung mit einem »Aber zugelegt haste ordentlich!« im Keim erstickt hätte.

Auch die Bouquets aus weißen Rosen wären nach ihrem Geschmack gewesen. Obwohl ich sie selbst bestellt hatte, war ich erschlagen von der Menge – als hätten die Blumen Besitz von der ganzen Trauerhalle ergriffen. Ich war überrascht, wie viele Menschen mit eigenen Kränzen gekommen waren. Meine Mutter hatte wohl doch mehr Freunde als gedacht. Oder, schoss es mir heute Vormittag durch den Kopf, waren die Leute gar nicht ausschließlich für meine Mutter, sondern auch ein bisschen für mich gekommen?

Ich steige aus und schlage die Fahrertür mit mehr Wucht als nötig zu. Gut, dass ich so weit entfernt geparkt habe, so kann ich mir auf dem Weg zum Eingang überlegen, ob ich heute wirklich in der Verfassung bin, mich den beiden schwierigsten Leveln zu stellen. Da wäre einmal das bereits erwähnte Level 3, der Bereich um die Kasse. Dort lagert, was ich heute will: die Schokoriegel, die Gummitierchen und die Chipstüten. Am liebsten kaufe ich zwei oder drei kleine Tüten anstatt einer großen, die unterschiedlichen Geschmacksrichtungen kicken besser. Heute nehme ich vielleicht das komplette Chipssortiment mit, von »Ungarisch« bis »Sour Cream and Onion«. Schließlich habe ich vor ein paar Stunden das, was einmal meine Mutter war, in einer Urne durch einen Raum mit lauter weinenden Menschen getragen. Und in meiner Trauerrede im Café gesagt, dass sie mir fehle – das tut sie wirklich. Da wird ein bisschen Kompensation mit frittierten Kartoffelscheiben ja wohl drin sein.

Wäre da bloß nicht Level 4 mit seinem übermächtigen Endgegner, das Regal rechts neben der Kasse. Das mit den Miniwodkas, den Kleinen Feiglingen und anderen Kurzen. Ich nenne es das Säuferregal, denn für niemand anderen ist es gedacht. Bezwingen kann ich diesen Endgegner nur, wenn ich ihn ignoriere.

Der Sensor der Glasschiebetür scheint meine knappen eins siebzig Körpergröße nicht zu erfassen – was soll das denn jetzt?

Jedenfalls bleibt die Tür geschlossen. Ist das ein Zeichen? Gott bewahre!

»Du kannst nicht in der Umgebung heilen, die dich krank gemacht hat.« Der Spruch meiner Therapeutin schwirrt mir schon den halben Tag im Kopf herum. Wenn ich in der Suchtberatung aber eines gelernt habe, dann, dass ich die Endgegner im Alltag – und von denen gibt es reichlich – immer wieder besiegen kann.

Nach ein paar Ausfallschritten nach hinten schiebt sich die Glastür endlich auf. Stickige Heizungsluft strömt mir entgegen. Wo ist eigentlich mein Geldbeutel? Ich bleibe neben dem Zeitschriftenregal stehen und greife in die rechte Blazertasche. Es knistert. Die Gummibärchen! Ramona hat mir die Tüte heute früh zugesteckt. Daran erinnere ich mich. Doch mich wundert, dass sie leer ist. Ich kann mich nicht entsinnen, heute überhaupt etwas gegessen zu haben.

In der Selbsthilfegruppe habe ich gelernt, dass Verlust, Trauer, Wut, aber auch Gefühle wie Erleichterung und Freude die besten Gründe sind, um wieder mit dem Trinken anzufangen. Jetzt gerade fühle ich jedes einzelne.

Mein Blick fällt auf ein paar Nelken in einem Eimer, sie lassen die Köpfe hängen. Ich greife in meine linke Blazertasche. Kein Geldbeutel, aber immerhin die Kreditkarte.

»Vorsicht, Rutsch- und Sturzgefahr«, steht auf dem gelben Schild, das mir den Weg Richtung Level 3 weist. Der Gang ist als Einziger mit einer grauen Matte ausgelegt, vielleicht sieben, acht Meter lang. Als ich auf die Matte trete, quietscht es, wahrscheinlich weil es den ganzen Abend geregnet hat und schon viele nasse Schuhsohlen darübermarschiert sind. Der Regen hat heute nur für eine einzige Stunde ausgesetzt, während der Trauerfeier. Absurd.

Ich kann die kleinen Chipstüten jetzt sehen. Prall, glänzend und wie erwartet im unteren Regal vor der Kasse. Der Mann dahinter lächelt mich an. Ich mache den nächsten Schritt auf der Quietschematte, schaue auf meine schwarzen Stiefel und anschließend wieder auf die Chipstüten, mir kann nichts passieren.

Nur nicht nach rechts gucken, Fränzi, immer schön geradeaus. Du kannst das. Ich balle die rechte Hand zur Faust. Dann lasse ich locker. Und noch mal. »Auf Anspannung folgt Entspannung«, so betet es mir die Therapeutin doch immer vor. Aber ich spüre keine Entspannung, nur meine kalten Finger in meiner schwitzigen Handfläche. Früher hätte ich nicht so ein Geschiss um den Einkauf in einer Tankstelle gemacht. Ich wäre hineinspaziert, hätte mir zwei Flaschen Weißwein geschnappt, beim Bezahlen ungefragt irgendetwas von »Party bei Freunden« oder »Housewarming« gesagt, und fertig. So einfach ist das aber nicht mehr.

Mein Blick wird neblig. Als hätte ich Watte in den Augen. Kommt das von dem grellen Licht hier drin? Ich blinzle, aber die Watte geht nicht weg. Endlich stehe ich vor dem Kassierer. Die Miniwodkas sind jetzt nur noch eine Armlänge von mir entfernt. Ich habe das Gefühl, die Fläschchen im rechten Augenwinkel funkeln zu sehen. Es würde keine Sekunde dauern, nach einem zu greifen. Dazu eine Alibidose Red Bull, damit es nicht nach Suff, sondern Longdrink aussieht. Bezahlen, raus und im Auto den ersten Schluck seit dreieinhalb Jahren nehmen.

»Alles in Ordnung bei Ihnen?«, fragt der Kassierer und macht ein besorgtes Gesicht. Ich schüttle mit dem Kopf. Vom hinteren Teil der Theke weht der Duft von Bockwurstwasser herüber. Ich muss an meine Mutter denken. Daran, wie ich ihr nach der Party im Golfclub die Haare hielt, während sie sich ins Klo übergab. An den Moment, wie ich als Elfjährige auf dem Internatsparkplatz stand und kapierte, dass sie nicht kommen würde, um mich abzuholen. An den kalten Flur in der Entzugsklinik, und wie ich nachts mit Beruhigungstabletten im Blut barfuß in die Küche schlich, um heimlich Burger zu braten.

Mein Herz pocht bis hoch in die Schläfen. »Sind Sie okay?«,

fragt der Kassierer etwas dringlicher. Ich gehe in die Hocke und fische drei Chipstüten aus der Auslage.

Als ich wieder hochkomme und die Tüten auf den Tresen lege, nicke ich. *Ja, es ist alles okay.* Zumindest für den Moment. Zumindest in dieser Minute.

1

Eine Trauerhalle in der Nähe von Frankfurt am Morgen des 6. Januars 2022

Ich stehe mit dem Rücken zur Tür. Hinter mir der Eingang der Trauerhalle, vor mir Stuhlreihe um Stuhlreihe. Heute sieht der Raum ganz anders aus als noch vor zwei Wochen bei der Besichtigung. Besichtigung – das klingt falsch, irgendwie nach neuer Wohnung. Wie nennt man es denn, wenn man sich den Ort anguckt, an dem man der eigenen Mutter für immer Lebewohl sagt? Instinktiv ziehe ich die Schultern hoch und den Kopf ein. Dabei habe ich bei diesem Anblick doch allen Grund, zufrieden zu sein. Vom hölzernen Braunton der Trauerhalle ist fast nichts mehr zu sehen. Das Podest, auf dem das Pult des Trauerredners steht, ist durch drei Stufen von den Stuhlreihen abgesetzt. Alles dort oben strahlt. Die stattliche weiße Urne mit dem kitschigen Engel vorne drauf, in der ihre Asche liegt, und vor allem die unzähligen weißen Rosen. Ihre Lieblingsblumen. Ich habe so viele Rosen von der Friedhofsgärtnerei liefern lassen, dass die Bestellung fast für Engpässe gesorgt hätte. Ha, so ein Brimborium, das hätte meiner Mutter gefallen! Oder? Sicher sein kann ich mir nicht, denn außer dem Wunsch, eingeäschert zu werden, hat sie keine weiteren Gedanken für mich festgehalten. Ganz anders als die inzwischen ebenfalls verstorbene Mutter einer guten Freundin. Sie hat ihrer Tochter einen langen liebevollen Brief mit ihren Vorstellungen für das

Begräbnis hinterlassen. Machte man das als gute Mutter nicht so, um dem Kind neben dem Schmerz ein bisschen was von dem großen Chaos zu ersparen?

Mehrere Blumenkränze thronen um das Pult, allesamt gesteckt und gebunden aus dicken weißen Blüten. Direkt neben meinem steht der von Rosi, einer von Mamas ältesten Freundinnen. Und der Kranz neben Rosis, von wem war der noch mal? Es sind so viele, wie soll man da den Überblick über die Absender behalten? »In Gedenken an Annette« oder »Wir werden dich nie vergessen, Annette« steht in goldener Schrift auf opulenten Schärpen, die an den Kränzen hängen. Auf einer anderen Schärpe lese ich die Worte: »Jetzt bist du erlöst.« Ich nicke.

»Was?«, fragt Ramona leise. Ramona steht so dicht hinter mir, als müsste sie in der Lage sein, mich aufzufangen, falls ich falle. »Wie, was?«, entgegne ich, ohne die Schärpe mit dem Erlösungssatz aus den Augen zu lassen. »Du hast gerade genickt, warum?« Ich nicke noch mal und flüstere Ramona zu: »Ich weiß nicht.« Doch ich denke bei mir: *Vielleicht weiß ich es doch, aber sagen kann ich es nicht, nicht mal Ramona. Noch nicht.*

Ramona und Britta waren am Abend zuvor aus Berlin angereist. Sie übernachteten mit im Haus meiner Mutter und stellten am Morgen mit mir das Outfit für den Tag zusammen. Sie stopften Taschentücher in die eine Tasche meines Blazers und statteten die andere mit Gummibärchen aus. Sie bemuttern mich richtig. Weich und warm fühlt sich das an. Ich spüre, wie sich die beiden bei mir unterhaken. Sie schieben mich ein Stückchen weg von der Eingangstür. Ich stehe jetzt in der Mitte des Gangs. Auf der einen Seite ist die Tür der Trauerhalle, sie wirkt klein und dunkel, auf der anderen das große strahlende Weiß. Wie angewurzelt stehe ich auf einem Fleck, als hätte man mich eben dort abgestellt. Wie eine Figur aus einem Schachspiel, die auf den nächsten Zug wartet. Meistens ist der nächste Zug eine Umarmung, die ich bekomme, kombiniert mit lieben Worten oder ein paar stumm verdrückten Tränen.

Ist das immer noch der Funktionsmodus, in dem ich mich befinde? In diesen Zustand war ich wenige Stunden, nachdem ich am Flughafen vom Tod meiner Mutter erfahren hatte, hinübergeglitten. Zuerst hatte ich so viel geweint wie insgesamt in meinem ganzen Leben noch nicht. Doch im Anschluss setzte sofort mein Retterinstinkt ein: sich um alles kümmern, an alles denken, bloß nicht ausruhen, am besten alles allein erledigen, dann passieren schon keine Fehler.

Mein Blick wandert über die schwarz gekleidete Masse. Obwohl es noch etwas dauert, bis die Beerdigung beginnt, sind fast alle Sitzplätze belegt. Manche der Menschen blicken mit gesenktem Kopf vor sich hin. Andere tauschen sich im Flüsterton miteinander aus. Die Stimmung ist im Keller, alle sind traurig. Anders darf es ja auch gar nicht sein. Ein paar Satzfetzen fliegen dann und wann zu mir herüber. »Wie die Blumen duften, herrlich!« oder »Nein, sieht das schön aus!« oder »Mein Gott, die arme Annette!« oder »Mein Gott, die arme Fränzi!«. Eine einzige schwere Wortmasse. Wie zäher Teig oder zu lang gekauter Kaugummi. Mein Blick kommt immer wieder bei der weißen Urne an, tapfer steht sie auf einem kleineren Pult, direkt neben dem großen, und strahlt hinab auf die Trauernden. Doch, doch, das alles hätte meiner Mutter sicher gefallen. Besonders der kitschige Engel.

Mein Herz pocht schnell und fühlt sich dabei an, als wären die Schichten meines Körpers, die eigentlich die Aufgabe haben, es zu schützen, dünner geworden. Auch das Atmen fällt mir schwer. Ich bin hellwach und todmüde zugleich. Geschlafen habe ich in dieser Nacht kaum. So viele Fragen, auf die ich keine eindeutige Antwort finden konnte. Nicht in der Nacht, nicht heute früh. Irgendwann? Bis zuletzt war ich nicht sicher, ob ich eine Grabrede schreiben und dann auch halten können würde. Doch heute früh um sechs Uhr zog es mich plötzlich unter der warmen Bettdecke hervor und in das spärlich beheizte Wohnzimmer meiner Mutter, wo ich schließlich alles in einem Rutsch runterschrieb. Ganz leicht war es mir von der Hand gegangen. *Ist das nicht komisch?*, fragte ich mich im Morgengrauen und später Ramona und Britta. »Nein, wieso?«, fanden beide. Ich versuche noch immer, mich mit dieser Antwort zufriedenzugeben.

Welche meiner Freundinnen hatte mich eigentlich vor einer knappen Stunde zur Beerdigung gefahren? Oder hatte ich selbst hinterm Steuer gesessen? Das gibt's doch nicht, ich kann mich nicht erinnern. Auch wenn an diesem Tag bislang alles nur so an mir vorbeizieht, nehme ich jetzt wahr, wie Britta einige der Gäste in Empfang nimmt. Und wie Ramona auf herzliche Weise irgendetwas mit dem Trauerredner klärt. Gut, dass die beiden da sind, gut, dass sie bei diesem Gang zwischen Leben und Tod hinter mir stehen. Es fühlt sich richtig an, heute nicht allein zu sein. Dabei bin ich doch so gut im Alleinsein. Ja, meine Mutter hatte sich ihr Leben lang durch Depressionen und eine Psychose nach der anderen gequält – und ich mit ihr, aber das steht hier nicht zur Debatte, hatte es nie innerhalb unserer Mutter-Tochter-Beziehung. Dass meine Mutter jetzt tot ist, ist trotzdem schwer zu begreifen. Ich spüre Zufriedenheit beim Anblick des opulenten Blumenschmucks, den ich organisiert und bezahlt habe. Und zugleich fühlt es sich so an, als würde ich den Boden unter den Füßen verlieren, weil jetzt der eine Mensch nicht mehr da ist, den ich am meisten geliebt und am meisten gehasst habe. Wie, um alles in der Welt, soll ich diesen Tag überstehen – ohne meine Mama? Und dann auch noch ohne Alkohol.

Ich umarme viel und nehme noch mehr Beileidsbekundungen entgegen, dabei versuche ich, die Urne nie aus den Augen zu verlieren. Kommt dieser Teil mit dem Beileid nicht erst am Schluss, wenn man es geschafft hat? Warum stürmen alle auf mich zu, als wäre ich ein kleines Mädchen? Aber lieb finde ich es schon auch. Wie es sich wohl anfühlen wird, wenn ich die Asche meiner Mutter gleich zu Grabe tragen werde? Während der ganzen Organisationsphase hatte mir eine Freundin, die auch ein schwieriges Verhältnis zu ihrer eigenen Mutter hatte, geraten, nicht den Urnenträger die Urne zu Grabe tragen zu lassen, sondern das selbst zu übernehmen. Das würde helfen, hatte die Freundin gemeint, und ich hatte den Vorschlag instinktiv angenommen, statt ihn noch zehn- oder zwanzigmal in meinem Kopf abzugleichen.

Als ich den Termin bei der Bestatterin hatte, hatte die mich recht irritiert angesehen und gesagt: »Frau Hohmann, also, ich verstehe Sie, aber das ist eher unüblich.« Dann hatte sie die Hände etwas verkrampft im Schoß gefaltet. Ich hatte sofort gedacht, dass die Frau gar nichts versteht und das Verhältnis zu meiner Mutter auch eher unüblich gewesen war und sie meinen Wunsch doch bitte einfach in den Unterlagen festhalten soll.

»Bitte. Es ist mir wirklich wichtig.« Ich sah der Frau auf der anderen Seite des Schreibtischs lang in die Augen, als ich diesen Satz sagte.

So lang, bis diese schließlich sagte: »In Ordnung, Frau Hohmann, dann machen wir das so.« Geht doch, dachte ich, ohne weiter über den Gang mit der Urne nachzudenken. Es gab genügend andere To-dos, und die musste ich Schritt für Schritt abarbeiten.

Helfen würde es, die Urne der Mutter selbst zu tragen, hatte die Freundin immer wieder gesagt. *Wobei eigentlich?*, frage ich mich jetzt, wo der Gang in einer Stunde, vielleicht anderthalb bevorsteht. *Oder wogegen?*

Die Süße der Rosen strömt vom Podest bis zu mir. Die Blumen duften wirklich gut. Eine ältere Dame erhebt sich aus einer der vorderen Sitzreihen. Rosi. Sie arbeitet sich durch die inzwischen voll besetzten Stuhlreihen und wischt sich immer wieder verstohlen Tränen aus den Augen. Als Rosi auf meiner Höhe ist, fasst sie mich am Arm. Ganz sanft. So wie früher. »Ich hol noch mal ein paar Taschentücher aus dem Auto, Fränzilein. Bin gleich wieder da«, flüstert sie. Ich spüre Rosis warme trockene Hand auf meinem kalten Unterarm und lächle sie an.

Der Strom an Besuchern ist verebbt. Zum Glück, einige von ihnen haben nicht einmal einen Sitzplatz abbekommen, so groß ist der Andrang. Gleich geht es los. Gleich werde ich in der ersten Reihe, direkt gegenüber von der Urne, meinen Platz einnehmen. *Einatmen. Ausatmen. Du kannst das.*

Ich erinnere mich noch genau an die Kurve im Flughafen auf Mallorca, in der ich am Morgen des 17. Dezembers den Anruf aus Deutschland bekam. »Jetzt ist sie gegangen«, sagte die Stimme am anderen Ende der Leitung.

Ich traute meinen Ohren nicht. Wieso gerade jetzt, nachdem ich mein Leben wochenlang ins Krankenzimmer meiner Mutter verlegt hatte, um immer an ihrer Seite sein zu können? Wieso gerade jetzt, wo ich sie wenige Tage zuvor in das schönste Pflegeheim gebracht hatte, das ich in ganz Hessen finden konnte? Wieso gerade jetzt, wo ich in dem Glauben war, meine Mutter sei den Umständen entsprechend in einem stabilen Zustand? Wieso gerade jetzt, wo ich mich zum ersten Mal seit Monaten für einen Moment um mich selbst gekümmert hatte, um dann, mit neuer Kraft, zurück zu meiner Mutter zu reisen?

»Gegangen. Sie ist gegangen« – die Worte hallten in meinem Kopf nach. Zuerst im Schneckentempo, als ob man eine Sprachnachricht mit verringerter Geschwindigkeit abspielt. Dann auf einmal immer schneller und schneller. Überall Menschen um mich herum, die hin und her wuselten, von Gate zu Gate und von Termin zu Termin. Gerade noch war ich eine von ihnen gewesen. Jetzt plötzlich nicht mehr. Auf einmal war ich ein Kind, das keine

Mutter mehr hatte. Weil die »gegangen« war. Fort. Weg. Nicht mehr da. In meinem Magen, meiner Kehle, hinter den Augenhöhlen fing es an zu drücken. Als wollte etwas raus. Meine Knie fingen an zu zittern. So sehr, dass ich die Beine ein wenig anwinkeln musste. Ich tastete mit tauben Fingern nach der Sitzbank, die ich neben mir vermutete. Die war doch immer hier gewesen, in dieser Kurve in Richtung Gate, oder? Bis vor ein paar Jahren hatte ich genau dort regelmäßig einen Zwischenstopp eingelegt, um einigermaßen unbeobachtet einen Schluck aus meinem Flachmann zu nehmen.

Ja, da war sie, die vertraute Holzoberfläche. Ich ließ mich fallen und den Tränen, die in den vergangenen Sekunden mit einer unglaublichen Wucht in mir hochgestiegen waren, freien Lauf. *Scheiß auf die Menschen. Deine Mutter ist verdammt noch mal tot.*

In den Monaten vor Annettes Tod hatte ich mich in den Kliniken, in denen meine Mutter behandelt wurde, manchmal wie im Film »Einer flog über das Kuckucksnest« gefühlt. Aus der einen Ecke kamen Schreie, aus der anderen Geräusche und Gerüche, wie sie nur eine geriatrische Station eines Krankenhauses hervorbringen kann. Nicht dass mir ein solches Umfeld fremd war, schon als Kindergartenkind besuchte ich meine Mutter auf allen möglichen Stationen. Als Erwachsene wankte ich selbst über Klinikflure, weil ich endlich mit dem Trinken aufhören wollte. Kräftezehrend waren die Besuche in den vergangenen Monaten trotzdem gewesen. Tagsüber wachte ich am Bett meiner Mutter, arbeitete nebenbei E-Mails ab, schlich mich für Telefonate kurz raus, abends nahm ich Onlinetreffen meiner Selbsthilfegruppe wahr, nachts schlief ich wenig. Und wieder von vorn. Trotzdem: Ich war angetreten, um, wie seit jeher, mein Bestes für meine Mutter zu geben. Ich hatte an ihrem Bett gewacht und versucht, sie bei Laune zu halten, so wie ich es schon als kleines Mädchen getan hatte. Das war schließlich meine Aufgabe im Leben, dachte ich. Nicht die einzige Aufgabe, auch wenn es sich manchmal so angefühlt hatte.

Natürlich ahnte ich in jeder Sekunde in der Klinik und im Heim, in der ich meine 74 Jahre alte Mutter im Rollstuhl über die Flure geschoben hatte, dass es irgendwann zu Ende gehen würde. Weil meine Mutter so oft gestürzt war, dass sie nicht mehr gehen konnte, und sich immer mehr in sich zurückzog. Selbst den Löffel oder die Gabel zum Mund führen konnte sie nicht mehr. Und nicht mehr sprechen. Ich war die ganze Zeit da, auch als nur noch Laute aus ihrem Mund kamen und keine Sätze mehr. Woher ich das bloß nähme?, hatten meine Freundinnen und ein paar Kolleginnen gefragt. Ich hatte meist bloß müde gelächelt. Kümmern war schließlich eine meiner Superkräfte. Schon immer. Für immer? Ich hatte schon so viele Male in meinem Leben unmenschliche Kräfte an den Tag gelegt. Dazu kam mein schlechtes Gewissen – wenn ich doch mal über den Witz eines Kollegen lachte, obwohl meine Mutter gerade Höllenqualen litt. Oder ausnahmsweise mal für ein, zwei Stunden eine gute Zeit mit einer Freundin hatte. Und einmal, da hatte ich sogar kurz diesen gemeinen Gedanken: »Eigentlich wäre es doch ganz gut, wenn du …« Doch den verbot ich mir sofort wieder.

Ich hatte mitangesehen, wie das Pflegepersonal meine Mutter wog. Weil die sich nicht mehr bewegen konnte, holte man dafür einen Minikran, der mit einer kleinen Hängematte ausgestattet war, damit man den Menschen dort hineinlegen konnte. Als ich meine Mutter dort hängen sah, konnte ich nur eines denken: wie bei einem Tier. Danach hievte ich sie gemeinsam mit dem Pfleger aus der würdelosen Trage heraus, bettete sie so weich wie möglich und begann, ihr aus Promimagazinen vorzulesen. Klatschblättchen hatten meine Mutter schon immer erfreut. Und diese kleine Freude hatte sie jetzt wirklich verdient. Egal, was gewesen war.

Nachdem meine Mutter nach der Zeit im Krankenhaus ihr

Zimmer in dem schicken Pflegeheim bezogen hatte, schmückte ich den kleinen Tisch und die Fensterbänke weihnachtlich. Ein paar Tage darauf hatte ich viel bei der Arbeit aufzuholen und das Gefühl, dass meine Mutter nun ein Stück weit angekommen war in ihrer neuen Welt. Und so hatte ich beschlossen, für ein paar Tage nach Mallorca zu fliegen, um pünktlich zu Weihnachten wieder in Deutschland zu sein. Jeden Tag bekam ich Fotos aus dem Heim aufs Smartphone. Auf diesen Fotos sah meine Mutter zwar abwesend aus, trotzdem wirkte sie irgendwie zufrieden. Alles in allem hatte ich das Gefühl, dass es ihr einigermaßen gut ging. Und dann – stirbt sie einfach.

Nach den sturzbachartigen Tränen am Flughafen und den ganzen Flug über kamen die Qualen. Hatte ich genug Zeit mit meiner Mutter verbracht? Hatte ich mich genug um ihr Wohlergehen gekümmert? Fest stand, dass ich schon wieder versagt hatte, obwohl ich mich doch so angestrengt hatte. Unzählige Male war mein Ex-Alki-Hirn in diesen Tagen um eine bestimmte Sache gekreist: einen Schluck. Nur einen einzigen. Wie unfassbar wohltuend wäre das. Und wie unfassbar zerstörerisch.

Ich hatte die Wochen am Klinikbett überstanden, ohne rückfällig zu werden. Den Todestag meiner Mutter auch. Ebenso Weihnachten und Silvester, auch wenn an Feiern selbstverständlich nicht zu denken war. All diese typischen Rückfallmomente und -gefühle hatte ich besiegt. An jedem einzelnen Tag, in jeder einzelnen Stunde, in jeder einzelnen Minute. Glauben konnte ich es selbst kaum.

Die Tür der Trauerhalle fällt mit einem Klicken ins Schloss. Ich stehe noch immer in der Mitte des Gangs. Ramona berührt mich ganz leicht am Rücken. »Komm, wir setzen uns hin«, flüstert sie. Ich lasse mich von ihr in Richtung der vordersten Stuhlreihe schieben. *Einatmen, ausatmen.* Es sind nur ein paar Meter bis zu dem freien Stuhl gegenüber der Urne. Meinem Platz. Als ich den Kopf leicht nach rechts drehe, sehe ich in der mittlerweile verstummten Menge eine Schulfreundin sitzen, die ich seit Jahren nicht mehr gesehen habe. Als sich unsere Blicke treffen, presst die Freundin die Lippen aufeinander und versucht zu lächeln. »Du bist gekommen, extra für mich?«, will ich am liebsten sagen. Auch ich versuche zu lächeln.

Ich spüre, wie sich meine Augen mit Tränen füllen wollen, aber ich werde es nicht zulassen, nicht jetzt. Ich schlucke die Tränen hinunter und setze einen Fuß vor den anderen. *Nur nicht nach rechts gucken, immer schön geradeaus. Du kannst das.* Ich bin bereit.

• • •

Die Holzbank vor dem Café des Golfclubs ist schön warm, als ich mich setze. Kein Wunder, während der Trauerfeier, auf dem Weg zur Grabstätte und während des Leichenschmauses hier im Café hat die Sonne ohne Unterlass geschienen. Davor hatte es tagelang wie aus Eimern geschüttet – ein Tief mit Namen Annette war über das Land gefegt. Jetzt, hier auf der Bank, lache ich laut darüber, dass gerade dieses eine Tief den Namen meiner Mutter trägt. Hören kann mein Lachen niemand, die Gäste haben sich nach Kaffee und Kuchen verabschiedet. Und Ramona und Britta habe ich gesagt, dass ich kurz durchatmen will, während die beiden das Auto holen.

»Da haste uns doch wirklich ein paar Sonnenstrahlen geschickt«, murmle ich vor mich hin und blinzle nach oben ins Licht. »Lieb von dir.«

Nachdem der Trauerredner die ersten Worte gesprochen hatte, war der Tag an mir vorbeigaloppiert. Aber ich hatte nicht auf Durchzug geschaltet, im Gegenteil. Die Gefühle, die Reaktionen, die der anderen und auch meine, alles hatte ich versucht aufzusaugen. Die Stille, die jetzt auf meiner sonnigen Bank herrscht, hilft mir, mich zu erinnern. Die Melodie des Elvis-Songs »Always on My Mind« schwirrt mir im Kopf herum. Ich hatte das Lied deshalb für die Trauerfeier ausgewählt, weil Elvis während seiner Jahre in der US-Army mal in Friedberg stationiert war. Dem Ort, an dem meine Mutter ihre Kindheit verbracht hat, genau wie ich. Und weil meine Mutter Elvis' Lieder so mochte. Einmal hat sie ihn als junge Frau in der Stadt gesehen und ihn dabei beobachtet, wie er einen Schneemann gebaut hat. Als zweiter Song lief »I Just Called to Say I Love You« von Stevie Wonder. Weil meine Mutter früher gern dazu mit mir tanzte – wenn sie mal nicht krank war. Überhaupt war der Wechsel zwischen Reden und Musik genau richtig gewesen für die Trauerfeier. Das hatten so gut wie alle Gäste rückgemeldet. Weil es die Stimmung ein bisschen gelockert hat. Außer bei Lied drei, aber das war von vornherein klar gewesen. Als drittes hatte ich »Nessun dorma« in der Version von Luciano Pavarotti spielen lassen. Da fingen alle in der Trauerhalle an zu weinen. Wahrscheinlich, weil es so eine berührende Komposition ist. Doch ich weinte aus einem anderen Grund. Weil die Melodie meine schönsten Erinnerungen an meine Mutter weckt. An die Abende, an denen sie zusammen mit mir in der Oper gewesen war. Ich konnte die Besuche zwar an meinen Händen abzählen – einmal war meine Mutter sogar laut schnarchend während einer Vorstellung eingeschlafen, weil sie Beruhigungsmittel und Antidepressiva intus hatte. Ich hatte mich in Grund und Boden geschämt, als die ersten Leute um sie herum anfingen, sich nervös mahnend zu räuspern. Aber sei's drum, ich, die Tochter, war dort gemeinsam mit meiner Mutter gewesen, und allein deshalb war es etwas Besonderes. Zeit mit meiner Mutter, wenn sie gerade mal gesund war, war nämlich immer ein rares Gut gewesen.

Beim Gang aus der Trauerhalle, durch den Flur, raus auf

den Friedhof und hin zum Grab, hielt ich die Urne ganz fest an meinen Körper gedrückt. Meine Schritte hatten sich auf einmal gar nicht mehr wie ferngesteuert angefühlt, sondern irgendwie friedvoll. Da waren nur ich und meine Mama. Und in meinem Rücken meine wunderbaren Freundinnen, meine Menschen, die Sonne und die frische Januarluft. *Hast du es jetzt geschafft oder geht es jetzt erst richtig los?*

Ich atme bewusst durch die Nase ein und hörbar durch den Mund aus. Wie nach einer sportlichen Anstrengung, um runterzukommen. Die Sonne scheint immer noch auf die Bank vor dem Café und in mein Gesicht. Ich schließe die Augen. So sicher und warm wie bei dem Urnen-Spaziergang habe ich mich selten gefühlt. Schon ein bisschen verrückt, Sicherheit und Wärme waren auch immer die beiden Gefühle gewesen, in die mich ein guter Rausch versetzt hatte. Doch während ich mit der Asche im Arm den Weg entlangging, hatte ich keine Sekunde an Wodka oder Weißwein gedacht. Nur an meine Mutter.

In der Trauerrede, die ich etwa zwei Stunden nach der Beerdigung bei Kaffee und Kuchen im Golfclub vor allen Gästen, ohne aufs Blatt zu gucken, gehalten hatte, gab ich zu, dass ich mir ein paar mehr Ausflüge in die Oper mit meiner Mutter gewünscht hätte. Und ein paar mehr Shoppingmittage und Kinobesuche. Nicht aber, dass ich mir ein bisschen mehr Muttersein, Dasein, Verlässlichsein von meiner Mama gewünscht hätte. Und ein bisschen weniger Kranksein. Schließlich ging es in einer Trauerrede nur darum, den Menschen gut dastehen zu lassen. Als ich die Worte am Morgen in Windeseile in meinen Laptop getippt hatte, fand ich alles daran richtig. Diese Rede war richtig. Punkt.

Warum also komme ich jetzt, gerade einmal neun, zehn Stunden später, an diesem sonnigen Plätzchen sitzend, nicht los von dem Gefühl, dass meine Rede sich zumindest zu einem Teil doch irgendwie falsch anfühlt? Ich habe sie doch nun gehalten, passé, warum also weiter darauf herumdenken? Und überhaupt: Wie kann sich etwas gleichzeitig richtig und falsch anfühlen? Das geht doch gar nicht. Mein Magen zieht sich zusammen. Bekomme ich meine Tage? Nein, das wäre zu früh im Monat. Wahrscheinlich zieht und zerrt es in mir, weil ich heute noch nichts bis auf die Gummibärchen gegessen habe.

Das Smartphone vibriert. Ich fische es aus meiner schwarzen Lederhandtasche. Ramona schreibt: »Kommen dich in den nächsten Minuten einsammeln. Gut?«

Ich klicke die Nachricht an. *Nee, nicht gut.* Weil: Wie soll es denn jetzt eigentlich weitergehen? Mit meiner toten Mutter. Und mit mir. Wie oft soll ich ans Grab fahren, wie oft von Berlin hierherreisen? Oder zurückziehen ins Frankfurter Umland, obwohl die Mutter tot ist – wie verrückt wäre das denn bitte? Oder ist das der nächste logische Schritt? Wie machen das die anderen Kinder? Und insbesondere solche, deren Mütter sich auch nicht um sie gekümmert haben? *Moment. Stopp.* Solche Gedanken kurz nach der Beerdigung zu haben, das ist wirklich undankbar.

»Gut, bis gleich, Küsschen«, tippe ich in den Chat mit Ramona und schicke schnell ab. Am liebsten wäre es mir ja gewesen, wenn die Beerdigung erst morgen stattgefunden hätte. Morgen, an meinem eigenen Geburtstag. Zu gerne hätte ich Leben und Tod an diesem Tag ineinanderfließen lassen. So hatte ich es auch der Bestatterin gesagt. Doch an meinem Geburtstag war kein Termin mehr frei gewesen. »Schon auch 'ne Schnapsidee«, flüstere ich vor mich hin und muss lächeln wegen der Wortwahl.

Ramona und Britta fahren vor und stellen den Motor ab. Nachher werde ich an einem Onlinemeeting der Selbsthilfegruppe teilnehmen und mich mit Chips belohnen. Vielleicht war es auch gut, dass der Termin an meinem Geburtstag nicht geklappt hatte. Oder wollte ein Teil in mir irgendetwas am Tod der Mutter feiern? Tief Annette schickt einen kalten Windstoß. Ich spüre, wie sich

Gänsehaut an meinen Schenkeln und Armen bildet, und ziehe meinen Blazer zu.

»Ich glaube, heute ist der schlimmste und der schönste Tag meines Lebens.« Habe ich diesen Satz gerade laut gesagt? Oder habe ich ihn nur gedacht? Die Scheibe am Beifahrersitz fährt runter. Britta lächelt und winkt mich mit einer absichtlich übertrieben großen Bewegung heran. »Komm ran, Schatzi! Ist doch arschkalt da draußen!«

Ich greife den Henkel meiner Handtasche, stehe auf und gehe los in Richtung Auto. Ich gehe aufrecht, als hätte ich gerade einen übervollen Rucksack abgesetzt. Meine Schritte fühlen sich auf einmal leichter an. Mein Brustkorb füllt sich mühelos mit Sauerstoff, wenn ich einatme. Und das Ziehen im Magen ist auch weg. Als ich die Autotür öffne, dreht sich Britta halb zu mir um. »Echt frisch auf einmal, oder?«

»Total«, sage ich. Und dabei strömt eine Wärme durch meinen Körper, die mit Januartemperaturen nichts zu tun haben kann.

2

Ein Einfamilienhaus in der Nähe von Frankfurt, 1982 bis 1987

Neun Uhr morgens war eine heikle Zeit. Für Fränzis Mama bildete sie eine unsichtbare Brücke hin zu einem dunklen Tag. Wenn sie um neun noch im Bett lag, lohnte es sich für sie nicht mehr, überhaupt noch aufzustehen. Für die kleine Fränzi hingegen bedeutete dieser Neun-Uhr-Moment, dass sie versuchen musste, ihrer Mama den Tag so angenehm wie möglich zu machen. Und dass sie deswegen wahrscheinlich nicht in den Kindergarten gehen würde.

Die Wanduhr in der Küche konnte Fränzi schon eine ganze Weile lesen. Der lange Zeiger stand bereits ein Stückchen hinter der Zwölf. Wenn sie keinen Ärger bekommen wollte, musste sie jetzt schnell sein. Der Küchenhocker in der Ecke war aus Holz und ganz schön schwer. »Nicht ziehen, tragen«, hatte die Mama gesagt. Fränzi wusste, dass der Lärm nicht gut für ihre Mama war. Vor allem, wenn die oben krank im Bett lag. Und krank war sie so gut wie immer.

Wenn Fränzi in Gedanken war, vergaß sie schon mal, dass Stille zu Hause oberstes Gebot war. In solchen Momenten wurde die Mama zuerst ganz traurig und dann ein bisschen böse. »Ein undankbares Kind bist du«, fauchte sie dann. Dabei wusste Fränzi gar nicht so recht, was das Wort ›undankbar‹ überhaupt bedeutete und was genau ihre Mama damit meinte. Aber wenn es der Mama nicht gut ging, sollte man besser keine dummen Fragen stellen.

Fränzi nahm den Küchenhocker hoch und stemmte die Sitzfläche gegen ihren Bauch, so fiel ihr das Tragen ein bisschen leichter. Sie stellte ihn vor der Spüle ab. Darüber war der Oberschrank mit den Haferflocken. Natürlich wäre es einfacher für sie gewesen, wenn die Haferflocken auf der Anrichte gestanden hätten, denn dann müsste sie nicht jeden Morgen klettern. Aber der Mama war es wichtig, dass alles seine Ordnung hatte. Ihre Ordnung.

Fränzi stieg auf den Hocker, fand das Gleichgewicht und machte sich lang. »So schnell ist keiner irgendwo, Speedy-bi, Speedy-bo«, sang sie im Flüsterton vor sich hin. Die Comicserie über die Maus mit der lustigen Stimme mochte Fränzi vor allem wegen der Titelmelodie. »Speedy-bi, Speedy-bo, immer wieder frech und froh.« Mit der rechten Hand tastete sie nach der Packung Haferflocken, denn obwohl sie auf dem Schemel stand, konnte sie nicht in den Schrank gucken. Sie fasste zuerst ins Leere, dann spürte sie das vertraute raue Papier. Fränzi griff zu und stieg, die Beute unter den schmalen Arm geklemmt, vom Hocker herunter. Sie lächelte, weil sie fand, dass das Ende des Liedes jetzt prima passte, und sang leise weiter: »Zu guter Letzt siegt sowieso die schnellste Maus von Mexiko!«

Der Rest – Haferflocken in einen Topf geben, Hahnenwasser dazu, auf dem Herd auf Stufe 4 köcheln, bis alles gräulich aussah – war für sie ein Klacks.

»Fränzi!«, erklang Mamas Stimme aus dem Schlafzimmer, die Treppe zu ihr hinunter und bis an den Herd. Fränzi hielt den Atem an. Wenn ihre Mutter sie rief, hieß das, dass sie ihre Hilfe brauchte. »Fränzi!«, schallte es noch mal mit lang gezogenem »Ä« durchs Haus. An manchen Tagen hörte sich die Stimme ihrer Mama so an, als hätte Fränzi etwas angestellt, aber heute klang sie traurig und schwach. Das war schlimmer.

Fränzi rührte schneller im Topf und summte weiter die Speedy-Gonzales-Melodie. Vielleicht würde nachher Opa Heinrich vorbeikommen. Das tat er meistens, wenn er sah, dass die Fensterläden vor dem Schlafzimmer am Vormittag noch geschlossen waren. Zum Glück wohnten der Opa und die Oma, die Eltern von Fränzis Mama, im Haus gegenüber. Fränzi konnte einfach durch den Garten flitzen, wenn ihre Mutter nicht mehr zu weinen aufhörte oder wieder am ganzen Körper zitterte. Und wenn Fränzi dann, meist im Schlafanzug und barfuß oder auf Socken, im Türrahmen bei den Großeltern stand, schüttelte der Opa immer zuerst den Kopf und machte dazu ein eigenartiges Schnalzgeräusch mit der Zunge. Dann erhob er sich aus seinem dunkelgrünen Fernsehsessel oder von der Küchenbank und legte seine Lesebrille auf der Zeitung ab.

Für Fränzi war es das Zeichen, ihre Hand in seine zu schieben und mit ihm, so schnell sie konnte, übers Gras zurückzulaufen. Wenn sie beide dann vor ihrer Mama standen, klagte und wimmerte die nur noch lauter. Der Opa wirkte oft ein bisschen hilflos auf Fränzi – einmal hatte er die Mama laut angebrüllt, aufzustehen und sich zusammenzureißen, dass Fränzi weinen musste. Aber wenigstens war sie da nicht allein.

Warmer Dampf aus dem Kochtopf stieg in Fränzis Gesicht. Gleich war das Essen fertig. Die Haferflockensuppe blubberte immer so lustig, wenn sie zu diesem Matsch wurde, den ihre Mutter Haferschleim nannte. Ein ekliges Wort. Dass überhaupt jemand freiwillig so etwas aß. Nicht mal im Kindergarten gab es so komisches Zeug!

Der Matsch sah jetzt hellgrau aus, das war der Moment, um den Herd auszudrehen und den Topf von der Platte zu ziehen. Ein Glück, dass wenigstens die Müslischüsseln im Geschirrschrank auf Augenhöhe standen. Fränzi schnappte sich die erstbeste und tippelte zurück zum Herd.

Einmal hatte sie beobachtet, wie der Opa Kartoffelsuppe aus dem Topf direkt in eine Schüssel gegossen hatte – ohne großen Löffel. Aber als sie dasselbe einmal mit dem Hafermatsch versucht hatte, war ihr der Henkel des Topfs aus der Hand gerutscht, der Topf auf die Schüssel geknallt und die in viele Teile zerbrochen. »Nicht mal die einfachsten Aufgaben kann dieses Kind erledigen«, hatte die Mama gesagt und angefangen, ganz fürchterlich zu weinen. Seitdem löffelte Fränzi von Topf zu Schüssel, auch wenn es länger dauerte.

Fränzi sah auf die Küchenuhr, und ihr entfuhr ein leises »Oh!«. Es war schon fast halb zehn. Jetzt aber schnell.

Hochkonzentriert nahm sie Stufe für Stufe in Richtung Obergeschoss. »Nicht springen oder hüpfen« war eine weitere Regel, die sich Fränzi selbst für die Neun-Uhr-Morgen aufgestellt hatte. Wie einen Schatz hielt Fränzi das Schüsselchen in ihren kleinen Händen. Schön warm fühlte sich das an. Genau wie die Sonne, die durch die Fenster ins Treppenhaus fiel.

Fränzi blieb stehen und sah hinaus ins Licht. Die Sonne strahlte ihr jetzt direkt ins Gesicht. Ob Opa Heinrich vielleicht im Garten war? An einem der Kirschbäume im Obstgarten lehnte seine Leiter. Ihre Großmutter verbot dem Opa, die Kirschen selbst zu ernten, weil er einen so dicken Bauch hatte, dass er schon mal das Gleichgewicht verloren hatte und einfach von der Leiter gekippt war. Aber wenn der Opa nicht pflückte, dann machte das keiner. Einmal durfte Fränzi ihm bei der Ernte helfen, was beide aber für sich behielten. Der Opa war gut im Geheimnissebewahren. Fränzi hatte ihm auch deshalb ihren größten Wunsch anvertraut: »Ich wünsche mir, dass die Mama nicht mehr krank ist.« Sie war sich sicher, dass er es ihrer Mutter nicht verraten hatte, das hätte Fränzi gemerkt. Die wäre sonst nämlich bestimmt enttäuscht und böse auf sie gewesen.

Fränzi konnte erkennen, dass die Kirschen am Baum dunkelrot waren. Das hieß, dass es bald Kirschen-Michel mit Puderzucker geben würde. Doch von Opa Heinrich weiterhin keine Spur. Vielleicht war der auch gerade beim Großmarkt? Sie wusste, dass er am liebsten im Großmarkt einkaufte, weil es dort die großen Familienpackungen gab. »Die haben die besten Preise, mein Fränzelsche«, hatte ihr der Opa einmal erklärt.

Nach seinem Wocheneinkauf brachte er immer auch einen Korb voller Essen zu Fränzi und ihrer Mutter rüber. »So gut, so günstig« stand auf der Packung Toast, ein bisschen lesen konnte Fränzi schon. Beinahe jedes Mal lag auch ein kleines Geschenk für Fränzi im Korb obenauf. Ein Micky-Maus-Heft oder ihre Lieblingskekse. Einmal war der Opa mit einem Teddybären vom Großmarkt zurückgekommen, der fast so groß war wie er selbst. Fränzi hatte lachen müssen, weil man vom Opa nur noch die Arme gesehen hatte, die den Teddy umschlangen, als er ihn angeschleppt hatte. Auch der Opa hatte gelacht und gesagt: »Für mein Nesthäkchen«. Dann hatte er das riesige Kuscheltier in ihr Zimmer getragen und neben das Bett an die Wand gelehnt. »Also, was der Opa alles für dich macht. So was hat der für mich nie gemacht«, hatte die Mama daraufhin zu ihr gesagt und dabei irgendwie enttäuscht geklungen.

Jahre später würde Fränzi erfahren, dass ihr Opa schon früh gewusst hatte, dass mit seiner Tochter Annette etwas nicht stimmte. Von der genauen Diagnose der Ärzte in den Psychiatrien, in die er seine Tochter regelmäßig fuhr, hatte er aber nichts wissen wollen. Ihm war nur wichtig gewesen, dass Annette versorgt war und seine jüngste Enkelin nicht unter diesem ganzen Wahnsinn litt. Ob er im Stillen geahnt hatte, dass dies ein Ding der Unmöglichkeit war?

Die letzte Stufe der Holztreppe knarzte. Immer. Egal wie vorsichtig Fränzi auftrat. Sie zog die Schultern bei dem Geräusch hoch und den Kopf ein. Die Tür zum Zimmer ihrer Mutter war wie immer nur einen schmalen Spaltbreit geöffnet, und Fränzi konnte sehen, dass der Raum noch im Halbdunkeln lag. Mit dem Fuß tippte sie vorsichtig gegen die Tür, damit die ein Stückchen weiter aufging. Nicht zu viel, sie durfte ihre Mama mit dem Tageslicht nicht erschrecken. Fränzi kam es so vor, als ob das Licht von draußen versuchte, durch die geschlossenen Fensterläden bis zum Bett zu gelangen. Aber sogar die Sonne schaffte es nicht in das dunkle Zimmer hinein.

»Endlich bist du da«, wimmerte die Mama und klang dabei ganz müde. In Fränzis Augen tanzten glitzernde Flecken. Opa Heinrich hatte ihr erklärt, dass das damit zu tun hatte, dass sie vom Hellen ins Dunkle getreten war, da brauchten die Augen immer ein bisschen, um sich an das wenige Licht zu gewöhnen.

Fränzi konnte das Gesicht ihrer Mutter noch nicht richtig erkennen, nur erahnen. War ihr Mund vor Schmerzen verzogen? Hatte sie geweint? Die Luft roch abgestanden und schwitzig.

Wenn Fränzi wollte, dass heute ein guter Tag wurde, war es wichtig, welchen Ausdruck sie selbst in diesem Moment, wenn sie ins Schlafzimmer der Mama kam und ihr den Haferschleim brachte, auf dem Gesicht hatte. Und sie wusste, dass ihre Mama sie trotz der Dunkelheit vom Bett aus erkennen konnte. Also blinzelte Fränzi und versuchte zu lächeln.

• • •

Die Pfütze, die vor ihr auf dem Weg lag, war beinahe so groß wie der kleine Tümpel mit den Kaulquappen in Opa Heinrichs Garten. Rotbraune Blätter schwammen darin herum und erschauderten lustig, wenn einer der dicken Regentropfen sie traf. Die Hand, in die Fränzi die ihre geschoben hatte, war trocken und warm. Weich war sie nicht, eher ein bisschen kratzig und hart, aber das machte ihr nichts aus. Hand in Hand zu spazieren, mochte Fränzi auch deswegen so gern, weil man sich auf diese Weise heimliche Zeichen geben konnte. Immer wenn einer von ihnen etwas Außergewöhnliches sah, drückte man die Hand des anderen zweimal kurz. Zum Beispiel, wenn irgendwo ein Vogel aus einem Baum losflog, von fern ein Hahn krähte oder es im Unterholz laut knackte. Auf das Handzeichen folgte meist noch ein verschwörerisches Lächeln. So wie man das eben machte, wenn man auf geheimer Mission im Wald unterwegs war. Nur noch ein kleines Stück trennte sie jetzt noch von der Superpfütze. In ein paar Sekunden würde Fränzi sich Speedy-Gonzales-mäßig aus dem warmen Handgriff lösen, losrennen, mit Anlauf in die Riesenpfütze hüpfen – und es würde keinen Ärger geben. Schließlich war sie mit dem Opa unterwegs. Und der war selbst einer, der gern Quatsch machte. »Du Saukerl«, so nannte die Oma den Opa oft, wenn er wieder mal etwas Freches zu ihr gesagt hatte. Und weil der Opa dann immer so laut lachte, dass sein dicker Bauch wackelte, wusste Fränzi, dass Saukerl gar kein richtiges Schimpfwort war, sondern nur danach klang.

»Guck, was ich kann!«, rief Fränzi, sprintete los und hätte vor lauter Geschwindigkeit beim Start fast einen ihrer Gummistiefel verloren. »Mit Karacho, mein Fränzelsche!«, hörte sie den Opa hinter sich rufen. Sprung eins, Sprung zwei, Sprung drei und zack – das Wasser spritzte neben, über und vor Fränzi in die Höhe, als sie mit beiden Beinen in der Mitte der Pfütze aufkam. »Ai, subber!«, rief der Opa von Weitem, während Fränzi ihn gemächlich auf sie zukommen sah. Noch lustiger wäre es gewesen, wenn er auch losgerannt wäre, aber dafür war er schon ein bisschen zu alt, das hatte er ihr einmal erklärt, als Fränzi auf seinem Schoß gesessen und sich an seinen dicken Bauch geschmiegt hatte. Immer wenn der Opa ihr etwas erklärte, lauschte sie aufmerksam. Dank ihm wusste sie, dass man die Gläser mit der frisch gekochten Kirschmarmelade gut zudrehen und erst mal kurz auf den Kopf stellen musste, bis sie abgekühlt waren. Dann kamen sie in die Speisekammer neben der Küche, weil es dort schön kühl und dunkel war, genau richtig für den Marmeladenvorrat. In diesem Sommer hatte der Opa Fränzi ein Körbchen mit mehr Kirschen, als sie zählen konnte, in die Hand gedrückt und mit nach Hause gegeben, und dazu einen gelben Geldschein mit der 50 drauf. »Ganz für dich allein«, hatte er gesagt. Wieder so eine Geheimmission zwischen dem Opa und ihr. Fränzi liebte es, seine Geschenke vor der Mama zu verstecken, aufregend war das. Wenn die Mama, so wie in letzter Zeit meistens, in ihrem Zimmer blieb und schlief oder mit einer Freundin telefonierte und dabei ganz viel wimmerte, konnte Fränzi das Körbchen mit den Kirschen unbemerkt in ihrem Nachttisch aufbewahren und vor dem Schlafengehen naschen. Neben den praktischen Dingen des Lebens erklärte ihr der Opa auch, dass beim Kreuzworträtsel ein »Stück vom Ganzen« mit vier Buchstaben ein »Teil« war und der »Römische Liebesgott« »Amor« hieß. Manchmal ließ sie der Opa mit seinem königsblauen Kuli sogar die Buchstaben eintragen. »Kann noch jemand im Kindergarten so gut schreiben wie du?«, hatte er sie gefragt, und Fränzi hatte instinktiv den Kopf geschüttelt. Ob sie, wenn sie im kommenden Jahr eingeschult werden würde und schon schreiben könne, deswegen dann manchmal zu Hause bei der Mama bleiben dürfe, hatte sie den Opa daraufhin gefragt. Der Opa hatte gelacht, den Kopf geschüttelt und ihr versprochen, dass die Schule ihr bestimmt einen riesigen Spaß machen werde. Der Opa war wirklich gut im Mutmachen. Einmal hatte er ihr erklärt, warum es halb so wild wäre, wenn sie für ein paar Tage oder Wochen bei dem Ehepaar mit dem anderen kleinen Mädchen wohnen würde. Nur im Notfall natürlich, das hatte er versprochen, wenn die Mama mal wieder zu den Ärzten musste, damit die ihr helfen konnten. Sie solle der Mama dann nur unbedingt sagen, dass die ihr ihren Stofftier-Elefanten in die Reisetasche packen müsse. Denn dann hätte

Fränzi auch bei der anderen Familie das Gefühl, dass sie zu Hause sei. Genauso hatte es Fränzi dann auch gemacht. Meistens konnte sie den Elefanten in ihrer Tasche zwar nicht finden, wahrscheinlich hatte er nicht mehr hineingepasst, aber weil die andere Mutter und der Mann immer lieb zu ihr waren, fand sie das meistens gar nicht so schlimm. »Pflegefamilie«, so nannten die Erwachsenen das immer, doch Fränzi verstand nicht, was das Wort sollte. Pflegen müsste man ja nur jemanden, der krank war, ihre Mama zum Beispiel. Sie selbst aber war ja kerngesund. In diesen Notfalltagen oder -wochen fragte sich Fränzi manchmal vor dem Einschlafen, ob ihre Mama auch so ein gemütliches Bett hatte, dort, wo sie in diesen Momenten war. Ein paarmal hatte der Opa sie am Wochenende nach dem Frühstück dorthin gefahren und später wieder abgeholt. Gut war das, weil sie dann ihre Mama sehen konnte. Aber ein bisschen komisch war es auch, weil die Leute, die auch Hilfe brauchten, so wie ihre Mama, immer ganz laut schrien oder eigenartige Sachen machten. Eine Frau hatte immer wieder ihren Kopf gegen eine Tür geschlagen, bis jemand kam, und sie festgehalten hatte. Das alles hatte Fränzi ein bisschen Angst eingejagt.

Fränzi hatte sich so tief in den Schlamm hineingearbeitet, dass es lustige Geräusche machte, wenn sie versuchte, einen Fuß mit Gummistiefel dran aus der Pfütze herauszuziehen. *Schlurpp, schlurpp* – das klang lustig und ein bisschen so, als würde ein Dino Suppe schlürfen. Als der Opa endlich keuchend an ihrem Tümpel angekommen war, streckte er ihr seine große Hand entgegen. Fränzi griff mit beiden Händen zu.

Die Stelle mit dem Feldweg, kurz bevor es in den Wald hineinging, war ihr wohlbekannt. Von hier aus dauerte es noch ein bisschen bis zu Opas Wochenendhaus. Wenn sie dort ankamen, holte er immer sofort Holz aus dem Räumchen nebenan und warf es in den Kamin. Außer im Sommer, da war es ja schon von selbst warm. Heute würden sie das Kaminfeuer aber brauchen. Das Häuschen bestand aus vielen kleinen Zimmern, aber dort war alles vorhanden, was man für eine Abenteuerübernachtung brauchte: ein Zimmer mit einem großen Bett für den Opa, eins mit einem Kinderbett für Fränzi und in der Küche einen Tisch mit Hockern. Dort zauberte der Opa immer auch etwas Gutes für sie zum Essen. Manchmal aßen sie Kirschen-Michel mit extra viel Puderzucker, manchmal schlürften sie Eintopf, den der Opa Dibbehaas nannte, er versprach Fränzi aber jedes Mal hoch und heilig, dass in diesem Eintopf kein echtes Hasenfleisch war. Und manchmal knabberten sie an gegrillten oder gekochten Hähnchenkeulen, die schon kalt waren, aber prima schmeckten. Dazu trank der Opa etwas, das Bocksbeutel hieß. Das war irgendein hellgelbes Getränk mit Alkohol, nichts für Kinder. Fränzi bekam Limo oder Saft. Zum Einschlafen las ihr der Opa sogar etwas vor. Darin war er zwar furchtbar langsam, Fränzi hatte die Seite selbst meist schon fertiggelesen, auch wenn sie nicht jedes Wort kannte, bis der Opa endlich weiterblätterte. Aber schön fand sie es dennoch. Fränzi hatte den Opa einfach sehr, sehr lieb. Und trotzdem: Am schönsten fand sie es bei ihrer Mama.

• • •

Wäre ein Erwachsener anwesend gewesen, hätte der vermutlich gemerkt, wie schnell Fränzis Herz an diesem Mittag pochte. Und dass ihre Hände ein bisschen schwitzig waren. Oder dass ihre kleine Stirn in Falten lag, während sie hochkonzentriert an dem großen Tisch im Esszimmer über den sortierten bunten Häufchen aus Bonbons, Luftschlangen und Badebomben hing und aus pinkfarbenen Servietten Päckchen für die Freundinnen packte, die später zu ihrer Geburtstagsfeier hierher nach Hause kommen würden. Bei allen Kindern aus ihrer Schulklasse bekam man am Geburtstag zum Abschied ein Serviettenpäckchen mit kleinen Geschenken. Fränzi hatte ihre Mama darum gebeten, das auch zu machen. Doch nun war der Tag ihrer Party da, und nichts war gepackt. Eine Geburtstagstorte aber hatte sie bekommen. Und es heute Morgen sogar geschafft, die acht Kerzen mit einem Mal auszupusten. Alle hatten daraufhin geklatscht und »Oi« oder »Ah« gerufen, ihre Mama, der Opa, die Oma und ihre Tante. Dass die Mama gesund wird, hatte Fränzi sich wieder einmal gewünscht, es aber nicht laut ausgesprochen. Sonst ging es nicht in Erfüllung, das wusste ja jedes Kind.

Die Hälfte des großen Esstischs lag voll mit Geschenken, die Fränzi heute früh bekommen hatte. Da waren neue Klamotten für ihre Barbies, ein lilafarbener Bademantel plus Puschen, ein türkisfarbenes Ballkleid mit Pumps und ein Shirt mit Blumen drauf, dazu passende Bermudashorts. Dann ein Setzkasten für ihre Steinsammlung, ein Hanni-und-Nanni-Buch, eins von Agatha Christie, ein neues Federmäppchen, eine weinrote Mütze mit passendem Schal, ein hellbraunes Umhängetäschchen aus Teddystoff. Das wollte sie mit in den Urlaub ans Meer nehmen, den die Mama und sie im Sommer machen würden. Ihre erste Reise, denn die Mama hatte vor, bis dahin gesund zu werden. Und dann war da noch die längliche Schachtel mit der neuen Uhr. Fränzi hatte zwar schon eine, sich aber eine neue in Rot gewünscht, weil die alte gelb war, und das gefiel ihr nicht mehr. Sie hatte alle Sachen, die auf ihrem Wunschzettel standen, bekommen.

Fränzi schnaubte laut, sodass ihr blonder Pony nach oben wehte. Es war gar nicht so einfach, eine Schleife um die Serviettenpäckchen zu binden. Immer wenn sie eine machen wollte, fiel die zusammengeraffte Serviette wieder auseinander. Doch der Blick auf ihre nagelneue Armbanduhr verriet, dass sie sich sputen musste, wenn sie die Gastgeschenke bis zum Beginn ihrer Party fertig und an den Garderobenhaken mit Schnüren aufgehängt haben wollte. So hatte es Rosi, die Mutter von Tina, bei deren Geburtstag gemacht.

»Fränzi!«, schallte es mit lang gezogenem »Ä« durchs Haus.

Am liebsten hätte Fränzi so getan, als höre sie nichts. Die erste Schlaufe hatte sie mit ihren Fingern schon geformt. Doch das störrische Geschenkband ließ sich nur schwer in Form halten. »Was ist?«, rief sie mit in die Höhe gerecktem Kopf.

»Wie geht das blöde Ding noch mal an?«, waberte es durchs Treppenhaus.

Wenn Fränzi die Schleife jetzt endlich hinkriegte, hätte sie den Dreh raus. Dann könnte sie die Päckchen in Windeseile fertig machen. Warum hatte ihre Mama die eigentlich nicht gepackt? War es nicht so abgemacht gewesen? »Was für ein Ding?«, rief Fränzi. Bei ihren Winterstiefeln hatte es doch auch schon ein paar Mal funktioniert mit der Schleife, warum also jetzt nicht?

»Na, der Videorekorder.« Ihre Mutter hatte schon zig Filme mit diesem Rekorder angesehen. Ja, Fränzi hatte für sie jede Videokassette eingelegt und gestartet, aber vor einer Weile war sie dazu übergegangen, ihr immer auch zu zeigen, wo sich das Play-Knöpfchen befand. »Du weißt doch, wie das geht, Mama.« Fränzis Stimme wurde jetzt lauter und bekam eine schrille Note. »Es funktioniert aber nicht!« Auch die Stimme der Mutter wurde schrill.

Mit Zeigefinger und Daumen der linken Hand hielt Fränzi die Serviette und die erste Schlaufe zusammen. Ihre freie Hand fühlte sich schwitzig und klebrig an. In ihrem Kopf fing etwas an zu pochen. Sie hatte das Pochen schon ein paar Mal gespürt, aber wusste nicht genau, was es war und warum es kam. Fränzi wischte die rechte Hand an ihrem roten Frotteepulli ab. Auch die Finger der anderen schwitzten, aber sie konnte die Schlaufe jetzt unmöglich loslassen, sonst wäre alles umsonst gewesen. Sie müsste nur noch die zweite formen, das Ende über das der anderen legen und dann Speedy-bi-Speedy-bo-schnell ihren Daumen daraufdrücken, um schließlich beide zu einer Schleife zu knoten.

»Fränzi!« Kein lang gezogenes Ä war mehr zu hören, ihr Name war jetzt messerscharf betont nach unten ins Esszimmer geschleudert worden. Fränzi spürte, wie ihre Finger langsam nachgaben und das Geschenkband losließen. Die Bänder flossen zurück in ihre alte Form. Das Serviettenbündel klappte zu allen Seiten auf, und die Geschenke darin drifteten auseinander. Schließlich rollte eins der Bonbons über den Esstisch und fiel mit einem leisen »Klack« auf den Steinboden.

• • •

»Aber Mama, alle haben diese Jeans!«, quengelte Fränzi.

»Und wenn jetzt alle aus dem Fenster springen, springst du dann auch?« Fränzi hasste diesen Satz, aber sie wusste auch, dass er immerhin kein eindeutiges Nein bedeutete. Sie müsste ein gutes Mittel finden zwischen wahrer Bedürftigkeit und dem Erzeugen von Mitleid, wenn sie diese Hose ihr Eigen nennen wollte. Und das wollte sie unbedingt. Denn so gut wie alle ihre Freundinnen trugen diese Marke, seit die Mädchen aus der fünften, eine Klasse über ihr, sie auf der Schule quasi als Must-have eingeführt hatten.

Fränzi stand mit der etwas zu langen Jeans mit leicht ausgestelltem Bein dicht vor ihrer Mama und sah mit in den Nacken gelegtem Kopf an hier hoch. Die hatte noch immer nicht geantwortet. Ein Zeichen dafür, dass sie zu überlegen schien.

»Ich kauf dir doch keine Jeans, die 120 Mark kostet.«

»Aber Mami, ich würde die dann auch jeden Tag anziehen, wirklich.« Die Mama warf den Kopf zurück und lachte laut auf, allerdings eher auf eine spitze und empörte als auf eine fröhliche

Weise. Das Lachen hallte durch die leeren Umkleidekabinen neben ihnen. »Ja, genau! Das wär ja noch schöner. Dass die Leut am End denken, du hättst nur eine einzige Hos!«

Fränzi zuckte kurz zusammen, aber fing sich schnell wieder. Sie versuchte zu lächeln. Die Mama sah zu ihr herunter, dabei hingen ihre dicken blonden Haare, die sie als Pagenkopf trug, von beiden Seiten ins Gesicht. Weich sah sie aus, viel weicher als sonst, obwohl ihre Lippen einem Strich glichen. Aber die geraden Mundwinkel waren etwas Gutes, denn bis vor Kurzem hatten sie immer eher nach unten gezeigt.

Die Gesichtszüge der Mama verrieten Fränzi, dass da noch Spielraum war. Sie dürfte jetzt nur nichts Böses sagen. Auf keinen Fall sollte sie den Sommerurlaub anführen, der ausgefallen war, weil ihre Mama wieder einmal nicht aus dem Bett aufstehen konnte. Viel eher müsste sie auf etwas Schönes hinweisen, ihr etwas in Aussicht stellen, das die Mama freuen würde. Fränzi legte ihre Arme um die Hüfte ihrer Mutter und schob sie in Richtung der langen Spiegelfront. Bei der Berührung zuckte die Mama. War ihr kalt? Sie trug heute einen dunkelblauen Hosenanzug mit Knöpfen, die schön glitzerten. Darüber einen dünnen hellen Mantel, der eine Farbe hatte wie ein Kamel aus einem von Fränzis Kinderbüchern. Sie selbst war heute Morgen mit ihrer Lieblingshose, einer dunkelbraunen aus Cord, zum Shopping in die Frankfurter Innenstadt aufgebrochen, und sie wusste, dass ihre Mama diese Hose fürchterlich fand. »Nein, also, du siehst schon wieder aus wie der Opa«, hatte die Mama gesagt und den Kopf geschüttelt, als Fränzi auf den Beifahrersitz des Autos gestiegen war.

»Guck mal, Mama, die neue Hose passt richtig gut zu deiner Hose.« Fränzi lächelte ihre Mama an. Sie sah, wie die Mutter im Spiegel zuerst an sich und dann an Fränzi herunterschaute.

Jetzt müsste Fränzi nachlegen. »Ich kann die ja gleich anlassen.« Fränzi ging mit der Stimme nach oben und lächelte jetzt so breit, dass man ihre Zähne, von denen mittlerweile nur noch wenige Milchzähne waren, sehen konnte.

»Also«, sagte ihre Mutter und machte eine abwehrende Bewegung mit der Hand. »Aber dann ist Schluss.« Meistens, wenn ihre Mutter »Aber dann ist Schluss« sagte, bedeutete das nur, dass sie keine Lust mehr auf die Unterhaltung hatte. Fränzi hüpfte zurück in die Umkleidekabine und klemmte sich ihre Cordhose unter den Arm.

Nachdem die Mama die Jeans mit einer Plastikkarte bezahlt hatte, zog Fränzi sie in einen Laden, in dem es Turnschuhe gab, dann in einen mit Schlafanzügen, danach in einen mit bunten Armbändchen und später in einen, in dem es nur Süßigkeiten gab, in riesigen Regalen bis hoch zu den Wänden. Ihre Mama hingegen hatte Fränzi in einen Schmuckladen geführt, und danach in ein Geschäft mit lauter schicken Handtaschen. Und zwischendurch tätschelte die Mama ihr manchmal den Arm oder streichelte ihr kurz über den Kopf und sagte so etwas wie: »Ach, meine Fränzi«.

Zwei von drei Stockwerken des Einkaufszentrums hatten sie bereits durchforstet. So langsam geriet Fränzi außer Puste, und ihre Fußsohlen piekten beim Gehen. Doch mit jeder vollen Einkaufstüte veränderte sich der Mund ihrer Mama von einem Strich immer ein Stückchen weiter zu einem nach oben offenen Halbmond. Dieser Zustand bedeutete noch mehr gemeinsame Zeit, und das fand Fränzi gut, egal, ob ihr die Füße wehtaten oder nicht. Noch mehr gemeinsame Zeit, bevor es zurück nach Hause ging, wo die Mama wahrscheinlich wieder nur stundenlang mit einer Freundin telefonieren würde statt mit Fränzi Playmobil zu spielen. Fränzi fand das richtig doof. Vor allem jetzt, wo sie bald wegziehen würde. Nicht weit weg, aber trotzdem. »Das Kind muss ins Exil«, hatte Opa Heinrich gesagt und »Tz-tz-tz-tz-tz«-Geräusche gemacht, als sich die Familie am Esstisch der Großeltern versammelt hatte. Woraufhin ihre Tante gesagt hatte, dass es sich immerhin um ein sehr gutes Internat handle und er aufhören solle, so dummes Zeug zu reden.

Der Opa hatte dann gerufen, dass er das wisse, weil sie es ja alle gemeinsam ausgesucht hatten und weil das Geld dafür ja schließlich von ihm komme. Zwischenrein hatte die Oma immer wieder gerufen: »Es geht ja nicht anders, aber Allmächtiger, das Kind ist doch erst neun!« Und am Ende war Fränzi allein mit ihrem selbst geschmierten Leberwurstbrot mit Senf und Gewürzgurke am Esstisch zurückgeblieben. Sie wusste nicht, was das Wort Exil bedeutete. Die Familie hatte ihr nur erklärt, dass die Mama sie an jedem dritten Wochenende im Internat abholen kommen würde und dass das jetzt eben so sein müsse. Und dass es bestimmt ganz, ganz schön werden würde mit den anderen Kindern.

Wenn Fränzi an die neuen Sachen dachte, die sie heute bekommen hatte, fragte sie sich, welche Jeansmarke die Kinder im Internat wohl trugen. Und ob es dort auch Haferflocken gab, den die Kinder morgens zu Schleim verkochen mussten. Und ob es von der Mama zum Internat mit dem Auto wirklich nur ein Katzensprung war, so wie es der Opa ihr versprochen hatte.

Am Ende des heutigen Tages hatte sie so viele neue Klamotten, Schuhe und sogar ein bisschen Spielzeug bekommen, als wären Ostern, Weihnachten und ihr Geburtstag auf einen einzigen Tag gefallen. Nachdem die Mama in der Umkleidekabine »Aber dann ist Schluss« gesagt hatte, war es nämlich erst so richtig losgegangen. Meistens fand Fränzi es ja wirklich ganz schön anstrengend, dass ihre Mama in der einen Sekunde A sagte, B meinte und am Ende doch C wollte. Aber manchmal fand sie es auch gut, dass sie so unberechenbar war.

• • •

Rolf roch nach einer Mischung aus Seife und Kräutern. Und er trug komische bunte Hosenträger. Jeden Tag. Fränzi und ihre Zimmermitbewohnerin Ramona vermuteten, dass er vielleicht früher ein bisschen dicker gewesen war, vielleicht so wie ihr Opa, und Rolfs Hosen jetzt einfach viel zu groß waren. Seine Frau Barbara roch nur nach Seife, was Fränzi sehr viel angenehmer fand, und trug die schönsten Blumenkleider, die Fränzi je gesehen hatte.

»Wer will noch ein Brot?« Rolf drehte sich zu Fränzi und den anderen Kindern um. Fränzi saß an einem der drei Tische im Speiseraum und kritzelte in Windeseile etwas in ihr Matheheft.

»Fränzi, Salami oder Käse oder beides?«

Fränzi hatte sich noch nicht daran gewöhnt, dass ihr morgens jemand Brote machte, obwohl sie schon über drei Wochen im Internat wohnte. »Salami, bitte.« Über Fränzis Kopf rumpelte es, wahrscheinlich hatte Tobi schon wieder verpennt und war aus dem Bett gepurzelt. Auf dem Flur knallten Türen. Ein paar der größeren Schüler ignorierten, dass ihre Gruppenleiter sagten, man solle Rücksicht auf die anderen nehmen. Rolf hatte Fränzi die Hausregeln am Anfang erklärt und sie ein paar Tage später dafür gelobt, dass sie immer so leise sei. Morgendlichen Trubel war Fränzi nicht gewohnt, aber sie fand es gar nicht schlimm. Im Gegenteil: Bei jedem Rums von oben und jedem Trampeln draußen auf dem Flur versuchte sie sich vorzustellen, wer da gerade rumste oder trampelte. Vielleicht Elli aus der Fünften? Die hatte tolle rote Haare, die immer zu einem dicken Zopf geflochten waren. Oder Dirk aus der Achten, der immer eine Lederjacke trug? Besonders nett wirkte er nicht, aber er sah ein bisschen aus wie ein Junge aus einem Film, den Fränzi mal gesehen hatte.

»Bitte schön.« Rolf stellte Fränzi eine gelbe Butterbrotdose mit der Salamistulle drin vor die Nase. »Danke.«

»Hast du die Mathehausaufgaben fertig? Die sollst du eigentlich nicht morgens so kurz vor knapp machen, das weißt du, oder? Dann schleichen sich nämlich eher Fehler ein.«

Rolf ging in die Hocke neben Fränzi und ließ seinen Blick über die Ergebnisse schweifen. Er nickte, nickte noch mal und dann noch mal. »Einwandfrei. Stimmt alles.« Fränzi überraschte das nicht, weil es bei ihr meistens so lief, aber sie freute sich trotzdem.

Über Rolf und Barbara wusste Fränzi bereits, dass die beiden neben ihren Internatskindern auch noch eine richtige Familie und einen Rauhaardackel hatten. Ihre Kinder seien aber schon aus dem Haus, weil sie groß waren und einen Beruf hatten. Was »aus dem Haus sein« bedeutete, hatte Fränzi nachgehakt, schließlich sei sie ja auch schon aus dem Haus – und das mit gerade einmal neun Jahren. Rolf hatte ihr daraufhin erklärt, dass man das nur bei erwachsenen Kindern sage, die sich um sich selbst kümmern konnten. Hundertprozentig hatte Fränzi den Unterschied zwischen diesen Kindern und sich selbst nicht verstanden, aber auch nicht weiter gefragt.

Bis auf die Hosenträger und die Tatsache, dass Rolf Haferschleim Porridge nannte, mochte sie alles an ihm. Vor allem fand sie gut, dass er gestern Abend, als sie von ihrem ersten Besuchswochenende zu Hause gekommen war, keine Fragen gestellt, sondern sie einfach in den Arm genommen hatte.

Das Wochenende hatte schon so verkorkst angefangen. Statt des dunkelblauen Wagens ihrer Mama war Opa Heinrich in seinem milchfarbenen Mercedes auf den Hof gerollt. »Ai, mein Fränzelsche!«, hatte er aus dem halb heruntergelassenen Fenster gerufen. Fränzi hatte ihm vom Tor aus zugewunken und sich gefragt, was ihrer Mama zugestoßen sein könnte. Etwas Schlimmes, da war sie sich sicher, denn sonst wäre ja sie statt des Opas gekommen. Im Auto hatte er ihr dann aber erklärt, dass alles gut sei mit der Mama und die sich schon auf sie freue. In diesem Moment hatte sich Fränzi zum ersten Mal gewundert, dass sie gleichzeitig Erleichterung und Wut spüren konnte. Nachdem der Opa sie zu Hause abgesetzt hatte, war die Mama erst einmal eine ganze Weile in ihrem Schlafzimmer geblieben. Durch Fränzis Kopf war eine Abenteuergeschichte nach der anderen gesaust, sie hatte ihrer

Mama von dem Kaugummiversteck auf dem Schulklo erzählen wollen, das Ramona und sie entdeckt hatten. Und von der Schnur, die sie zwischen ihren Betten gespannt hatten, falls nachts eine Hexe käme; die würde dann darüberstolpern. Und von ihrer fehlerfreien Deutscharbeit, auf die sie nicht mal gelernt hatte. Und sie hatte sie fragen wollen, ob sie ihr einen Zopf flechten könne, so einen wie Elli ihn trug. Irgendwann, als es draußen schon gedämmert hatte, war ihre Mama aus dem Schlafzimmer gekommen. »Mir ist kotterich«, hatte sie gesagt und Fränzis ausgebreitete Arme heruntergeklappt, bevor die sich an den Körper der Mama schmiegen konnte. »Kotterich« war eine Wortschöpfung ihrer Mama und bedeutete, dass ihr übel war. Und wenn die Mama sagte, ihr sei kotterich, bekam sie kurz darauf immer ganz große Angst. Wovor, wusste Fränzi nicht so genau, aber die Angst der Mama jagte auch ihr immer welche ein. Und etwas später fuhren der Opa oder ihre Tante mit ihrer Mama im Auto davon und brachten sie zu den komischen Leuten, wo Fränzi sie nur selten besuchen kommen durfte. Das durfte auf keinen Fall passieren, deshalb hatte Fränzi sofort angeboten, Haferschleim für sie zu kochen, aber nicht einmal den hatte die Mama gewollt. Am nächsten Morgen war Fränzis Tante vorbeigekommen und hatte ihre Mama gefragt, ob sie und Fränzi am Abend zu ihr zum Essen kommen wollten. Aber leider wollte die Mama nicht. Am Sonntagmorgen hatte Fränzi dann Glück mit ihrem Haferschleimschälchen gehabt, das hatte die Mama dankend angenommen. Als sie der Opa am Nachmittag abgeholt hatte, um sie zurück ins Internat zu bringen, hätte Fränzi ihn am liebsten gefragt, warum es der Mama wieder schlechter ging. Aber ihre Furcht vor seiner Antwort war so groß gewesen, dass sie die ganze Fahrt über so getan hatte, als würde sie schlafen. Für sie war völlig klar, wer schuld war: sie selbst. Wie sollte sie sich bloß in Zukunft vom Internat aus um ihre Mama kümmern? Und durfte sich Fränzi überhaupt nach dem

Heimfahrwochenende auf das Internat freuen, war das okay und erlaubt oder total gemein ihrer Mama gegenüber? Als der Opa auf den Parkplatz gefahren war und den Motor ausgestellt hatte, hatte Fränzi auf dem Beifahrersitz die Augen geöffnet und war ihm um den Hals gefallen. Richtig lange hatten sie sich gedrückt, bevor Fränzi ihr Köfferchen von der Rückbank geschnappt hatte und ausgestiegen war. Die Tür zur Wohngruppe hatte ihr Rolf geöffnet und dabei etwas gesagt oder gefragt und seine Arme um sie gelegt. Aber Fränzi hatte nicht hingehört und war wortlos in ihr Zimmer gestiefelt. Diesmal waren da nicht zwei gegensätzliche Gefühle in ihr gewesen, nur eins. Wut.

Fränzi klappte ihr Matheheft zu und griff sich im Aufstehen die Butterbrotdose.

»Alles paletti?« Rolf lächelte sie aufmunternd an.

Fränzi nickte und lächelte zurück.

• • •

Im Dunkeln glitzerten die Lichterketten wie kleine Sterne. Ein Ghettoblaster wummerte irgendwelche Beats in den Nachthimmel. Fränzis Herz wummerte mit. Sie war sich sicher, dass sie noch nie in ihrem Leben so aufgeregt war. Ramona ging leicht versetzt vor ihr. Fränzi griff jetzt nach der Hand ihrer Freundin. Zum Glück war Ramonas Handinnenfläche genauso schwitzig wie ihre eigene. Und zum Glück waren die beiden von dem Haus mit den Lichterketten weit genug weg, um immer noch unbemerkt umdrehen und doch wieder zurück in ihr Zimmer gehen zu können.

Waldpartys. So nannten das die älteren Schüler. Von den Waldpartys hatte Fränzi zum ersten Mal gehört, als sie von der Grundschule auf das Gymnasium des Internats gekommen war. Wahrscheinlich hatten die Älteren darüber geredet, während Fränzi und Ramona über die Gänge gehuscht waren. Diese Partys waren keine offiziellen Schulfeste wie der Hausmusikabend oder das alljährliche Sommerfest. Es handelte sich dabei eher um unregelmäßige Treffen, von denen alle wussten, auch Lehrer und Gruppenleiter, obwohl die Einladung an keinem Schwarzen Brett hing. Die Waldpartys waren nicht verboten, aber so richtig erlaubt waren sie auch nicht, zumindest war das Fränzis Interpretation. Es gab ein paar Sagen und Mythen, die sich um die Waldpartys rankten. Etwa, dass dort Stehblues getanzt und rumgeknutscht wurde. Ein paar ungeschriebene Regeln gab es auch. Zum Beispiel, dass die Kleinen nicht mitfeiern durften. Mit »klein« war alles gemeint, was unter 13 Jahre alt war. Fränzi trennten nur noch wenige Monate von der magischen Altersgrenze, doch Lederjacken-Dirk aus der Zehnten hatte sie Anfang der Woche trotzdem gefragt, ob sie mitkommen wolle. »Weiß noch nicht«, hatte sie, völlig überfordert von der Frage, geantwortet, aber innerlich geglüht vor Stolz. Ramona hatte ihr daraufhin per Handschlag versprechen müssen, dass sie sie begleiten würde. Fast hätte sich Fränzi am darauffolgenden Nachmittag, als sie die Mama angerufen hatte, vor lauter Aufregung verplappert und von der Einladung erzählt. Doch die Mama hatte ihr dazwischengeredet und sehr gejammert – das Knie schmerze ganz furchtbar, sie habe irgendwas am Ohr, und kotterich sei ihr auch schon wieder. Und Angst vor der Angst habe sie, was auch immer das genau bedeuten sollte. Fränzi konnte sich die Krankheiten, die ihre Mutter regelmäßig anflogen, schon seit einer Weile nicht mehr merken, obwohl sie bei Memory und allen anderen Gedächtnisspielen eigentlich immer gewann, aber es waren einfach zu viele. Deshalb hatte sie angefangen, alle Gebrechen und Probleme der Mama mit Datum und Uhrzeit des Telefongesprächs in ein Tagebuch einzutragen. So verlor sie wenigstens nicht den Überblick.

Der geteerte Weg von der Wohngruppe vorbei am Schulgebäude war mit Straßenlaternen ausgestattet. Die Größe des Schulgeländes beeindruckte Fränzi noch immer. Das letzte Stück Weg bis zur Party lag im Wald.

»›I Wanna Dance with Somebody‹, das ist ›I Wanna Dance with Somebody‹!« Fränzi ließ Ramonas Hand los, als sie das Wummern der Musik zuordnen konnte, und machte einen kleinen Hüpfer.

Der Opa hatte ihr zu Weihnachten eine Stereoanlage geschenkt, seitdem war ihre CD-Sammlung auf 21 Stück angewachsen, und Fränzi hatte das Gefühl, sich sehr gut mit Musik auszukennen.

»Hä? Nee, das ist ›Girl You Know It's True‹.« Ramona sah Fränzi entgeistert an. Noch vor wenigen Minuten hatten sie den Song gehört, während sich Ramona die Haare hochgesteckt und Fränzi sich mit der Wimperntusche ins Auge gepiekt hatte.

»Ist auch egal.« Fränzi ging jetzt etwas schneller. Beim Gehen wirbelte sie das Herbstlaub auf dem weichen Waldboden hin und her. Zumindest hörte sich das so an, denn die beiden sahen kaum ihre Hand vor Augen, so dunkel war es im Wald. Dafür wurden die Sterne jetzt größer und die Bässe der Musik eindringlicher. Sie hatte sich das Waldhaus in etwa so vorgestellt wie das Wochenendhaus von ihrem Opa, aber dieses hier glich einem besseren Schuppen. Fränzi konnte sehen, dass ziemlich viele Leute um die Minihütte herumstanden, aber nicht, wer es war. Ein Lagerfeuer gab es auch. Richtig cool sah das alles aus.

»Hey!«, rief einer in ihre Richtung. Shit. Umkehren war jetzt keine Option mehr. Im Vorbeigehen erkannte sie Tobi aus der Wohngruppe über ihr. Fränzi nuschelte ein »Hey« und tat so, als wäre sie gerade in ein Gespräch mit Ramona vertieft. Die Musik aus dem Ghettoblaster dröhnte so laut, dass man sich gerade noch unterhalten konnte. Direkt vor ihr hüpften ein paar Leute aus der Oberstufe im Takt auf und ab. Links von ihr stand ein Turm von Getränkekisten mit Flaschen in allen möglichen Farben. Das

Fanta-Gelb kannte sie, Limo durfte sie manchmal trinken, wenn sie mit dem Opa unterwegs war. Das Cola-Braun kannte sie auch, aber das war für Kinder eigentlich verboten. Aber da lagerten auch Getränke, die sie noch nie zuvor gesehen hatte, große giftgrüne Flaschen, kleine dunkelgrüne, und ein blaues Getränk war auch dabei. Rechts von ihr türmten sich auf einer Holzbank halb volle Plastikbottiche mit allerlei Gummitierchen. In einer Ecke sah sie Elli mit dem schönen dicken Zopf gemeinsam mit ihren Freundinnen und ein paar Jungs im Schneidersitz auf einer Decke sitzen. Alle redeten gleichzeitig, berührten sich, lachten viel und laut. Außer in den Pausen auf dem Schulhof hatte Fränzi noch nie so viele Menschen auf einem Haufen gesehen. Unweit vom Lagerfeuer stand Lederjacken-Dirk mit vier, fünf Jungs mit dem Rücken zu Fränzi.

Ramona gab Fränzi einen leichten Stups in die Seite. »Na los.«

Fränzi drehte sich gespielt aufgebracht zu ihr um. »Du spinnst wohl!« Ramona sagte etwas leiser. »Jetzt komm. Er hat dich doch eingeladen.« Fränzi setzte sich in Bewegung. Eigentlich wollte sie Dirk schon Hallo sagen, nur nicht sofort. Als sie nur noch eine Armlänge von der Lederjacke entfernt war, drehte Dirk seinen Kopf zu ihr. »Heeeey«, schrie er und grinste schiefer als sonst. In seiner Hand hielt er eine Dose Bier.

»Hier. Zum Warmwerden.« Dirk streckte Fränzi die Dose hin.

Die zog instinktiv die Nase hoch, was nichts mit dem Geruch des Getränks zu tun hatte, den nahm sie gar nicht wahr. Sondern mehr mit der Tatsache, dass Kinder ja keinen Alkohol trinken durften. Sie hatte die Mama schon Sekt trinken sehen und den Opa seinen komischen Bocksbeutelwein und Bier. Aber sie war zwölf, und mit zwölf durfte man das noch nicht. Das wusste wirklich jedes Kind. »Was'n?« Dirk zog die Augenbrauen zusammen und schob den Kopf ein bisschen zurück.

Fränzi versuchte, eine Nase von dem Geruch zu erhaschen, aber ließ es so aussehen, als würde sie die Dose zum Mund führen. Kurz bevor ihre Lippen den Dosenrand berührten, hielt sie inne. Das Bier roch noch schlimmer, als sie es sich vorgestellt hatte. Sie schielte zu Ramona, die rechts neben ihr stand und angewidert guckte. »Gleich. Ich muss kurz was holen«, schrie Fränzi Dirk ins Ohr und drückte ihm die Bierdose in die Hand. Dann packte sie Ramona am Arm. Schnell weg, am besten zurück zur Bank mit den Gummitierchen.

Fränzi schob sich eine weiße Schaummaus in den Mund. Ja, das Bier hatte widerlich gerochen. Aber sie war auch neugierig geworden, ob es genauso eklig schmeckte. Sinn ergeben würde das ja keinen, schließlich tranken eigentlich alle Erwachsenen fast jeden Tag dieses Zeug. Und wenn sich Fränzi hier so umsah, taten das auch alle Leute auf dieser Party.

»Guck mal, es gibt Erdbeeren«, rief Ramona. Die roten Gummierdbeeren mit dem grünen Gummistiel waren ihrer beider Lieblingssüßigkeit. Fränzi zog zwei auf einmal aus der Plastikbox. Sie nahm die ersten Töne des Songs wahr, der gerade angefangen hatte. Diesmal war es wirklich »I Wanna Dance with Somebody«. Bislang hatte sie nur getanzt, wenn sie allein in ihrem Zimmer war.

Als Fränzi später an diesem Abend zum zweiten Mal eine Dose Bier in der Hand hielt, nippte sie. Das Zeug schmeckte mindestens so widerlich, wie es roch, eigentlich noch schlimmer. Aber nach dem dritten oder vierten Schluck klang der bittere Geschmack auf der Zunge ab. Nach dem fünften oder sechsten musste sie rülpsen. Die Musik und die vielen Stimmen waren aber zum Glück laut genug, dass es weder Dirk noch Ramona mitbekamen. Irgendwann wurde Fränzi heiß, nicht von außen durch die tanzenden, schwitzenden Mitschüler, sondern von innen. Als hätte sich in ihrem Körper ein Türchen geöffnet, durch das etwas Warmes strömte.

Und dann schwebten da plötzlich rosarote Nebelwolken. Vor ihren Augen und um sie herum. Und wenn es in ihrem Bauch blubberte, und das tat es ständig, nahm Fränzi einen weiteren Schluck, damit sie hicksen musste. Alle hicksten nämlich und lachten sich dann darüber tot. Auch Fränzi, bis ihre Wangen brannten. Bloß ihre Augen fühlten sich komisch an. Als würden sie in den Augenhöhlen herumkugeln. Und wenn sie die Augen schloss, schien sie wie in einem Kettenkarussell im Kreis durch die Luft zu fliegen. *Augen auf,* dachte sie. *Augen auf.* Aber das war gar nicht so einfach. Zum Glück blieben die Wärme und die Nebelwolken die ganze Zeit da. Breiteten sich auf dem Waldboden aus, an den dicken Baumstämmen um sie herum, sogar am Himmel, der irgendwie näherzukommen schien, hüllten sie in einen samtweichen Teppich. So etwas Schönes hatte sie noch niemals zuvor gespürt.

Noch bevor der Abend vorbei war und Fränzi in ihrem Bett in den Schlaf gefunden hatte, wusste sie, dass sie dieses Gefühl unbedingt bald wieder haben wollte.

Rosi

Rosi (73) war die beste Freundin von Fränzis Mutter Annette. Die beiden kannten sich seit ihrem 16. Lebensjahr.

Annette und ich lernten uns 1968 im Zug nach Frankfurt kennen. Wir saßen jeden Morgen im selben Waggon und kamen deshalb ins Gespräch. Ich machte damals eine Banklehre, Annette arbeitete in einer Werbeagentur. Wir waren gleich auf einer Wellenlänge. Nach der Arbeit trafen wir uns meistens in einem Weinkeller oder in einer Bar und tranken Martini für 2 Mark. Oder wir gingen tanzen. Danach fuhren wir wieder gemeinsam nach Hause in die Vorstadt. Für uns fühlte sich das wie das ganz große Leben an. Annette war ein lustiger Mensch. Sie hat mir zwar erzählt, dass sie krank ist, dass sie Depressionen hat, aber als wir uns kennenlernten, ging es ihr gut. Annettes Vater war Architekt, von ihm bekam sie mit 18 ein Auto geschenkt. Wir fuhren an den Wochenenden damit zusammen in die Discos nach Frankfurt, immer mit heruntergelassenen Scheiben, auch im Winter, und sangen laut die Songs von Abba. Wenn wir uns mal nicht sehen konnten, telefonierten wir stundenlang. Als wir erwachsen waren und an die alten Zeiten dachten, fragten wir uns oft, wie wir eigentlich so viel quatschen konnten. Das waren so tolle Jahre!

Annette hatte in ihrem Elternhaus eine eigene kleine Wohnung, aber ohne Küche. Sie bekam von ihren Eltern materiell gesehen alles, aber in meinen Augen fehlte die Herzenswärme. Mir fiel das immer auf, wenn ich bei ihr zu Hause war. Im Gegensatz zu meinen Eltern war ihr Vater sehr unnahbar zu ihr. Ich war immer ein bisschen aufgeregt, wenn ich sie dort besuchte, weil er so streng war.

Ich glaube, ich war für Annette eine der wichtigsten Freundinnen und Bezugspersonen. Und sie für mich auch.

In einem Sommer, damals müssen wir etwa 21 Jahre alt gewesen sein, saßen wir im Zug und beschlossen: »So, nächstes Jahr heiraten wir!« Natürlich nur aus Spaß. Aber bei mir kam es tatsächlich so. Annette bekam auch einen Heiratsantrag von einem englischen Lord. Aber sie hat die Hochzeit kurz vorher abgeblasen, warum, darüber sprach sie nicht. Ihr Brautkleid bekam dann eine gemeinsame Freundin von uns.

Ich wurde kurz nach meiner Hochzeit schwanger und freute mich wahnsinnig auf mein Baby. In dieser Zeit waren Annette und ich nicht mehr ganz so eng miteinander, aber wir trafen uns noch zum Tennisspielen und manchmal auch, um in die Disco zu gehen. Dann schmissen wir unsere Mäntel in die Ecke und stürmten die Tanzfläche. Ich glaube, dass Annette ab dem Moment, wo ich meine Tochter hatte, auch ein Baby wollte. Vier Jahre später kam Fränzi. Der leibliche Vater ging, als Annette noch schwanger war. Ab diesem Zeitpunkt war er kein Thema mehr für sie. Es war ja auch klar, dass sie das finanziell dank ihres Elternhauses ohne ihn schaffen würde. Während der Schwangerschaft ging es Annette noch gut. Ihre Depression bekam ich zum ersten Mal nach Fränzis Geburt mit. Diese Phasen begannen immer gleich, sie rief mich an und sagte: »Rosi, ich glaub, es geht wieder los.« Sie spürte es immer zuerst im Magen, da wurde ihr komisch. Ich sagte jedes Mal: »Nein, Annette, nein, das kommt nicht wieder.« In der ersten Zeit nach Fränzis Geburt ging es auch noch einigermaßen, da war sie oft Tennis spielen, und die Fränzi lag zu Hause im Bettchen. In ihr Auto hatte sie einen Zettel mit der Adresse gelegt, falls ihr was zustoßen sollte, und draufgeschrieben, dass da ein Baby zu Hause wartet. Das war so ein bisschen ihre Art, rau, anders kann ich es nicht sagen. Aber Gott sei Dank hat Fränzi kurze Zeit später eine Kinderfrau gehabt. Wenn sie dort war, war sie gut versorgt. Und der Großvater hat Fränzi auch sehr geliebt und verwöhnt.

Als Fränzi zwei oder drei war, hatte Annette wieder eine bessere Phase, da gingen wir zu viert, also Annette, Fränzi, meine Tochter Tina und ich, regelmäßig zusammen Schlittschuh laufen oder in den Freizeitpark. Aber es gab auch einige traurige Momente. Einmal hat's mir fast das Herz zerrissen. Meine Tochter und ich klingelten bei den beiden, da machte Fränzi die Haustür auf und war wieder mal allein zu Hause. Sie bat uns herein und fragte: »Darf ich euch einen Tee anbieten?« Als Achtjährige! Das war für mich eine komplett vertauschte Rollensituation. Ich würde sagen, Fränzi hat sich eigentlich selbst erzogen. Mit vier oder fünf fing sie auf einmal an zu lesen. Da saßen wir alle zusammen, und plötzlich las das Kind Buchstabe für Buchstabe aus der Bildzeitung vor. Wir schrien vor Begeisterung. Meine Güte, hat sich Fränzi da gefreut. Und Annette meinte zu mir: »Rosi, das gibt's doch nicht, ich habe nie mit dem Kind geübt.«

Annette war eben einfach viel mit sich beschäftigt. Ich sah die beiden auch nie kuscheln, oder dass sie Fränzi mal auf den Schoss genommen und gesagt hätte: »Ich hab dich so lieb!« Ich hingegen herzte meine Tochter sehr viel. Fränzi habe ich auch immer gedrückt und Fränzilein genannt. Einmal sprach ich Annette darauf an, ich sagte: »Unsere Kinder wollten nicht auf die Welt, wir sind es, die sie auf die Welt geholt haben. Und jetzt, wo sie da sind, muss man sich verdammt noch mal auch um sie kümmern.« Sie sagte, ich würde übertreiben, und nannte mich eine Glucke.

Als Fränzi neun oder zehn war, wollten die beiden in den Ferien an die Nordsee. Fränzi war natürlich aufgeregt und voller Freude, als sie aus dem Internat nach Hause kam. Bei ihrer Ankunft lag die Mutter leider im dunklen Zimmer. Fränzi war sehr enttäuscht. Annettes Schwester und ich saßen stundenlang an ihrem Bett und versuchten, sie dazu zu bringen, dass sie aufsteht. Aber man kann ja nicht, wenn man so krank ist. Das passierte nicht nur einmal. Irgendwann weinte Fränzi nicht mehr, sondern hatte immer ein Lächeln im Gesicht, auch als sie älter war. Ich hatte mal eine Freundin, die auch immer gelacht hat, obwohl es in ihr drinnen ganz andersaussah. Diese Freundin offenbarte mir mal, dass das

Lachen ein Schutz für sie sei. Ich glaube, bei Fränzi war das auch so.

Annette war schon ein spezieller Mensch, sie war zwar sehr großzügig, und man konnte mit ihr Spaß haben, aber sie war auch recht ichbezogen und konnte sehr direkt und verletzend sein. Sie warf einem immer mal wieder einen Klotz zwischen die Beine, damit musste man als Freundin rechnen. Einmal gingen Annette, meine Tochter, mittlerweile erwachsen und um die 30, und ich gemeinsam shoppen. Ich hatte nie so viel Geld wie Annette, aber mir gefiel eine Tasche, und ich stand lange vor dem Schaufenster. Da rief Annette, sodass es alle Leute hören konnten: »Guck mal, Tina, deine Mutter will sich schon wieder eine Tasche kaufen, dabei hat sie doch gar kein Geld!« Stinksauer war ich da.

Fränzi musste sich ihr Leben lang allein durchboxen. Aber mit einer Mutter muss man doch reden können, ob über Gutes oder Schlechtes. Warum fing Fränzi denn später an zu trinken? Weil sie keinen Anker im Leben gehabt hat! Ich glaube, Annette merkte gar nicht, was sie alles an ihrer klugen und so goldigen Tochter verpasst hat. Ja, sie hat Fränzi geliebt und war auch stolz auf sie, auf ihre eigene Art, aber sie konnte es nicht so zeigen. Woher auch? Wo hätte sie die Wärme und die Liebe denn hernehmen sollen, wenn sie doch selbst diese Erfahrung nie gemacht hat?

3

Berlin im Mai 2023

Ein bisschen schwungvoller als nötig klappe ich meinen Laptop zu. Der freie Mittag heute ist gesetzt, egal wie viele Anrufe und Mails darauf warten, beantwortet zu werden. Morgen wieder. Für den Rest des Tages darf ich loslassen, lachen, feiern. Heute ist mein Geburtstag. Nicht der Tag, an dem ich geboren wurde, sondern der zweite Geburtstag. Mein Mai-Geburtstag, mein Trocken-Geburtstag. Schon zum fünften Mal – trotzdem immer noch schwer zu begreifen. Weil damals, kurz nach dem Pfingstwochenende vor fünf Jahren, eigentlich alles hätte vorbei sein sollen. Das zumindest war mein Plan gewesen. Aber ich bin noch da. Sitze an meinem großen Holztisch in meiner Dachgeschosswohnung in Berlin-Pankow. Arbeite. Atme. Habe Freundinnen. Lebe.

In den vergangenen Stunden habe ich mehrmals den Platz am Tisch gewechselt – er dient mir als Esstisch, Schreibtisch und Ablage zugleich –, weil sich die Sonnenstrahlen immer wieder in mein Gesicht vorgearbeitet haben. Trotzdem einmal fix noch die Regen-App checken. Ich tippe das Symbol aus Sonne, Wolken und Regentropfen auf dem Smartphone an. Ich habe in meinem Leben zwar schon ganz andere Situationen gemeistert als ein ins Wasser gefallenes Picknick, aber heute wäre Sonne eine faire Belohnung für das, was ich in den vergangenen fünf Jahren geschafft habe. Seit

2019 habe ich an diesem Tag immer Glück mit dem Wetter gehabt. Regenwahrscheinlichkeit gen null, sagt die App, leicht bewölkt, 19 Grad, Sonnenuntergang gegen 20.40 Uhr. Deal. Ich nehme einen riesigen Shopper aus dem Garderobenschrank im Flur und gehe damit zum Kühlschrank. Um 14 Uhr ist Treffpunkt am kleinen Parkplatz oberhalb des Volksparks in Friedrichshain. Dieser Park ist heute, kurz vor dem langen Pfingstwochenende, sicher wieder voller Touris, aber ich will nirgendwo anders hin, um meinen Mai-Geburtstag zu feiern. Durch diesen Park bin ich schon so oft betrunken geschlappt oder Fahrrad gefahren oder auf Bänken eingeschlafen. Mit klarem Kopf durch die Anlage zu spazieren, kickt einfach anders. Lustig, dass einem viele Suchtberater sagen, man solle die sogenannten alten Orte meiden, wenn man trocken werden will. Weil diese Orte einen erinnern, reinziehen, einen Sog entwickeln können. Aber ich finde Tankstellen und Supermarktkassen viel schlimmer. Wegen dieses brennenden Gefühls. Noch immer. Wahrscheinlich bleibt es auch für immer. Aber an meinem Nüchternheits-Geburtstag fühle ich mich wundersamerweise jedes Jahr aufs Neue sicher und beschützt. Beinahe unschlagbar. Wie She-Ra, die Comic-Heldin, He-Mans Zwillingsschwester.

»Für die Ehre von Grayskull!« Ich rufe so laut, dass es die Nachbarn hören könnten. Ich mache einen Ausfallschritt nach vorn und stütze die linke Hand in die Hüfte. Die Henkel des Shoppers baumeln um mein Handgelenk. Mit der anderen Hand imitiere ich die typische She-Ra-Bewegung, als würde ich ein langes Schwert aus einer Messerscheide auf meinem Rücken ziehen.

»She-Ra, She-Ra!« Die Titelmelodie der 90er-Jahre-Serie habe ich noch immer im Ohr. Als wäre es gestern gewesen, dass ich die Serie mir Ramona im Internat geschaut habe. Ich tänzle mit großen Ausfallschritten und Shopper im Arm in Richtung Küche. Wenn der Typ von Tinder, mit dem ich seit ein paar Tagen hin und her schreibe, mich jetzt sehen könnte! Fände er mich irgendwie cute oder eher eigenartig? Vielleicht werde ich es irgendwann einmal erfahren. Falls wir so weit kommen miteinander.

»Ring-ring-ring-ring!« Der schrille Ton meines Handy-Weckers nervt zwar, aber er tut seinen Dienst. Überhört habe ich ihn noch nie. *Auf geht's!* Als ich den Kühlschrank öffne, purzeln mir die ersten Sandwiches entgegen. Ich schaufle sie in den Shopper. Bacon and Eggs, Rucola-Ei, Grillgemüse-Trüffel und Schinken-Käse, dick belegt. Der neue Sandwich-Shop um die Ecke scheint was draufzuhaben. Von jeder Sorte so viel, dass jeder Gast alles mindestens einmal kosten kann. Hundert Pro wie immer viel zu viel von allem, typisch Suchti. Dann noch die Chipstüten drauf. Ich liebe das raschelnde Geräusch.

Ich werfe den übervollen Shopper über die Schulter, greife den roten Kasten mit den 24 Cola-Zero-Fläschchen aus Glas. Gar nicht mal so schwer. Liegt das am Hanteltraining, das ich seit ein paar Monaten mache? Wahrscheinlich. Die Gasflasche für die Luftballons, die ich später mit allen zusammen steigen lassen will, lagert bereits seit gestern auf der Autorückbank. Ich verrenke mich, um einen letzten Kontrollblick in den Shopper über meiner Schulter zu werfen: Handy? Check. Geldbeutel? Check. Sonnenbrille? Check. Mit der freien Hand öffne ich die Wohnungstür, witsche hindurch, als wäre ich wieder sechs oder sieben Jahre alt. Polternd lasse ich sie ins Schloss fallen. Das jedenfalls ist anders als früher, da hätte ich sie ganz vorsichtig zugezogen.

Unten angekommen fällt mein Blick auf den Späti gegenüber, mein alter Stammkiosk, der rund um die Uhr geöffnet hat, seit ich mit Mitte 20 in diese Wohnung gezogen bin. Benno, der Inhaber, sitzt auf einer kurzen Bierbank vor seinem Laden. Ich kann die Male gar nicht zählen, in denen ich morgens vor der Fahrt zur Arbeit oder abends zum Nachhausekommen bei ihm eine Dose Red Bull und einen Miniwodka gekauft habe. Oder gleich die

Literflasche. Auch nach dem ersten Entzug. Und nach dem zweiten. Und nach dem dritten. Und nach dem vierten. Seit dem fünften bin ich zuerst eine Weile gar nicht mehr in den Kiosk gegangen, mittlerweile gehe ich nur noch selten hin. Ich weiß ja, dass ich diese Herausforderungen meistern kann und muss, das gehört zum Alltag einer trockenen Alkoholikerin, das lernt man in Entzügen und Therapien. Ich klicke auf den Autoschlüssel, mein Golf blinkt kurz auf, als würde er sich über mein Erscheinen freuen. In diesem Moment guckt Benno von seinem Handy auf und winkt mir zu. »Hey, Partytiger!«, schreit er über die Straße. So hat er mich früher bei jedem meiner Einkäufe genannt, und ich habe nichts dagegen, dass er es weiter tut. Auch wenn ich mit dieser früheren Version von mir so gut wie nichts mehr gemeinsam habe. Vermissen tu ich sie manchmal trotzdem ein bisschen. Auch wenn das absolut gar keinen Sinn ergibt.

Ich wuchte die Getränkekiste zügig in den Kofferraum, dann winke ich Benno zurück. Er lächelt kurz. Ich auch. Ich steige ins Auto und brause ohne einen zweiten Blick davon. Die Cola-Fläschchen klimpern, weil die Straße so uneben ist. Ich mag das Geräusch, aber es ist nicht so pur und unverfänglich wie das Rascheln von Chipstüten. Das Klimpern befördert meistens auch Erinnerungen von tief unten nach oben, die mit Coke Zero rein gar nichts zu tun haben. Bei solch einem Klirren sehe ich noch oft Miniwodkafläschchen vor meinem inneren Auge. Deponiert in allen Jacken- oder Manteltaschen, die ich zur Verfügung hatte. Vergraben in den Untiefen meines Schminktäschchens. Versteckt zwischen zusammengelegten Sweatshirts oder frisch gebügelter Bettwäsche im Kleiderschrank. Offen stehend im Eierfach des Kühlschranks. Die Dinger waren einfach überall. Besonders laut geklimpert haben sie, als Britta einmal meine Wohnung »aufgeräumt« hat. Um mir dabei zu helfen, trocken zu bleiben. Alle Minifläschchen, die sie finden konnte, plus die Weißweinflaschen aus der Küche, dem Wohn- oder Schlafzimmer leerte oder warf meine Freundin damals in einen blauen Müllsack, während ich diesen aufhielt und der heißen Ware schweigend hinterhersah. Wann genau war das? Ich erinnere mich nur noch schwammig, aber es muss nach einem der ersten vier Entzüge gewesen sein, irgendwann zwischen Winter 2017 und Mai 2018. An das Gefühl, das ich beim Anblick des Flaschenregens hatte, erinnere ich mich aber noch genau. Einerseits machte er mich wahnsinnig traurig, denn in den meisten Flaschen befanden sich noch kleine Reste – was für eine Verschwendung! Andererseits beflügelte er mich, denn ein Leben ohne versteckte Notrationen wäre zugleich eines ohne Lügen. Die Vorstellung, diese Last los zu sein, löste in mir schon damals ein Gefühl von Leichtigkeit aus, nur um mich kurz darauf in Panik zu versetzen. Als hätte Britta mir den inneren Konflikt angesehen, erzählte sie im Anschluss an die Flaschenaktion von einer WhatsApp-Gruppe, die sie zusammen mit meinen engsten Freundinnen ins Leben gerufen hatte. SOS-Gruppe – so hatte Britta sie genannt. »Wieso SOS-Gruppe?«, hatte ich gefragt. »Damit wir uns gegenseitig darüber auf dem Laufenden halten können, in welcher Klinik du gerade bist, falls es dir noch mal so schlecht geht wie im Winter«, hatte sie geantwortet. Und genau wie beim Anblick der Flaschen im Müllsack pochten wieder zwei Herzen in meiner Brust. Einerseits rührte mich die Fürsorge meiner Freundinnen. Andererseits, was, wenn ich sie wieder enttäuschen würde? Was, wenn ich es nicht schaffen würde, trocken zu bleiben? Diese verdammte Gleichzeitigkeit der Gefühle.

• • •

Als ich auf den Parkplatz einbiege, stehen Ramona und Britta schon mit Picknickdecken unter den Armen da. Über ihren Köpfen schwebt eine goldene Fünf als Luftballon. Es fährt mir in den

Magen, aber auf eine gute Weise. Ich bin noch immer nicht daran gewöhnt, dass jemand etwas Schönes für mich macht, einfach so, weil man mich lieb hat. Seit ich trocken bin, ist manches noch so wie früher und vieles ganz anders.

Ich recke mich aus dem Autofenster: »Ach ihr, ihr seid doch verrückt!« Ich lache laut. Mein Lachen klingt glücklich. Weil es echt ist.

Als ich den Golf in der Parklücke zum Stehen bringe, klimpert es im Kofferraum erneut. Ich freue mich unbändig darauf, gleich mit meinen Freundinnen und deren Kindern anzustoßen.

Als Britta, Ramona und ich schwer bepackt Richtung Treffpunkt gehen, erzählt Britta direkt von ihrer Mutter, die sich das Bein gebrochen hat, aber schon wieder ganz gut rumhumpeln kann. Das hätte sie früher wahrscheinlich nicht erzählt, weil ich selten richtig zugehört habe. Entweder weil ich dicht war – betrunken und/oder zugekokst – oder weil mein Interesse eher bei mir selbst lag. Dass ich so war, weiß ich erst, seit es mir Britta so wie die meisten meiner engen Freundinnen anvertraut hat. Ich bin froh, dass ich heute eine bessere Zuhörerin, eine bessere Freundin sein kann.

Noch wenige Minuten trennen uns von »meinem Baum«, dem alljährlichen Treffpunkt für den Zweit-Geburtstag. In meinem Brustkorb kribbelt es. Aufgeregt bin ich und weiß gar nicht so recht, warum. Weil es gleich einmal nur um mich gehen wird? Weil ich stolz auf mich bin? Weil ich hoffe, dass allen die Sandwiches schmecken werden? Jedes Jahr wird die Runde ein bisschen größer. Neben meinen ganzen ältesten Freundinnen und deren Kindern kommen immer neue Menschen dazu. Eine andere trockene Alkoholikerin, die gerade ihren ersten Entzug hinter sich hat, ist heute auch dabei. Es gibt Ex-Alkis, die sagen, man müsse irgendwann aufhören, sich mit anderen ehemaligen Suchtis zu umgeben, um sich eines Tages wirklich frei von der Sucht zu machen. Ich gehöre nicht zu denen, die das sagen. Ich habe eher das Gefühl, dass die anderen Ex-Suchtis meine Herde sind. Weil mir ihre bloße Anwesenheit zeigt: *Ich bin nicht allein.* Dieses Herdengefühl bekomme ich sogar auch manchmal, wenn ich an den Hauptbahnhöfen dieses Landes bin und in den dunklen Ecken die zusammengekauerten Betrunkenen sehe.

Ich weiß, wie's euch geht, ich bin eine von euch. Ich spreche diesen Satz nie laut aus, aber ich denke ihn jedes Mal. Spätestens in der Klinik sind alle gleich. Ob es einen aus der Obdachloseneinrichtung dorthin gespült hat oder aus der Führungsetage einer großen Firma. Die Krankheit kennt keine Klassenunterschiede.

Ich kann meinen Baum jetzt sehen. Unweit davon hat sich eine Gruppe junger Leute mit Trommeln und Klangschalen versammelt, auf die sie alle gleichzeitig und völlig unkoordiniert mit Klöppeln hauen.

»Genau mein Sound«, sagt Britta, als sie die Gruppe sieht. Ramona und ich brechen in schallendes Gelächter aus.

»I am unwritten, can't read my mind, I'm undefined« – mein neuer Klingelton schallt aus meiner Handtasche. Der Song von Natasha Bedingfield ist einer meiner Lieblingssongs.

»Alter, ist das laut!«, ruft Britta und nimmt mir die Getränkekiste aus den Händen. »Die Trommeln oder mein Handy?«, frage ich. Ich stelle die Gasflasche ab und fische das Telefon zwischen den Chipstüten hervor. Jonglieren und die Balance halten, obwohl irgendwas irgendwie zu viel ist, das kann ich. »Ah, Ines ruft an.« Ich klicke auf Annehmen.

»Muddi, wo zur Hölle seid ihr?«, schreit Ines ins Telefon. Muddi – so nennt mich Ines, weil ich mich immer so aufopferungsvoll um alle kümmere, früher meistens auf eine überschwängliche oder übergriffige Weise, heute auf eine liebevolle. Was willst du trinken? Möchtest du was essen? Ist dir kalt? Ist dir zu warm? Soll ich dich abholen? Wie eine Mutter eben.

Ich suche mit den Augen die Gegend um die Trommelgruppe ab, erspähe Ines ein paar Dutzend Meter entfernt und verkneife mir ein Lachen. Ines wirkt immer zart, mit ihrem hellen Gesicht, ihrer zierlichen Statur, dabei hat sie Bärinnenkräfte. Als ich irgendwann zwischen den Entzügen im Delirium vom Balkon springen wollte, hielt sie mich auf. Zusammen mit einer weiteren Freundin hat sie irgendwann aus Verzweiflung die Polizei gerufen und mich so vom Springen abgehalten, woraufhin ich mit wüsten Beschimpfungen um mich geworfen hatte. So haben sie es mir erzählt. Erinnern kann ich mich kaum. Diese Nacht bestand für mich nur aus Nebel, Erbrochenem und Todessehnsucht.

Ich schreie ins Handy: »Dreh deinen hübschen Kopf mal zwei Zentimeter nach links, du Nüsschen.« Und darauf Ines viel zu laut: »Was, wer hat einen Knopf? Was redest du da?« Betont ironisch ergänzt sie: »Bist du betrunken, oder was?«

Dann treffen sich unsere Blicke, und alle vier brechen wir in schallendes Gelächter aus.

• • •

Es macht »Pfffft«, als wir die Cola-Fläschchen mit Feuerzeugen öffnen. Alle drei Picknickdecken sind jetzt voll besetzt, alle plappern durcheinander, aus einer kleinen Bluetooth-Box dudelt eine Playlist, die nach einer Mischung aus Hildegard Knef und Seeed klingt. Fast unwirklich schön. Wie in einer Werbung für Grillwürstchen oder Handyverträge. Ich atme ein paarmal tief ein und aus und merke, wie mühelos sich meine Lungen mit Sauerstoff füllen. Ein gutes Zeichen. Weil dann gerade nichts in meinem Brustkorb brennt. Ich lasse die Schultern fallen, spüre, wie gut das tut. Lasse meinen Blick schweifen. Alle sind sie gekommen. Die neuen Bekanntschaften, die mich nur klar und nüchtern kennen. Und die, die meine dunkle Seite, meine Verzweiflung und meine Not erlebt haben und trotzdem noch da sind. Das sind die Menschen, die – neben mir selbst – dafür gesorgt haben, dass ich noch am Leben bin. Wäre ich She-Ra, die Princess of Power, wären all diese Menschen mein magischer Schutzschild, der mich vor allen Angriffen und Gefahren des Universums schützt. Leise summe ich die Serienmelodie vor mich hin. Vielleicht ist es ja wirklich ein bisschen so.

Ich liebe diesen Gedanken und will eigentlich lächeln, aber es geht nicht, weil da dieser Stachel ist. Er bohrt sich immer in mein Herz, wenn ich einen Moment lang glücklich bin. Ich kann nichts tun gegen diesen Stachel, noch nicht. Er besteht aus Fragen: Warum war meine Mutter nicht diejenige, die mich von Klinik zu Klinik fuhr, als ich fast durch Alkohol draufgegangen wäre, so wie Britta es getan hat? Warum war sie nicht diejenige, die mich in den Arm genommen hat, als ich schluchzend in mir zusammensank, so wie Ines es gemacht hat? Oder hat sie mir doch irgendwie geholfen, auf ihre eigene Art und Weise?

»So, Schätzelein, auf dich!« Ich zucke zusammen. Britta hat ihre Colaflasche erhoben und schaut mich erwartungsfroh an. Ich schüttle mich kurz, dann stoßen rund ein Dutzend Flaschen aneinander.

Der Baum im Volkspark, den ich meinen Baum nenne, ist so dick, dass es vier erwachsene Menschen braucht, um ihn mit ausgebreiteten Armen umfassen zu können. Die Wurzeln haben sich unerschütterlich in den Boden gegraben. Die Klangschalennachbarn haben mittlerweile aufgehört zu klopfen. Dafür trägt der Wind hier und da ein Klirren oder Ploppen zu mir herüber. Mir fällt auf, dass die meisten anderen Grüppchen um uns herum Prosecco oder Bier trinken. Aus Dosen, Flaschen mit Kronkorken und Bügelflaschen. Heute spüre ich keinen Wunsch, zu trinken, heute bin ich She-Ra und unverwundbar. Doch es gibt diesen einen Teil in meinem Gehirn, der manchmal kurz anspringt, auch wenn ich alles im Griff habe. Zu gerne würde ich sagen, dass die Geräusche nach all den Jahren nicht mehr so viele Erinnerungen in mir wachrufen. Zu gerne würde ich behaupten, dass das Öffnen einer Cola-Flasche ebenso gut klingt wie das Ploppen einer Bier-Bügelflasche. Das wäre aber nicht die Wahrheit. Dabei war Bier nicht einmal mein Go-to-Getränk. Manchmal bei Partys hatte ich natürlich welches getrunken, als Jugendliche sowieso. Aber Weißwein und Wodka oder Gin Tonic waren immer mehr mein Ding gewesen. Ich beiße in das Bacon-Sandwich, das schon viel zu lange unangetastet vor mir auf einer Serviette liegt. Ich schmecke Knoblauch-Mayo und den salzigen Speck. Fast so gut wie Chips mit Cheese-and-Onion-Geschmack. Irgendwo ploppt die nächste Flasche. *Alles ist okay. Nein, alles ist sogar gut.* So eine Situation ist maximal Level 2. *Du kannst das, und zwar locker.*

Vielleicht werde ich doch fix mein Handy checken. Nur für den Fall, dass der Tinder-Typ sich gemeldet hat. »Was grinst 'n du so verschmitzt?«, fragt mich Ramona. Ich schaue auf mein Handy, bevor ich ihr antworte. Tatsächlich. Für ihr erstes Date schlägt er einen Spaziergang vor, danach Pizza essen. »Ach, der Lehrer von Tinder. Hab ich dir erzählt«, antworte ich so beiläufig wie möglich, dabei kribbelt es in meinem Bauch gewaltig, und ich weiß, es kommt nicht von der Mayo.

»Zeig mal.« Ramona rutscht dicht an mich heran, sodass sich unsere Knie berühren. So wie früher im Internat: zusammenrotten und über Jungs sprechen. Damals ohne Handy und Tinder, aber mit zerknüllten Zettelchen aus der großen Pause.

Und dann erzähle ich ihr ein bisschen von dem Mann aus Kreuzberg, mit dem ich seit gut zwei Wochen jeden Tag schreibe. Die vergangenen Tage habe ich in meinem kleinen Haus auf Mallorca verbracht, und diese Woche wollte ich erst mal meinen

Zweit-Geburtstag in Ruhe hinter mich bringen. Aber ab nächster Woche bin ich bereit für das erste Treffen.

»Das wird bestimmt cool, wenn das Schreiben mit ihm schon so angenehm läuft«, sagt Ramona in ihrer gewohnt optimistischen Art. »Pah, ich weiß nicht. Ich fühl mich wie elf oder zwölf. Als hätte ich keinen blassen Schimmer, wie so was geht.«

Während mir Ramona Mut zuspricht, daran hat sich ebenfalls nichts geändert, fällt mir auf, dass ich ja wirklich keine Ahnung habe. Kennenlernen, flirten, knutschen, Sex – das alles habe ich bislang immer nur angetrunken, sturzbetrunken oder mit Koks im Hirn gemacht. »Was denkst du?«, fragt Ramona und tippt mit ihrem Ellbogen leicht gegen meinen Oberarm. »Ich fall nächste Woche um vor Aufregung, wenn ich den seh. Das denke ich.«

»Du schickst uns allen deinen Standort, klar?«, Britta klinkt sich ins Gespräch ein. »Erste Regel bei Männern, die man online kennengelernt hat. Du weißt ja nie, was das für Typen sind.« Ramona zieht die Augenbrauen nach oben: »Meinst du?«

»Natürlich! Ich hab schon Dating-Apps ausprobiert, da war Fränzi noch im Entzug.« Ich verschlucke mich fast vor Lachen. Ich mag es, dass meine Freundinnen genauso unbefangen mit meiner Sucht umgehen wie ich. Witze darüber reißen sie aber erst, seit ich es ihnen vorgemacht habe.

Auf der Wiese sieht man jetzt kaum mehr ein grünes Fleckchen, so voll ist es geworden. Kein Wunder, die Leute haben ja längst Feierabend. Obwohl meine Gäste ordentlich zugegriffen haben, sind von den Sandwiches viele übrig geblieben. Egal.

»Leute, wir müssen die Ballons mit unseren Wünschen noch steigen lassen!« Britta reißt die Tüte mit den Luftballons auf und platziert die Gasflasche so, dass sie und ich sie abwechselnd befüllen können. »Jeder darf sich was wünschen.« Ich verteile die Stifte. »Kann ich Pizza und Lollis draufschreiben?«, fragt mich der Sohn einer Freundin. »Klar, alles ist erlaubt und geht spätestens heute in einem Jahr in Erfüllung.« Ich zwinkere ihm zu. »So lang will ich aber nicht warten.« Ich sage »Ich auch nicht!« und notiere grinsend »Liebe« auf meinem Kärtchen.

Als ich ein paar Stunden später wieder in meinem Golf sitze, sind die Straßen für Berliner Verhältnisse angenehm frei. Die Temperaturanzeige steht auf 14 Grad, trotzdem fahre ich mit offenem Fenster. Die Luft tut gut. Heute, kurz nach dem Anstoßen mit der Cola, habe ich Britta zum allerersten Mal gefragt, welchen Namen die SOS-WhatsApp-Gruppe eigentlich trug. »Fränzi again«, hat Britta gesagt, und dass die Gruppe noch existiere, auch wenn die letzte Nachricht fünf Jahre alt ist. Irgendwie brächte es keine von ihnen übers Herz, den Chat zu löschen, hat Britta gesagt. Chats mit Links zu Co-Abhängigkeit und Hilfsangeboten. Mit Sätzen wie: »Was soll das heißen, die nehmen keine Patienten mehr auf?« Oder: »Ich spreche heute Abend mit einem befreundeten Hausarzt, der kann die Prozesse vielleicht beschleunigen.« Oder: »Grade hat sie angerufen. Sie will auf keinen Fall in ein betreutes Wohnen, lieber bei einer von uns pennen.« Oder: »Wir müssen ihr ein Ultimatum stellen. Ich hab keine Kraft mehr, mir Sorgen zu machen, ob sie an ihrer Kotze erstickt.« Oder: »Ihr geht es schon etwas besser. Sie bleibt noch mindestens eine Woche in der Klinik. Plan ist, danach noch mal in eine Langzeittherapie zu gehen, ca. drei Monate.«

Ich schaue in den Rückspiegel, als ich in meine Straße einbiege. Diese WhatsApp-Gruppe darf nie wieder aktiviert werden, so viel ist klar. Außer vielleicht, wenn ich mal heirate. Bei dem Gedanken entwischt mir ein Lacher, der fast ein bisschen zynisch klingt. Kaum etwas fühlt sich für mich weiter weg an als eine Hochzeit. Gesunde Liebesbeziehungen habe ich von zu Hause nicht gerade in die Wiege gelegt bekommen. Mal sehen, wie es mit dem Lehrer von Tinder weitergeht.

Ramona

Ramona (45) und Fränzi sind seit dem Internat beste Freundinnen. Sie teilten ihr Zimmer, ihre Glücksmomente, ihren Schmerz und ihre Geheimnisse.

An den Heimfahrwochenenden fuhr ich oft mit zu Fränzi. Die Atmosphäre bei ihr und ihrer Mutter zu Hause war eigentlich ganz schön. Annette war selten um uns herum, sie lag oft im Bett, aber Fränzi und mich störte das nicht. Wir spielten Lego oder Playmobil. Fränzi hatte nicht nur ein Kinderzimmer, sondern gleich zwei, verbunden durch eine Tür. Im einen schlief sie, im anderen waren die Klamotten, das fand ich natürlich ziemlich cool. Annette wirkte auf mich nett und freundlich, aber da war irgendwie keine Wärme. Einmal behandelte sie uns aber richtig fürsorglich: Da kamen Fränzi und ich mit Läusen auf dem Kopf nach Hause. Sie rief: »Ach, ihr Schätzchen, kommt mal her!« Und dann rieb sie uns die Lösung auf die Haare, die die Tierchen wegmachen sollte, und wickelte Frischhaltefolie um unsere Köpfe, damit es gut einwirken konnte. Manchmal ging es Annette so gut, dass sie den Frühstückstisch gedeckt hatte, aber sie fragte Fränzi bei den kleinsten Dingen nach Hilfe und war schnell von Kleinigkeiten überfordert. Zum Beispiel wenn sie es nicht schaffte, den Wasserhahn aufzudrehen. Dann schallte ihre Stimme durchs ganze Haus: »Frääänzi!« Fränzi rannte dann hin und regelte alles. Aber Annette hatte auch eine andere Seite. Manchmal sagte sie samstagabends spontan: »Kommt, Kinder, heute gehen wir schön essen.« Wir verstanden damals nicht, dass ihr Zustand wahrscheinlich zwischen manisch und depressiv wechselte. Manchmal war Fränzi froh, wenn das Heimfahrwochenende um war und wir zurück ins Internat konnten. Wir zwei hatten eine große Gemeinsamkeit: Wir konnten kein Urvertrauen in unseren Familien finden, deswegen haben wir ein Urvertrauen zwischen uns beiden aufgebaut.

Meine Großeltern wohnten nur 15 Autominuten vom Internat entfernt, sie kamen einmal die Woche heimlich vorbei und brachten mir ein Päckchen mit Süßigkeiten. Das war eigentlich verboten. Manchmal war ich gerade draußen zum Spielen, wenn sie kamen. Dann nahm Fränzi die Kiste für mich in Empfang. Meine Oma fragte mich später: »Sag mal, sitzt die Fränzi eigentlich immer nur im Zimmer und liest?« Sie las wirklich viel, mit zehn, elf war sie eine ruhige Person. Das änderte sich, als sie anfing, Alkohol zu trinken, da wurde sie lauter. Zuerst färbte sie sich die Haare blau und lief in einer Lederkluft rum, danach trug sie Technoklamotten. Ich war als Jugendliche keine großartige Clubgängerin, mir reichte es, wenn Fränzi und ich Filme guckten. »Hair« zum Beispiel, den schauten wir hoch und runter. Sie war mit 14 oder 15 mit einem Jungen zusammen, der am Wochenende als DJ in einem Club in Heidelberg auflegte. Wenn sie von einer Party zurückkam, wusste ich, dass ich ihr den Mülleimer nebens Bett stellen und mich um sie kümmern musste. Ich dachte mir nichts dabei. Wir gingen ja auch auf die Waldpartys im Internat, da tranken und feierten alle. Ab 14, 15 war Fränzi meistens so eigenartig aufgedreht. Sie lachte lauter, als es ein Witz eigentlich hergab, wirkte aufgesetzt und künstlich.

Manchmal war sie nach den Besuchswochenenden auch wütend oder traurig. Einmal erlebte ich sie richtig außer sich. Unter Tränen erzählte sie mir, dass sie mit ihrer Mutter einkaufen gewesen wäre und die ihr lauter tolle Sachen geschenkt hätte. Einen Moment später war die Stimmung gekippt, und Annette schrie: »Ich kauf dir hier alles Mögliche, und du räumst nicht mal dein Zimmer auf, du undankbares Ding!«

Heute bin ich selbst Mama und verstehe nicht, wie man sein Kind zuerst auf Händen tragen und dann runtermachen kann.

Es wirkte auf mich so, als würde auf jeden kleinen Glücksmoment in Fränzis Leben immer ein Dämpfer folgen. Sie musste immer so viel Verständnis zeigen, das ist viel verlangt, wenn man so jung ist. Man konnte die Krankheit ihrer Mutter ja nicht sehen, nicht so wie bei einem gebrochenen Bein. Ich glaube, das ist schwierig für ein Kind. Annette war halt einfach keine Mutter. Fränzi konnte sich nie auf sie verlassen.

Als wir Anfang 30 waren, kam Fränzi meine Familie und mich oft besuchen. Ich war in der Zwischenzeit verheiratet und Mutter und lebte ein Stückchen vom Berliner Stadtkern entfernt. Bei einem ihrer Besuche wollte sie unbedingt Mittagessen für uns kochen. Ich sah dann im Vorbeigehen, dass sie sich den Kochwein für die Sauce in eine Kaffeetasse gegossen hatte und auf ex runterkippte. Auf die Tasse sprach ich sie nie an, aber ich fragte sie ein paar Wochen später, ob sie nicht ein bisschen zu viel trinken würde. »Ach was, du machst dir umsonst Sorgen, alles gut«, meinte sie da nur. Wir entfernten uns immer weiter voneinander. Nähe ließ sie damals nicht zu, immer war sie beschäftigt oder nicht erreichbar. Aber Fränzi war immer meine Fränzi. Richtig innig sind wir wieder, seit sie trocken ist. Heute ist sie klar im Kopf, nicht mehr verwirrt, kann auch mal Fehler zugeben. In Gesprächen geht es nicht mehr nur um sie, sie kann zuhören, fragt nach und interessiert sich für andere.

Ich glaube, Annettes Tod hat Fränzi nicht ausschließlich traurig gemacht, sondern auch ein bisschen befreit. Von diesem Tag an musste sie nicht mehr die gute Tochter sein. Sie konnte endlich anfangen, sie selbst zu werden.

4

Auf dem Internat, Anfang bis Ende der 1990er-Jahre

Fränzi drehte ihren über ein Notizbuch gebeugten Kopf ein wenig nach rechts in Richtung ihrer Achsel, ohne die Buchstaben aus den Augen zu lassen. Sie schnüffelte. Der Duft ihres Vanilledeos kitzelte sie in der Nase. Sehr gut. Nichts Schwitziges, nur süße Vanille. Eigentlich nahm sie es mit dem Duschen sehr genau, anders als manche ihrer Klassenkameraden. Aber heute Morgen war beim besten Willen keine Zeit gewesen. Als sie aufgewacht war, war Ramonas Bett gegenüber schon gemacht und von ihrer Freundin keine Spur. Beim Blick auf die Uhr blieben Fränzi nur noch acht Minuten bis zur ersten Stunde.

»Liebe Leute, auf jetzt!« Herr Wobinger wirbelte mit den Armen in der Luft herum, als würde er Fruchtfliegen verscheuchen. Wenn er das tat, schwand seine Geduld. »Also! Wer kommt als Mutter infrage? Und warum?« Fränzis Kopf dröhnte. In der vergangenen Deutschstunde hatte Wobinger ihnen aufgegeben, den »Kaukasischen Kreidekreis« von Bertolt Brecht auf diese, wie er es nannte, zentrale Frage hin zu prüfen. Doch Fränzi war in dieser Stunde mit ihren Gedanken ganz woanders gewesen. Zum Beispiel bei ihrer Mama, die schon eine Weile nicht mehr in die Psychokliniken musste, aber trotzdem immer irgendwas hatte. Und bei Dirk, der an den Wochenenden in einer Disco in Heidelberg auflegte, die sie richtig gerne mochte – oder ging es gar nicht so sehr um die Disco, mochte sie Dirk einfach richtig gerne? Und bei Ramonas Großeltern, die fast jedes Wochenende ein Überraschungspaket mit Süßigkeiten vorbeibrachten. Als wären Ramona und sie selbst immer noch die Grundschülerinnen von damals. Aber niedlich fand sie es doch. Außerdem liebte sie Gummischlümpfe nach wie vor.

»So, der Philipp meldet sich. Bitte, Philipp!« Wobinger hatte aufgehört, Fliegen zu verscheuchen, und Fränzi war erleichtert. Irgendeine Antwort wäre ihr schon auch eingefallen, hätte er sie einfach so aufgerufen. Deutsch gehörte zu ihren besten Fächern. Aber Bock auf Konversation hatte sie keinen. Sie wollte so lange wie möglich in dem Nebelzustand von gestern Abend bleiben. Sie konnte jetzt keine Lehrer gebrauchen, die Fragen über Mütter in Kreidekreisen stellten. Der Club, in dem sie gestern Nacht heimlich gewesen war, ließ eigentlich erst Leute ab 18 rein, aber irgendwie hatten es Fränzi und ihre Freunde am Türsteher vorbeigeschafft. Dabei war keiner von ihnen älter als 16. »Uzz-Uzz-Uzz-Mucke« nannte Rolf Fränzis neue Lieblingsmusik. Er hatte selbstverständlich nichts von ihrem Ausflug Mittwochnacht in den Technoclub mitbekommen, sondern tief und fest geschlafen, als sie sich aus dem Haus geschlichen hatte. Schon zigmal hatte er sie ermahnt, wenn sie ihre Stereoanlage im Zimmer mal wieder zu laut aufgedreht hatte. »Franziska« nannte er sie dann immer. Fränzi fand es witzig, wenn er in ihr Zimmer stürmte und seine Stimme diese quengelige Note bekam. Hosenträger-Rolf konnte nämlich gar nicht richtig sauer sein, und Fränzi genoss diese Wohlfühlatmo in ihrer Wohngruppe sehr. Sie fand Schule weiterhin okay, vor allem weil ihr das Lernen leichtfiel und sie in manchen Fächern nicht mal lernen musste. Aber seit einer Weile würde sie am liebsten nur von Technopartys und Luft und Liebe leben. Diese Abende fühlten sich an wie Waldpartys, nur mit

1000-mal mehr Umdrehungen. Wirklich alle wirkten immer so was von glücklich, wenn sie auf der Tanzfläche zu den Beats zappelten und zuckten.

»Danke, Philipp.« Wie, schon fertig? Fränzi hatte weder Philipp noch Wobinger zugehört. Hoffentlich wollte er gleich nicht noch mehr Textanalyse. Von ihrem Platz in der vierten Reihe hatte sie das ganze Klassenzimmer im Blick. Der Platz neben Philipp blieb heute leer. Typisch Ronny – nachdem Fränzi ihn auf dem Nachhauseweg ins Gebüsch hatte kotzen sehen, war ihr klar gewesen, dass er am Morgen einen auf krank machen würde. Ganz anders als Sabrina. Die saß mit verwuscheltem Hinterkopf und leicht in sich zusammengesunken in der ersten Reihe. Mit Sabrina hatte Fränzi bis vor ein paar Monaten gar nichts zu schaffen gehabt. Seit sie aber einen halben Freitagnachmittag mit ihr wartend auf dem Schulhof verbracht hatte, übte Sabrina eine Faszination auf Fränzi aus. Die hatte nämlich aus Wut Steine aus dem angelegten Weg, der über das Gelände führte, quer über den Hof gekickt, weil ihre Mutter sich verspätete. Und nicht nur das. Sabrina hatte zu jedem Tritt, den sie einem Stein verpasste, Schimpfwörter geschrien, die Fränzi zum Teil noch nie gehört hatte. Nicht einmal im Fernsehen. Und niemals wäre Fränzi auf die Idee gekommen, diese für ihre Mutter zu verwenden.

Fränzis Platz im Klassenzimmer befand sich direkt neben der Wand, an der die neue Deutschlandkarte hing. Nach dem Fall der Mauer hatte sich ihre Erdkundelehrerin mit der Aktualisierung Zeit gelassen. Früher war Westberlin auf der Karte immer Fränzis Fixpunkt gewesen, diese kleine rote Insel innerhalb der DDR. Die neue Karte machte es Fränzi schwer, die Hauptstadt schnell zu orten. Eventuell war auch die vergangene Nacht schuld an ihrer Lahmarschigkeit heute früh. Hinter ihren Augenhöhlen schienen Bergarbeiter eine Mauer abzutragen, so sehr wummerte es. Ihr Mund fühlte sich an, als hätte sie noch nie in ihrem Leben auch nur einen Schluck Wasser getrunken. *Ein Big Red wäre jetzt geil*, dachte Fränzi, der macht so schön viel Spucke im Mund. Sie tastete an beiden Taschen ihrer Miss-Sixty-Jeans nach der Wölbung, die die Kaugummis dort für gewöhnlich hinterließen. *Satz mit X.*

Der große Zeiger der großen Uhr über der Tafel hüpfte einen Strich weiter. 8:43 Uhr. Kleine Pause in Aussicht, immerhin. Vorne fuchtelte Wobinger schon wieder mit den Händen. Ein paar der Leute waren am Kichern, andere unterhielten sich. Fränzi fand den Anblick eigentlich nicht besonders witzig, aber stieß trotzdem einen übertrieben lauten Lacher aus. Ein paar der Mädchen um sie herum lachten mit. Nur Ramona sah sie schief und mit gerunzelter Stirn von der Seite an. Früher hätte Fränzi niemals so laut in einen eher stillen Raum hineingelacht. Aber seit einer Weile brach es manchmal aus ihr heraus, und jedes Mal lenkte sie für einen Moment so alle Aufmerksamkeit auf sich. Das gefiel ihr.

Der lange Zeiger sprang noch einen Strich weiter. *Komm, Wobinger, mach Schluss. Ich muss pinkeln. Ich brauch Wasser.* Fränzi drehte ihre Handfläche unter ihrem Tisch nach oben und tastete die untere Fläche nach alten Kaugummis ab. *Alle steinhart. Mist.* An ihrer rechten Wange spürte sie Ramonas Atem. Fränzi kam ihr ein Stück entgegen. »Was is?«

»Ey …«, flüsterte Ramona. »Du müffelst wie der Kioskverkäufer ausm Dorf. Wo warst 'n die ganze Nacht?«

• • •

»Das hab ich extra für dich frisch bezogen.« Ihre Mama deutete mit ihrem Blick auf die rosafarbene Blümchenlandschaft auf Fränzis Bett. Die helle Bluse und die dunkelblaue Anzughose standen ihr wirklich gut, fand Fränzi, bloß die beigen Hausschuhe passten nicht dazu. Außerdem verursachte das Schlurfgeräusch, das sie auf dem Boden verursachten, bei Fränzi Unbehagen. Warum, wusste sie selbst nicht.

Fränzi schaute zum Bett. Der Bezug sah eher nach einer Kinderbettwäsche aus. War das ein alter von früher?

Die Riemen ihres Rucksacks hatten sich die Zugfahrt über in Fränzis Schultern gefräst. Es war immer dasselbe – wer freitagnachmittags mit dem Zug Richtung Frankfurt fuhr, bekam keinen Sitzplatz. Fränzi schlüpfte mit dem linken Arm aus dem Riemen und kippte den Oberkörper leicht nach rechts, sodass der Rucksack mühelos von ihrem Körper plumpsen konnte.

»Hab ich das nicht schön gemacht?« Jetzt legte ihre Mama nach. Wenn sie eine Reaktion wollte, hörte sie nicht auf, bis sie eine bekam. Vor allem musste es die in ihren Augen richtige Reaktion sein: Lob.

Fränzi seufzte leise, als die Last ihres Rücksacks nachgab. »Sehr gut hast du das gemacht, Mama«, sagte Fränzi so euphorisch wie möglich. Sie war ziemlich müde von der Schulwoche. Seit sie in der achten Klasse war, zog das Lerntempo irgendwie an. Und eigentlich war ein bezogenes Bett nichts wahnsinnig Besonderes, das wusste Fränzi mittlerweile, das machten nämlich fast alle Mütter für ihre Kinder, wenn die nach Hause kamen. Fränzis lobende Worte rührten vor allem daher, dass das frische Bettzeug in ihrer Familie eine tiefer liegende Bedeutung hatte. Das hieß, dass es ihrer Mama einigermaßen gut ging und sie aller Voraussicht nach Lust haben würde, sich in den kommenden 48 Stunden ein bisschen mit Fränzi zu beschäftigen. Vielleicht würden sie sogar abends in ein Restaurant oder ins Kino gehen. Vielleicht würde sie ihrer Mama auch von der Party neulich erzählen, auf der sie zum ersten Mal mit einem Jungen weiter gegangen war als knutschen und angezogen Sachen machen. An die Details dieses Abends konnte sich Fränzi nicht so genau erinnern – überall Nebel. Doch sie war sich ziemlich sicher, dass sie auf dieser Party bei einem Freund von einem ihrer Internatskumpel ihr erstes Mal gehabt hatte. Beim Gedanken daran kribbelte es jetzt noch zwischen ihren Beinen. Das erste Mal katapultierte einen in der Klasse auf der Coolness-Skala sehr weit nach oben.

Ratsch – als Fränzi den Reißverschluss ihres umgekippten Rucksacks öffnete, purzelten der Reihe nach zwei schwarze Paar Socken, ein gerolltes schwarzes Sweatshirt, Spray-Deo und Wimperntusche heraus. Fränzi ging in die Hocke, um den Klamottenschwall zu stoppen. Irgendwo zwischenrein hatte sie ein Softpack Zigaretten gestopft, das müsste ihre Mama, die noch immer wie angewurzelt im Türrahmen stand, ja nicht sehen. Obwohl die selbst ab und zu rauchte.

»Ist jemand gestorben, sag mal? Warum trägst du denn nur noch Schwarz?« Ihre Mutter starrte abwechselnd auf die herausgefallenen Kleidungsstücke und dann zu Fränzi, die dunkle Leggins mit einem kurzen Jeansrock in schwarzer Waschung darüber trug. »Hä? Mach ich doch gar nicht!« Fränzi erschrak ein wenig über ihre flapsige Antwort und jagte schnell einen Lacher hinterher. Sie musste an Sabrina denken und fragte sich, wie die reagiert hätte. Auf keinen Fall wollte Fränzi die gute Stimmung schon zu Beginn ihres Heimfahrwochenendes verderben.

»Gefällt dir die Bettwäsche nicht, oder was?« Die Mama sah sie mit versteinerter Miene an. Fränzi spürte ein Brennen in ihrem Brustkorb, aber darüber konnte sie jetzt nicht weiter nachdenken. Jetzt müsste sie gut aufpassen. Runterschlucken. Nichts riskieren. Noch mehr Begeisterung zeigen. »Die ist super, Mama, doch! Ehrlich.«

Ihre Mutter nickte einmal langsam und presste die Lippen aufeinander. Die Wölbung ihrer kleinen Stirnfalte zwischen den Augen ließ ein wenig nach. Fränzi atmete aus. Niemand außer Fränzi hätte in diesem Gesicht den Hauch von Zufriedenheit erkennen können. Sie aber war mittlerweile Spezialistin im Lesen von kleinsten Gesichtsregungen, Tonlagen und Atemgeräuschen. »Na also, geht doch. Kann man ja auch mal von selbst sagen.« Jetzt nickte Fränzi. »Ja, nee, echt, ich mag die richtig gerne. Super. Danke.« Ihre Mama trug nun einen stolzen Gesichtsausdruck. »Dann pack du mal in Ruhe dein Zeug aus. Und dann schauen wir, was wir heute Abend machen.«

Fränzis Herz machte einen Satz. »Mach ich! Ich muss dir ganz, ganz viel erzählen nachher.« Mit Schlurfgeräuschen verabschiedete sich ihre Mama auf den Flur.

»Musst du selbst wissen, was du machst.« Fränzi überlegte, ob sie einen Teil der Antwort verpasst hatte. Aber ihre Mama sprach auch dann nicht weiter, als sie sich den Rotwein fertig eingegossen und den ersten Schluck aus dem Glas genommen hatte. Fränzi hielt inne. Wahrscheinlich überlegte Annette noch, wie sie reagieren sollte. Oder sie stellte sich vor, wer der Junge wohl war und wann sie ihn kennenlernen würde. Oder sie würde gleich aufspringen und sie überschwänglich umarmen. So hatte es die Mutter von Sabrina gemacht, als die von ihrem ersten Mal erzählt hatte. »Voll peinlich«, fand Sabrina. Fränzi hatte ihr zwar zugestimmt, aber die Reaktion in Wirklichkeit schön gefunden. In der Küche surrte die Geschirrspülmaschine vor sich hin.

Fränzi nahm einen Bissen von ihrem Schinkenbrot und schielte zu ihrer Mama rüber. Die piekte mit dem Zahnstocher in eine Olive, die sie sich dann in den Mund schob. Mehr hatte sie zu ihrem ersten Mal nicht zu sagen?

»Den vertrag ich nicht.«

»Was, wen?«

»Den Käse.«

Ihre Mutter legte ein angebissenes Stück Käse auf Fränzis Abendbrotteller.

»Was ist mit dem Käse?«

»Da krieg ich's mit dem Magen.«

Am liebsten hätte Fränzi gefragt, warum sie die Sorte dann gekauft habe, aber schluckte die Worte mit einem Stück Graubrot hinunter. Sie überlegte, wie es Ramona wohl gerade ging. Sie war übers Wochenende zu ihren Großeltern gefahren, sie würden sich im Kino »Kuck mal, wer da spricht« anschauen. Fränzi wollte den Film unbedingt auch sehen. Was Rolf und Barbara an ihrem freien Wochenende machten? Wahrscheinlich mit dem Hund spazieren gehen. Sie brachten ihn jetzt immer öfter mit in die Wohngruppe, weil der schon so alt war und man ihn tagsüber nicht mehr gut allein zu Hause lassen konnte. Micky, so hieß er, hatte schon eine ganz hellgraue Schnauze. Tobi von oben kläffte Micky meistens nur an, auf Fränzi hingegen kam er immer schwanzwedelnd mit seinen kurzen Beinchen zugehoppelt.

»Hörst du mir eigentlich zu?« Fränzi fuhr mit dem Kopf herum.

»Ja. Klar.«

Dabei hatte sie nicht einmal wahrgenommen, dass ihre Mutter überhaupt gesprochen hatte. »Dann ist ja gut.«

Danach erzählte die Mutter irgendwas von ihrer Bauchspeicheldrüse und von Rückenschmerzen. Als sie fertig war, schlug sie vor, morgen mit Fränzi in das neue Einkaufszentrum in der Innenstadt zu gehen. Fränzi brauchte eigentlich gar keine neuen Sachen, außerdem machte ihr Shoppen in letzter Zeit nicht mehr so viel Spaß wie früher, weil die Klamotten nicht mehr so gut saßen. Aber diese zwei, drei, vielleicht vier Stunden mit ihrer Mama würde sie sich auf keinen Fall entgehen lassen.

• • •

Die Scheibe kühlte Fränzis rechte Wange und Schläfe. Das friedliche Tuckergeräusch des milchfarbenen Mercedes versetzte sie jedes Mal in einen mittagsschlafähnlichen Zustand. Abgefahren, dass auf dem beige-braunen Armaturenbrett kein einziger Kratzer zu sehen war. Seit Fränzi denken konnte, fuhr der Opa dieses Auto. Es musste also mindestens 13, 14 Jahre alt sein. Von vorne schmissen sich dicke Regentropfen gegen die Autoscheibe, die direkt nach dem Aufprall im Fahrtwind ihren Weg suchten und doch nur umherirrten. Fränzi mochte Frühlingsregen. Weil der lauwarme Wind, der sich meist dazugesellte, den Sommer versprach. Aber ganz schön stickig war es beim Opa im Auto. Der stellte nämlich immer die Heizung an, unbeeindruckt von der Jahreszeit. Aus dem Autoradio kam ihr eine sanft klingende Frauenstimme entgegen. Sie sang etwas von einem Würfelspiel und einem verpassten Zug. Und davon, dass es keine Zufälle gäbe auf der Welt. Immerhin besser als die Schlagerkassetten, die der Opa sonst meist auf der Fahrt zum Internat laufen ließ. Fränzi musste lächeln, als sie sah, dass der rechte Zeigefinger ihres Opas immer knapp am Takt vorbei aufs Lenkrad trommelte.

In ihrem Kopf arbeitete es, daran änderten auch die tanzenden Regentropfen nichts. Warum bloß war das Wochenende mit ihrer Mama so komisch gelaufen? Es hatte so viele Momente gegeben, in denen es hätte schön sein können. Beim Abendessen am Freitag war ihre Mutter wahrscheinlich einfach müde gewesen, okay, geschenkt. Oder hatte Fränzi etwas Dummes gesagt, ohne es zu merken? Der Samstag wiederum war eigentlich gut angelaufen – die Mama hatte sogar den Frühstückstisch gedeckt und eine Schale mit Joghurt und Früchten vorbereitet, trotz Bauchschmerzen. Seit wann sie die habe, hatte Fränzi nachgehakt, und dann heimlich Intensität und Dauer in ihrem Krankheitstagebuch notiert, als ihre Mama für eine Weile im Bad verschwunden war. Auch bei der gemeinsamen Shoppingtour war zunächst alles okay gewesen. In jedem einzelnen Laden hatte es ein Geschenk für Fränzi gegeben. Ohne dass sie darum gebeten hatte. Schenken machte der Mutter einfach eine riesengroße Freude, das war schon immer so. Als Fränzi später auf dem Weg zum Parkplatz gefragt hatte, ob sie eine Kugel Stracciatella bekommen könne, änderte sich die Laune ihrer Mama schlagartig. Wie sie so maßlos sein könne, das wäre ja nicht zu glauben. Mittlerweile wusste Fränzi, was die Worte bedeuteten, mit denen ihre Mama sie konfrontierte. Sie wusste auch, dass die Vorwürfe nicht ganz fair waren, schließlich hatte sie keins der Präsente gefordert, viel eher war sie damit überschüttet worden. Und trotzdem schämte sie sich. So sehr, dass ihr Bauch sich zusammenkrampfte und sie die ganze Fahrt über nicht aufrecht sitzen konnte. Heute Morgen dann war sie, ohne ihrer Mama Bescheid zu geben, zu den Großeltern rübergestapft. Die Stimmung war sowieso im Eimer. Als Fränzi am Mittag zurückgekehrt war, in der Annahme, dass ihre Mama sie ins Internat fahren würde, lag die im Bett, weil ihr kotterich war, und telefonierte mit einer Freundin. Sie könne jetzt wirklich nicht, hatte sie ihr mit schwacher Stimme durch den Türschlitz entgegengehaucht, und dass der Opa sie sicher fahren werde.

Es lag nur ein kurzes Autobahnstück zwischen zu Hause und dem Internat. Zum Glück, Autobahnen fand Fränzi langweilig, weil es dort nichts zu sehen gab außer einer Masse von vorbeifliegenden Bäumen. Die geschlungenen Wege durch Orte, in denen es kaum Häuser gab, mochte sie lieber. Fränzi kannte sie in- und auswendig. Direkt nach dem ersten Ortsschild von vieren kam ein Schild mit einer 30 drauf. Das hieß, ihr Opa würde jetzt so langsam fahren, dass sie das Fenster trotz des Regens einen Spaltbreit herunterkurbeln könnte. Lauwarme Frühlingsluft drückte sich durch den Schlitz und brachte den Geruch von nassem Gras mit. Fränzi nahm einen tiefen Atemzug.

»Geht's dir gut, Fränzelsche?« Der Opa drehte den Kopf zu ihr, blieb mit den Augen aber auf der Straße. »Ja, Oppa«, antwortete sie mit kurzem »O« und grinste. Das war seit Kurzem ihr neuer Spitzname für ihn. Der Oppa grinste auch.

Der Regen prasselte jetzt nicht mehr in so dicken Tropfen auf die Autoscheiben, sondern wie kleine Zahnstocherspitzen, die man kaum sehen konnte. In der Summe sorgten sie aber trotzdem dafür, dass ihr Opa den Scheibenwischer auf Stufe zwei von drei laufen lassen musste. Fränzi drehte die Fensterkurbel um ein weiteres Viertel, die Luft schien ein bisschen gegen die Bauchschmerzen zu helfen.

Warum bloß war alles an diesem Heimfahrwochenende so fürchterlich falsch gelaufen? Wieder mal. *Wieso kannst du dich nicht einmal zusammenreißen? Warum versaust du's immer?* War die Mama nicht einverstanden mit ihrem ersten Mal – weil zu früh? Oder hatte Fränzi nicht genug im Haushalt mitgeholfen? Zwei Trommeln Wäsche, Bad putzen, einkaufen – am Samstagmorgen hatte sie doch wirklich viel weggeschafft. Oder war es wegen der Kugel Eis nach der Shoppingtour? Oder weil sie ihre Mama am Sonntagmorgen im Stich gelassen hatte?

Nach dem letzten Häuschen in Dorf Nummer vier bogen sie und der Opa auf die Zielgerade ein. So nannte Fränzi das letzte Stückchen bis zum Internat, obwohl es mit einer Geraden nichts gemein hatte. Das Ministräßchen bestand ausschließlich aus Kurven, die der Opa im Gegensatz zu allen anderen Fahrern – ihrer Tante, den Pflegeeltern, manchmal auch der Mama – immer anschnitt. Ganz so, als wäre er sicher, dass es keinen Gegenverkehr geben könne. Witzigerweise war ihnen wirklich noch nie ein Wagen entgegengekommen.

Der Opa brachte sein Auto immer an derselben Stelle auf dem Schulhof zum Stehen. Gegenüber vom Haupteingang des Schulgebäudes, genau auf dem Streifen, der zwei Parkplätze voneinander trennte. Die Bremsen quietschten. Fränzi beugte sich reflexartig zur Rückbank und zerrte umständlich ihren Rucksack nach vorn auf ihren Schoß.

»Danke, Oppa.« Den linken Arm legte sie um seinen Nacken,

der sich seit einer Weile nicht mehr wie ein Hals, sondern eher wie ein kleiner Buckel anfühlte. Den rechten Arm schob sie um seinen dicken Bauch herum. Der Opa roch nach Dibbehaas und Kirschen-Michel. Wie früher auf ihren gemeinsamen Ausflügen ins Wochenendhaus. Und er konnte immer noch genauso gut umarmen. Fest und warm und lang. Als Fränzi sich aus der Umarmung löste und die Autotür aufstoßen wollte, formierte sich ein Kloß in ihrer Kehle. »Wart mal, Fränzelsche.«

»Hm?« Fränzi ließ den Türgriff wieder los.

»Guck mal ins Handschuhfach.« Warum grinste der Opa so schelmisch? Fränzi ließ ihren Rucksack auf den Boden fallen und zog an dem kleinen Griff. Als die Klappe nach unten fiel, stand im Handschuhfach ein Marmeladenglas mit rot-weiß kariertem Deckel. Der Inhalt glänzte vor Zucker und Geliermasse. »Kirsche«, sagte der Opa stolz und zwinkerte ihr mit einem Auge zu. »Die magste doch so gern.«

• • •

»Hat jemand 'n Kaugummi?«

»Wieso, du Honk, sind doch Mentholkippen.«

»Warum gleich so pissig?«

»Ja, nee, ist doch wahr, warum rauchen wir die Mentholdinger denn? Damit Rolf und Barbara nichts schnallen, Mann!«

Anna war immer gleich auf 180, wenn man ihr eine Frage stellte. Anfang des Schuljahres war sie neu in Fränzis und Ramonas Klasse gekommen und hatte beide damit beeindruckt, dass sie schon eine eigene Kreditkarte hatte. Ihre Eltern arbeiteten für eine große Hotelkette, und als sie nach Dubai versetzt wurden, hatte sich Anna geweigert, sie zu begleiten, und war ins Internat gezogen. Für Fränzi fühlte sich Zeit mit Anna wie eine Art Boxtraining an. Anna maulte rum, Fränzi maulte zurück, manchmal tat das richtig gut.

Fränzi saß auf dem Sims am geöffneten Fenster, Anna lehnte direkt daneben an der Wand. Ramona saß auf ihrem Bett und hustete hin und wieder, während sie wie wild in einen Taschenrechner tippte und sich nebenbei Notizen machte. Sie war die Einzige der drei, die nicht rauchte. Nicht mal auf Partys, auf die sie ohnehin selten ging. Fränzi hatte das Fenster extra geöffnet, damit der Zigarettenrauch hinausziehen konnte, doch der warme Sommerabend schob ihn zurück ins Zimmer und vernebelte ihr die Sicht. Und das, fand Fränzi seit einer ganzen Weile, war echt nicht das Schlechteste. Eigentlich schmeckten ihr Zigaretten noch immer nicht, seit sie mit zwölf oder 13 zum ersten Mal an einer gezogen hatte. Aber zu dem lauwarmen Bier in ihrer Hand fühlten sich die Ziggis irgendwie richtig an. Seit zwei, drei Jahren deponierte sie aus diesem Grund immer ein Päckchen irgendwo im Zimmer oder in ihrer Schultasche.

»Autsch!« Die Zigarette war bis zum Filter abgeraucht. Zischend drückte Fränzi das, was von der Kippe noch übrig war, in einer kleinen Regenwasserlache auf dem Außensims aus.

»Okay, Zeugnisvergleich!« Fränzi rieb sich die Hände und machte einen Satz vom Fensterbrett. Obwohl Ramona und Anna auch nicht schlecht in der Schule waren, ahnte sie, dass ihr Schnitt der beste sein würde. »Ramönsche, hast du's«?

Ramona sah von ihrem Taschenrechner auf und nickte.

»Warte, warte!« Anna blies eine weiße Wolke Rauch aus dem Fenster und schnippte ihre Kippe hinterher.

»Okay, bereit?« Ramona hielt ihren Schmierzettel feierlich in die Höhe.

»Frau Anna Albrecht: 2,2.«

Anna lächelte schief.

»Ich: 2,0.«

Fränzi applaudierte überschwänglich.

»Uuuund Fränzi Hohmann: 1,8.«

Fränzi riss die Arme nach oben und hüpfte von einem Bein auf das andere. »Speedy-bi, Speedy-bo, die schnellste Maus von Mexiko!« Anna musste lachen und verschluckte sich dabei. »Was zur Hölle?«, prustete sie. Fränzi sah an Annas Blick, dass die ihre Gesangseinlage peinlich fand. »Ich mach doch nur Quatsch!« Fränzi könnte vieles ertragen, aber nicht, wenn Anna sie uncool fände.

»Du bist so ein Honk, Fränzi.« Anna drehte sich wieder zum Fenster und nahm Fränzis Platz auf der Fensterbank ein. »Komm, eine noch, dann müssen wir eh runter.« Sie hielt Fränzi die geöffnete Packung hin. Fränzi schüttelte den Kopf. Sie brauchte einen Kaugummi, bevor sie in die Küche ging. Irgendwo in den Untiefen ihrer Schultasche musste noch ein Päckchen sein. Sie wollte zum Telefon, weil sie sich schon darauf freute, ihrer Mutter ihre Noten vorzulesen. Eine Eins in Englisch und in Musik, den Lieblingsfächern ihrer Mutter, das würde gut ankommen. In Chemie hatte sie eine Zwei, obwohl sie immer donnerstagmorgens in der Doppelstunde einen sitzen hatte.

Ab dem nächsten Schuljahr würde es keine Noten mehr geben, sondern Punkte. Dann gehörte sie zur Oberstufe, zu den Großen. Endlich erwachsen. Ein bisschen zumindest. Ramona würde ihr fehlen, die würde nämlich von der Schule abgehen und im Herbst ihre Lehre als Hotelkauffrau beginnen. Doch bis dahin waren es noch ein paar Wochen und vor allem ein ganzer Sommer. Aber was würde das für ein Sommer werden? *Ein Sommer der Trauer*, dachte Fränzi und fand das selbst schrecklich sentimental. Sie hatte sich vorgenommen, niemandem zu zeigen, wie es ihr wirklich ging, seit ihr Opa Heinrich vor ein paar Monaten gestorben war. Ihr Fels in der Brandung – einfach weg. Sie würde am liebsten immer noch ununterbrochen weinen. Ganz im Gegensatz zu ihrer Mutter, die komischerweise keine einzige Träne vergossen hatte, nicht mal bei der Beerdigung. Stattdessen hatte sie sich kurz nach dem Tod vom Opa ein Haus auf Mallorca gekauft. Ein bisschen stolz war Fränzi auf ihre Mutter schon gewesen, immerhin hatte sie es geschafft, sich völlig selbstständig ein Haus zu kaufen. Obwohl Fränzi nicht verstanden hatte, wie das die einzige Reaktion ihrer Mutter sein konnte. Wie immer hatte Fränzi versucht, ihre Gefühle gegeneinander abzuwägen, anstatt sie rauszulassen. Bei der Beerdigung hatte sie ihre Mutter schütteln und fragen wollen, warum sie so kalt war. Aber damit hätte sie riskiert, ihr wehzutun. Also hatte sie ihre Fragen, ihr Brennen im Brustkorb, das Vermissen und die unendliche Trauer hinuntergeschluckt. Am Abend nach der Beerdigung war sie mit ein paar älteren Schülern auf eine Waldparty gegangen. Waldpartys halfen immer und gegen alles. In dieser Nacht und in vielen weiteren vergrub sie das Brennen und die Trauer unter der wohligen Nebeldecke namens Alkohol. Am besten ballerte es, wenn man unterschiedliches Zeug trank. Fränzi trank aus Spaß nach einer Art Farbkonzept: Auf etwas Grünes trank sie etwas Durchsichtiges, zum Beispiel Wodka. Dann kam die nächste Farbe, etwa Blue Curaçao, dann wieder etwas Durchsichtiges. Dann etwas Gelbes, zum Beispiel Fanta mit Wodka, und immer so weiter.

Mit einem lauten Rumms kam Anna auf Fränzis Bett auf. Fränzi fand es eklig, wenn sich jemand anderes als sie selbst auf ihre Bettdecke oder, schlimmer noch, ihr Kopfkissen fläzte, und dann auch noch in Straßenklamotten. Aber sie sagte nichts und kramte weiter in ihrer Tasche. »Was ist das denn bitte?« Annas Stimme klang entsetzt. Als Fränzi aufsah, bemerkte sie, dass ihre Freundin in dem Krankheitstagebuch blätterte, das Fränzi über den Gesundheitszustand ihrer Mutter führte.

»Hey!«, sie sprang auf und riss es ihr so harsch aus den Händen, dass sie eine Kratzspur auf Annas Hand hinterließ. Im Gegensatz zu Fränzi erschrak diese kaum. »Haha, voll die Krankenschwester!«

Fränzi riss das Notizbuch an sich und steckte es in ihre Gesäßtasche. »Du spinnst ja wohl!«

»Selbst schuld, wenn's hier rumliegt.« Anna zuckte mit den Schultern.

Fränzi spürte ihr Herz bis zum Hals schlagen. Wie konnte Anna sie deswegen auslachen? Krankenschwester, pah! Das war doch ganz normal. Führten andere Kinder etwa nicht Buch über so etwas? Selbst wenn. Hier ging es schließlich um ihre Mutter, und um die eigene Mutter musste man sich immer kümmern.

Fränzi stürmte mit der Hand an ihrer Gesäßtasche aus dem Zimmer und ließ die Tür knallen.

• • •

Der Betrieb heute glich einem Taubenschlag, ständig rannte jemand von rechts nach links, schrie »Hast du noch Haarspray?« oder »Meine Strumpfhose ist gerissen« oder »Kannst du mir mein Kleid zumachen?«. Dass es auf der Wohngruppe immer noch Telefone mit Schnur gab, nervte. Weil Fränzi dann auch noch darauf Acht geben musste, dass niemand mitbekam, wenn ihre Mutter nicht ans Telefon ging. Fast jeder Haushalt hatte mittlerweile schnurlose Geräte. *Duuuuuuut.* Im Normalfall ging ihre Mutter nach dem fünften oder sechsten Klingeln ans Telefon. Kein Grund also, nervös zu werden. *Duuuuuuut.* Die Sekunden der Stille zwischen jedem Klingeln, wie viele waren es, anderthalb oder zwei vielleicht? Diese Stille bedeutete ja eigentlich etwas Gutes, nämlich, dass die Leitung nicht tot war. *Duuuuuuut.* Doch gerade jetzt in diesem Moment war sie für Fränzi schier unerträglich. »Könnt ihr mal leiser sein?«, rief Fränzi zwischen zwei Klingelzeichen auf den Gang hinaus. Der Einzige, den die Aufregung kaltzulassen schien, war Rolf. Der schnippelte seelenruhig an der Küchentheke Gemüse für einen Eintopf. Logisch eigentlich, schließlich erlebte er jedes Jahr einen Abiball. Für Fränzi hingegen wäre das heute ja eine Once-in-a-lifetime-Sache, ihr großer Tag. Ja, ihre Mutter hatte auf Nachfrage erst gestern Abend am Telefon zu ihr gesagt, dass sie auf jeden Fall zur Feier käme. Aber bis zum Beginn um 16 Uhr waren es noch über zwei Stunden, und ihr Zuhause lag gerade einmal 30 Autominuten vom Internat entfernt. Sie konnte unmöglich jetzt schon unterwegs sein. Fränzi rechnete zurück – um noch etwas anderes vorab zu erledigen, dafür war die Zeit bis zum Partybeginn wiederum zu kurz. Wenn sie nach so vielen Sekunden – oder waren es schon Minuten, die Fränzi am Telefon hing? – nicht ranging, bedeutete das etwas. Fränzis Augen brannten, kein Wunder bei der Zwiebelschärfe, die von Rolf zu ihr herüberwaberte. Den Telefonhörer weiter in der Hand, sah sie an sich herunter und auf ihre noch unlackierten Zehennägel. Rot oder Schwarz, welche Farbe wäre cooler?

»Die kommt schon. Mach dir keine Sorgen.« Fränzi fuhr mit dem Kopf herum, sah, wie Rolf ihr aufmunternd zulächelte, und ließ reflexartig lächelnd ein »Ja, nee, klar« aus ihrem Mund fließen. Dann legte sie den Hörer mit einem leisen Klack auf und ging in ihr Zimmer.

Lidstriche gehörten zu Fränzis Superdisziplinen, selbst bei der miesen Beleuchtung im Gemeinschaftsbad. Sie schloss das eine Auge, zog das Lid mit dem Zeigefinger ein wenig zur Seite, legte dann den Kajal an und zeichnete Millimeter für Millimeter präzise einen schwarzen Strich. Dasselbe Prozedere am anderen Auge. Als Nächstes kramte sie aus ihrem gelben Schminktäschchen, das am Wandspiegel lehnte, die Wimperntusche. Great Lashes, die machte richtig dichte und lange Wimpern. Ein Fläschchen Kleiner Feigling funkelte sie aus ihrem Schminktäschchen an. Das Täschchen hatte sie überall dabei, deshalb war es der beste Aufbewahrungsort für Feigenlikör. Es war nicht so, dass Fränzi ohne ihre

Freundinnen trank, aber es sprach ja auch nichts dagegen, einen kleinen Vorrat zu haben. Nach mehreren Tuschvorgängen mit der Mascara sah sie prüfend in den Spiegel. Er deckte nur den Bereich bis kurz unter ihrer Brust ab, mit ihren 1,65 Meter war sie nicht besonders groß, aber auch nicht superklein. Der tiefe runde Ausschnitt ihres hellgrauen Satinkleids setzte ihr Dekolleté richtig gut in Szene, als wäre das Teil für sie persönlich entworfen worden. In weniger als einer Stunde würde sie zusammen mit Anna und allen anderen im dekorierten Speisesaal sitzen, während der Schulleiter und ein paar von den Lehrern vorne Reden halten würden. Bei dem Gedanken, dass sie ihr Abi in der Tasche hatte und ab morgen ein neues Leben beginnen würde – naja, vielleicht nicht direkt ab morgen, aber ab der kommenden Woche oder dem kommenden Monat –, kribbelte es wohlig in ihrem Brustkorb. Sie war sogar ein bisschen stolz auf sich. Die Badezimmertür hatte Fränzi einen Spalt weit offen gelassen, damit sie mitbekam, was draußen abging. Der Tumult hatte sich ein wenig gelegt, Fränzi war eine der Letzten, weil sie so viel Zeit am Telefon verplempert hatte. Die Mädchen, mit denen sie sich das Bad in den vergangenen neun Jahren geteilt hatte, darunter auch Anna, saßen schon am Treffpunkt im Wald zusammen, zum »Feiglingekillen«. Das war ihr kleines Ritual, das sie sonst vor Partys oder manchmal auch einfach so abhielten. Fläschchen aufdrehen, Deckel auf die Nasenspitze – zur Mitte, zur Titte, zum Sack, zack, zack – und dann auf ex runterschütten.

Fränzi sprühte extra viel Haarspray auf die astreine Hochsteckfrisur, die Anna ihr aus dem blonden Pferdeschwanz gezaubert hatte. Ein letzter prüfender Blick. Make-up, Dekolleté, Haare, alles saß. Sie versuchte, die Gegend zwischen den Augen und der Stirn zu entspannen, aber es gelang ihr nicht recht. Die Fingernägel! Shit, auf dem rechten Zeigefinger glänzte eine tiefe Kerbe im auberginefarbenen Nagellack. Wie war das denn jetzt wieder passiert? Fränzis Augen füllten sich mit Tränen. *Wegen eines verhunzten Fingernagels? Das kann ja wohl nicht dein Ernst sein. Komm mal klar, Alter!*

Fränzi schloss rasch die Badezimmertür und versuchte, die Tränen wegzuschniefen. Sie strich sich über den Oberschenkeln ihr Kleid glatt, obwohl da keine einzige Falte war. Normalerweise wäre sie immer gern an zehn Orten gleichzeitig, um jedes Gespräch, jedes Vorglühen, jede Feierei mitzunehmen. Aber jetzt gerade brauchte sie einen Moment für sich. Nicht wegen des Nagellacks. Sondern weil sich alles auf einmal nach zu viel anfühlte – zu viel Aufregung, zu viel Kribbeln, zu viele Sorgen, zu viel Vorfreude, zu viel Angst, zu viel Abiball. Der Feigling funkelte sie immer noch aus ihrem Schminktäschchen an. Fränzi griff mit zwei spitzen Fingern hinein, nicht, dass sie noch einen weiteren Nagel versauen würde. Zwischen Wimperntusche und Rougepinsel bekam sie das lilafarbene Deckelchen mitsamt Flaschenhals einfacher als gedacht zu fassen. Sie fischte es heraus und drehte am Deckel, bis es knack machte. Scharf-süßlicher Feigenduft strömte ihr entgegen. Fränzi verzichtete auf das Nasenspitzenritual, das würde sie später mit den anderen zelebrieren, im Wald hatten sie genügend Fläschchen deponiert. Sie hielt inne. War das jemand auf dem Flur? Nein, die Luft war rein. Fränzi setzte an und ließ den Likör in sich hineinlaufen. Er floss heiß ihre Kehle hinunter und legte sich warm über das nervöse Kribbeln in ihrem Magen.

»Hat deine Mama keinen Bock, oder was?« In die langsam abflachende Gesprächigkeit des Speisesaals hinein klang Annas Stimme so abschätzig wie meistens, aber lauter, als sie sollte.

Fränzi wusste sofort, worauf Anna hinauswollte – alle Eltern unterhielten sich miteinander oder lachten, nur ihre Mama saß irgendwie in sich zusammengesunken da. Am liebsten wäre Fränzi zwischen den Stühlen hindurchgerutscht und im Erdboden versunken.

»Nee, die hatte einfach viel zu tun in letzter Zeit«, flüsterte Fränzi nah an Annas Ohr. Und irgendwie stimmte es ja auch.

Glücklicherweise gab sich Anna mit der Antwort zufrieden. Fränzi schielte nach rechts, wo ihre Mutter vor sich hinstarrte. Ob sie wieder Medikamente nahm, ohne dass Fränzi es wusste? Wenn es ihr wieder schlechter ging, hätte sie es Fränzi doch sicher als Erste erzählt, oder nicht? So oder so, sie musste jetzt etwas unternehmen, bevor noch mehr Leuten auffiel, dass ihre Mutter während der Abifeier etwas abwesend wirkte. Sie piekte vorsichtig mit dem Zeigefinger in ihren Oberschenkel. Ihre Mutter zuckte und setzte sich sofort kerzengerade auf.

»Was is?«

»Mama, alles gut bei dir?«

»Ja, ja.«

»Okay.« Fränzi gab sich mit dieser Antwort zufrieden. Hauptsache, ihre Mama war da. Diskutieren würde Fränzi jetzt nicht. Je eher sie hier fertig wären, desto schneller kämen sie an Sekt und Schnittchen. Nicht nur Käse und Schinken, sondern auch Lachs oder Tomate-Mozzarella würde es geben, das hatte ihr Rolf verraten. Fränzis Magen knurrte leise vor sich hin. Bei der ganzen Aufregung heute hatte sie völlig vergessen zu essen. Als der Schulleiter anfing, über Zukunft und Freiheit zu sprechen, berührte Fränzi das irgendwie, aber ihre Gedanken kreisten noch um die Begrüßung mit ihrer Mutter vorhin auf dem Schulhof. Kurz vor 16 Uhr war sie mit ihrem Auto aufs Gelände gerollt, und Fränzi war unglaublich erleichtert gewesen. Jetzt gerade in der Aula wusste sie nicht mehr genau, ob der Grund für die Erleichterung ihr Wiedersehen war, oder ob es dabei darum ging, dass es peinlich gewesen wäre, die einzige Abiturientin ohne Eltern bei der Zeugnisvergabe zu sein. Trotzdem freute sie sich, dass ihre Mutter heute hier war, auch wenn die Begrüßung zwischen ihnen vorhin wie immer umständlich gewesen war. Fränzi hatte sich überschwängliche

Umarmungen bei ihrer Mutter schon vor einer Weile abgewöhnt, weil die sich immer rauszuwinden versuchte. Kurze Umarmungen gingen, die konnte sie aus irgendeinem Grund besser. Extra beim Friseur sei sie für sie gewesen, hatte ihre Mutter gesagt und ihr dann einen Umschlag überreicht. Deshalb also der unbeantwortete Anruf! Fränzi hatte gar nicht in den Umschlag hineingesehen, das Geld darin war ihr egal. Hauptsache, ihre Mutter war da.

»Und bevor wir zur Vergabe der Zertifikate kommen, jetzt, liebe Eltern, bitte ich Sie um einen tosenden Applaus für Ihre Kinder!«

»Woohoo!«, rief ein Vater in der Reihe vor Fränzi, der wie ein Hippie aussah. »Bravo« mit lang gezogenem O ein anderer. Fränzi schielte wieder zu ihrer Mutter. Sie saß stocksteif auf ihrem Platz, sah immer wieder auf ihre Uhr und klatschte nur verhalten mit. Lag es an Fränzis Notendurchschnitt, der keine glatte Eins war? Irgendetwas schien Fränzi in ihren Sitz zu drücken, schwer wie ein paar Tonnen Beton. Sie musste an ihren Oppa mit Doppel-P und kurzem O denken, er hätte bestimmt auch Bravo gerufen. Und später beim Anstoßen so etwas gesagt wie »Ai, jetzt wird unser Fränzelsche erwachsen!«. Fränzi schielte zur anderen Seite, zum Glück war Anna mit ihrer eigenen Mutter beschäftigt.

Der Applaus ging gefühlt minutenlang. Fränzi war es, als läge in diesen Minuten ihr ganzes bisheriges Leben. Die Waldpartys, die ihr schrecklich fehlen würden. Und ihr Zimmer, auch wenn Anna nicht halb so toll als Mitbewohnerin war wie Ramona. Und Barbara und Rolf, der mittlerweile keine Hosenträger mehr, sondern passende Hosen trug und darin richtig schick aussah. Und zugedröhnt im Unterricht zu sitzen, das waren immer die witzigsten Stunden gewesen. Überhaupt, das ganze Internatsleben. In diesen Minuten spürte sie zum ersten Mal ganz bewusst, wie sehr sie das alles hier liebte. An jedem dritten Wochenende nach Hause zu fahren, würde ihr hingegen nicht fehlen, weil es meistens wahnsinnig anstrengend war. Aber vielleicht brauchte sie auch nur eine Pause davon, nach Hause zu fahren. Was und wo überhaupt war ihr Zuhause? In den vergangenen zehn Jahren doch das Internat – und jetzt? Sie war sich ja noch nicht einmal im Klaren darüber, in welches Bundesland sie ziehen würde. Nach Berlin? Weit weg von ihrer Mutter? *Die würde sich schön umgucken.* Und Fränzi? Könnte sie das überhaupt, von ihrer Mutter wegziehen?

Wieder drückte etwas auf Fränzis Brustkorb. War das dieses Gefühl, von dem alle immer redeten? Dieses »Jetzt steht dir die Welt offen.«?

5

Berlin im Juli 2023

Der hellrote Berliner Abendhimmel bildet ein perfektes Color-Blocking-Match mit den Backsteinen der Fassade. Ich stehe vor dem Haupteingang der Kirche. Als ich die eiserne Klinke runterdrücke, bin ich überrascht, dass die Tür noch verschlossen ist. Heute bin ich früher dran als sonst. Ich trete einen Schritt zurück und sehe nach oben in Richtung Kirchturmspitze. Das Gebäude säumen viele Giebel und kleine Vorsprünge. Zum ersten Mal fallen mir die Dächlein auf, eins hier, eins da. Und die Fenster mit den wunderschönen bunten Ornamenten. Ein bisschen wie eine Miniausgabe von Hogwarts. Bloß viel cooler. Weil darin keine fiktiven Hexen und Zauberer ihre Kräfte einzusetzen lernen. Hier drin versammeln sich die wahren Superheldinnen und -helden. Lauter She-Ras und Supermans. Ich mag die vielen Ecken und Kanten, die es am Gebäude zu entdecken gibt. Seit ich nüchtern bin, nehme ich viel mehr Details wahr, an Gebäuden, Menschen, auf Blumenwiesen, in Gesprächen, als hätte sich meine Welt auf einmal scharf gestellt. Opa Heinrich hätte mir jetzt ganz genau erklären können, in welcher Epoche das Bauwerk entstanden war, wie man die Vorsprünge nannte und wie die Form der Fenster. Als ich klein war, arbeitete er schon nicht mehr als Architekt. Bei unseren Sonntagsspaziergängen durch den Ort erklärte er mir aber immer alles Mögliche zu den Bauweisen der Häuser.

Die Treffen mit der Selbsthilfegruppe, ich nenne sie seit einer Weile schlicht die Gruppe, fanden in den vergangenen Jahren in den verschiedensten Gemeindezentren statt, in dieser kleinen Kirche trifft sich unsere Gruppe seit ein paar Wochen, immer dienstagabends.

Normalerweise komme ich abgehetzt kurz vor 20 Uhr hier an, entweder, weil ich keinen Parkplatz gefunden habe oder einfach nicht vom Schreibtisch losgekommen bin. Heute bin ich besonders früh los, weil ich zum ersten Mal einen großen Vortrag vor der Gruppe halten darf. Ich trage die neuen weißen Sneaker, die ich vergangene Woche in dem kleinen Laden in Friedrichshain gekauft habe. Es dürfte das 40. oder 50. Paar Sneaker sein. Immer wenn jemand meine Turnschuhsammlung in meiner Berliner Wohnung sieht, sage ich lachend: »Ich bin eben ein Suchti.« Und manchmal füge ich hinzu: »Besser Sneaker als Suff.« So ist es ja auch wirklich.

Heute hatte es in Berlin tagsüber 27 Grad, aktuell zeigt mein Handy 21 an. Wenn ich jetzt auf der Insel wäre, wären es wahrscheinlich noch immer um die 25. Ich trage mein bauchfreies weißes Shirt und eine moosgrüne Marlene-Hose aus dünnem Satinstoff. Seit ich bis zu fünfmal pro Woche zum Crossfit gehe, fühle ich mich manchmal richtig schön. Nur selten höre ich in diesen Momenten noch die Stimme meiner Mutter in meinem Kopf, die in Frankfurter Dialekt wieder mal an meinem Outfit, meinem Bauch und meinen Schenkeln herummeckert. »So kannste doch net rumlaufe!«, hätte sie wahrscheinlich geraunzt. Heute würde ich mich nicht mehr grämen, sondern grinsen und einfach nur so etwas antworten wie »Doch, Muddi, das steht mir super«. Soweit ich mich erinnern kann, war meine Mutter immer groß und schlank gewesen. Ich hingegen war früher nie schlank. Als ich noch trank, fand ich meinen Körper fett und schwammig. Das Training im Fitnessstudio hat ihn fest und stark gemacht.

Zu dem weiß-grünen Outfit trage ich meine dicke schwarze Brille. Mein Haar habe ich zum Pferdeschwanz gebunden, der oberhalb meines Undercuts endet. Eigentlich hatte ich genau so zum ersten Date mit dem Lehrer von Tinder gehen wollen. Aber der spuckt immer nur große Töne, und dann passiert doch nichts. Ob ich beim Chatten mit ihm vielleicht zu viel gegeben, mich zu oft gemeldet und ihn damit verscheucht habe? Das wäre ein typisches Überbleibsel aus dem Ziehen und Zerren meiner Kindheit. Diese Erkenntnis habe ich in den Gesprächen mit meiner Therapeutin gewonnen, und so will ich mich eigentlich nicht mehr verhalten. Die alten Handlungsweisen abzustreifen, übe ich seit Kurzem in der Therapie und mit der Gruppe. Gar nicht so einfach alles. Egal. Heute hat etwas anderes Priorität. Heute darf ich vor der Gruppe erzählen, wie ich es geschafft habe, trocken zu werden. Diese Möglichkeit bekommen nur Gruppenmitglieder, die mindestens so lange wie ich keinen Alkohol mehr getrunken haben. Fünf Jahre. Die Fünf ist mittlerweile meine Lieblingszahl. Auch weil ich fünf Entzüge gebraucht habe, um mein Leben zu ändern. Oder anders gesagt: um zu überleben. Für jeden meiner Entzüge habe ich mir einen Diamanten auf den linken Unterarm tätowieren lassen. Ich starre auf meinen Arm und zähle durch. Eins, zwei, drei, vier, fünf.

Wann kommt endlich Susann mit dem Schlüssel, sie wollte doch längst hier sein. Wie viele Jahre kenne ich Susann eigentlich schon? Bestimmt zehn oder sogar 15.

• • •

Vor etwa sechs Jahren hatten Susann und ich zum ersten Mal versucht, zu einem Treffen der Selbsthilfegruppe zu gehen. Ein typischer Nebelabend war das damals gewesen. Wir hatten auf

Susanns Couch gelegen, schwer und gemütlich. Auf dem Beistelltisch drei leere Flaschen Weißwein, daneben zwei mit Lippenstift verschmierte Sektflöten. Eine halb volle Flasche hatte ich mir, halb liegend, halb sitzend, zwischen die Knie geklemmt. Wir müssten eigentlich längst unterwegs sein, wenn wir rechtzeitig da sein wollten. Von einer Kollegin hatte ich von den Treffen dieser Selbsthilfegruppe für Alkoholikerinnen gehört, die trocken waren oder versuchten, es zu werden. »Ja, nee, warum nicht«, hatte ich auf den Vorschlag damals gesagt und mich insgeheim ereifert, was sich die Kollegin eigentlich anmaße, mir so etwas vorzuschlagen. Schließlich hatte ich ja kein Alkoholproblem, sondern trank einfach ein bisschen zu viel. Kein Wunder bei dem höllischen Stress im Job und dem ganzen Heckmeck mit meiner kranken Mutter, log ich mir selbst in die Tasche. Was also sollte ich bitte schön auf einem solchen Treffen? Musste man dort nicht auch diesen albernen Satz sagen, den man aus Filmen kennt? »Hallo, ich bin XY und ich bin Alkoholikerin.« So ein Bullshit. Nicht heute. Nicht ich.

Susann schien diesbezüglich auch nicht sehr ambitioniert zu sein. Sie lehnte versonnen grinsend an meiner Schulter und konnte die Augen kaum offen halten. »Haha«, prustete ich. Und verkündete: »Von diesem Sofa steht heute niemand mehr auf. Dass das mal klar ist!« Susann kicherte leise. Hinter meinen Schläfen wummerte es. Ich griff die Flasche zwischen meinen Knien und versuchte, mich gerade hinzusetzen. Gar nicht so einfach, wenn sich der Oberkörper so schwer anfühlt, als lägen fünf Sandsäcke auf ihm. Ich ächzte und kämpfte und schaffte es schließlich in die Vertikale. Als müsste ich mir selbst versichern, dass diese Treffen nicht für Menschen wie mich gedacht waren, riss ich die Flasche in die Höhe und rief laut: »Drauf geschissen!« Dann schenkte ich uns beiden nach.

Wie in Nebel gehüllt – mein Dauerzustand damals. Mein Lieblingszustand. Und mein schlimmster Zustand. 19:50 Uhr. Jetzt könnte Susann aber mal langsam zum Aufschließen kommen. Seit sie nicht mehr trinkt, ist sie die zuverlässigste Person auf Erden. Früher lebten wir beide privat eher nach dem Motto »Komm ich heut nicht, komm ich morgen«. Die Nebeljahre eben. Diese wohlig weiche Zeit endete aber irgendwann. Und dann begann die Phase, in der erst mal gar nichts mehr wohlig war. Es war die Phase, in der alles kalt, verkrampft und schmerzhaft wurde. Egal, wie viel Weißwein ich nachlud, egal, wie viel Koks ich nahm. Das war die letzte Phase. Die, bevor man stirbt.

Klickklack. Und noch mal *Klickklack.* Der Schlüssel im Schloss der Kirchentür wird von innen gedreht. Dann öffnet sich die Tür einen Spalt breit. »Die is so schwer, ey!«

»Susann!« Ich greife die Klinke und ziehe mit beiden Händen. Als Susann in Gänze vor mir steht, falle ich ihr um den Hals.

»Hast du hier übernachtet, oder was?!«

»Ich war zu früh und hab schon mal den Tisch für die Snacks aufgebaut.«

»Ach so!« Wir lösen uns aus der Umarmung, und ich nehme Susanns Hand. »Ich kann nichts essen jetzt.«

»Aufgeregt?«

»Jo.«

»Du wirst das super hinkriegen. Komm, wir machen noch mal fix alles schön.« Susann schiebt einen Holzkeil unter die Tür, sodass sie geöffnet bleibt.

»Ja, lass mal machen.« Ich hake mich bei ihr unter. Gemeinsam gehen wir in den Altarraum. Jede Woche hat jemand anderes aus der Gruppe eine Aufgabe, diesmal ist es Susann. Stühle aufstellen, Kissen verteilen, Kuchen backen oder einfach zwei, drei Tüten Chips mitbringen. Ich helfe oft auch dann mit, wenn ich gar nicht an der Reihe bin. Gebraucht zu werden beflügelt mich. Das hier ist ein gesundes Gebrauchtwerden, das hier hat nichts damit zu tun, wie meine Mutter mich gebraucht hat, vor allem, als ich noch so jung war. Dieses Gebrauchtwerden innerhalb der Gruppe fühlt sich meistens federleicht an. Weil ich hier verstanden werde. Diese ganzen verrückten Gedanken, die man hat, wenn man trocken ist, die kapiert ja niemand, der es nicht selbst erlebt hat. In der Gruppe sind Menschen, die wie ich Wodkafläschchen zwischen Schlüpfern gebunkert haben. Die wie ich regelmäßig den Späti und den Supermarkt gewechselt haben, damit nicht auffällt, wie viele Flaschen Alkohol man am Tag wirklich kauft. Und nicht nur das: Die Leute hier verstehen auch meinen aktuellen Alltag und den Mindfuck, der mich begleitet, weil ich meine Gefühle ja nicht mehr mit Alkohol betäuben kann. Sie verstehen, wenn ich mich mal wieder zurückgewiesen fühle, weil meine Mitarbeiterin so kurz angebunden war. Oder wenn mich die Urlaubsplanung überfordert, weil da immer alle so happy sind – außer mir. Weil ich mich schlecht entspannen kann und nicht weiß, wohin ich fahren soll und mit wem. Dieses Gefühlschaos gab es in meinem früheren Leben nicht, weil ich es mit Alkohol im Keim erstickt habe. Wenn irgendwas schwierig oder schön oder anstrengend oder langweilig gewesen war, trank ich so lange, bis ich nichts mehr von alldem spürte. Es war eine Heidenarbeit, anzuerkennen, dass dieser Nebelzustand mich nicht schützt, sondern langsam von innen auffrisst. Die Geborgenheit, die mir der Suff gegeben hat, sehne ich auch heute ab und an noch herbei. Immer dann, wenn alles zu viel wird. Manchmal frage ich mich, was schwieriger ist: mit den eigenen Gefühlen umzugehen oder nichts zu trinken? »Die Gruppe ist meine Herde«, erkläre ich, wenn meine Nicht-Alki-Freundinnen mal wieder vorsichtig fragen, warum ich nach so vielen Jahren eigentlich immer noch dorthin gehe. Auffangnetz. Doppelter Boden. Familie. Ich könnte zig Worte für diese

Ansammlung an Menschen finden, von denen ich viele gut kenne und manche nur einmal in meinem Leben sehe. Man darf sogar betrunken teilnehmen. Die Chipstüte raschelt. Susann schüttet Cheese and Onion in eine blaue Plastikschüssel. »Die liebe ich!«, sage ich, obwohl Susann das sicher weiß.

»Heyho, Leute!«

Biggi, um die 70, macht einen Satz in den Altarraum und landet breitbeinig und mit in die Luft gerissenen Armen, als stünde sie auf einer Comedy-Bühne.

»Biggi!«, rufe ich mit lang gezogenem »i« und umarme sie stürmisch. »Schön, dass du da bist.«

»Ich will doch nicht verpassen, wenn du uns deine Geschichte erzählst«, sagt Biggi mit warmem Unterton, während wir uns in der Umarmung hin und her wiegen. »Wo warst du die letzten Male?«, frage ich. Biggi sieht ein bisschen aus wie eine sehr gut gealterte Version der Sängerin der 90er-Band »4 Non Blondes«. Sie ist gebürtige Berlinerin und seit fast 25 Jahren trocken.

Als wir aufhören uns gegenseitig zu umarmen, gleiten unsere Hände ineinander. »Meine Kleene war doch zu Besuch«, erzählt Biggi, deren Tochter in den USA lebt. Zu den Treffen kommt Biggi unregelmäßig. Das weiß ich, und das wissen die anderen Teilnehmenden. Erst wenn sich Biggi länger als fünf, sechs Wochen nicht blicken lassen würde, würden wir stutzig werden und anrufen. Das ist Biggi aber noch nie passiert. Seit fast 25 Jahren hat sie keinen Schluck getrunken, keine Praline mit Schuss genascht und jede Rotweinsauce im Restaurant eisern abgelehnt. So mache ich es seit fünf Jahren auch. Anders geht es nicht. »Sonst ist dein Suchtgedächtnis sofort wieder on und will mehr, mehr, mehr!«, erkläre ich meinen Freundinnen oder anderen Ex-Alkis, die gerade erst loslegen.

»Hey, Fränzi!«

»Arno, hey!«

Arno hat eine Frau im Schlepptau, die ich noch nie beim Treffen gesehen habe.

»Darf ich vorstellen: Das ist Lydia, sie ist heute zum ersten Mal dabei.«

»Cool, dass du da bist, herzlich willkommen, Lydia.«

Ich reiche der zierlichen Frau die Hand und lege ihr die andere auf den Oberarm. So hat es Biggi bei mir in meinen Anfängen gemacht. Die Frau greift zaghaft meine rechte.

Als ich zum ersten Mal nüchtern zu einem Treffen kam, hatte mich die Herzlichkeit der anderen auch ein wenig überfordert. Damals hatte mir eine Frau vom anderen Ende des Raumes enthusiastisch zugewunken und gerufen: »Da bist du ja endlich.« Ich hatte meinen Augen kaum getraut, die Frau war keine Geringere als eine Sängerin, mit der ich schon seit Jahren zusammenarbeitete. »Du hier?«, hatte ich gerufen und sofort einen Kloß im Hals bekommen. Dann waren wir uns gegenseitig um den Hals gefallen. Mir war schleierhaft gewesen, wie ich meine Kollegin nicht als Verbündete erkannt haben konnte. Normalerweise spüren Alkis andere Alkis im Alltag sofort auf. Du siehst, merkst, spürst, riechst, wer zu deinem Team gehört. Während unserer Umarmung hatte mir die Sängerin ins Ohr geflüstert, dass jetzt alles gut werden würde. Ich weiß nicht mehr, was ich darauf geantwortet hatte, ich erinnere mich nur an die Wärme, die in diesem Augenblick durch meinen Körper strömte.

Lydia erwidert meinen Händedruck jetzt ein bisschen selbstsicherer und lächelt sogar. »Leute, ich muss los«, sage ich zu Arno und seiner Begleiterin. »Muss mich ein bisschen sammeln, bevor ich nach vorne darf.«

Ich gehe den Gang zwischen den Sitzbänken entlang bis zur Reihe, in der Susann sitzt. Ich lasse mich auf das dünne Stuhlkissen neben ihr plumpsen. Zwei, drei neue männliche Gesichter haben sich auch in die heutige Runde gemischt.

»Hier sind die ganzen gut aussehenden Typen! Deshalb finde ich die nicht auf Tinder.« Susann fängt sofort an, zu kichern, als ich das sage. Aber natürlich sind diese Typen nur so lange gut aussehend, bis man genauer hinschaut. Jahrelanger Konsum zeichnet. Den Körper und die Seele.

Als die Gruppenleiterin jeden namentlich begrüßt, pocht mein Herz stärker als noch vor ein paar Minuten. Es ist aber kein Angstpochen, eher ein Adrenalin-Vorfreude-Pochen. In den Bauch atmen, das hilft. Ich lege eine Hand auf meinen Unterbauch und spüre, wie fest ich hier in dieser Kirche und zwischen diesen Menschen im Sattel sitze. Trotzdem schwitzen meine Hände. Ich wische sie an meiner Satinhose ab und hinterlasse damit eine dunkle Spur. Eigentlich kann ich gut vor Menschen sprechen, aber das heute ist eine andere Nummer. Nie hätte ich gedacht, dass ich eines Tages vor der Gruppe stehen, meine Geschichte erzählen und den anderen mit meinen Worten helfen würde. Unter Trockenen sagt man, Alkohol kommt durch den Mund rein, und er geht durch den Mund auch wieder raus – beim Darübersprechen.

Die Gruppenleiterin spricht jetzt ihre Danksagungen an die Helferinnen und Helfer aus. Zum Dank spendet die ganze Gruppe enthusiastisch Applaus. Ich applaudiere so fest mit, dass meine Handflächen anfangen zu kribbeln.

»Und jetzt darf ich Fränzi nach vorne bitten.«

Die Gruppenleiterin tritt vom Pult zurück, ihre Augen suchen mich in der Menge, aber sie kann mich nicht gleich ausmachen. Ich stehe auf, beim ersten Schritt machen meine Sneakersohlen ein quietschendes Geräusch auf dem Steinboden. Es wird still. Ich gehe nach vorn, nehme die Stufe zum Podest und spüre den Muskelkater im Oberschenkel. Vorgestern habe ich es beim Sport eventuell mal wieder ein bisschen übertrieben. Ich stelle mich hinter das Pult, spüre den Boden unter meinen Füßen. Ich stehe sicher und fest. Dankbarkeit – das ist das Gefühl, das gerade meinen ganzen Körper ausfüllt. Rund 20 Augenpaare sehen mich an. Die meisten wirken herzlich, ein paar vernebelt, aber alle haben sie einen warmen Ausdruck. Ich weiß, dass alles gut ist. Zumindest jetzt. Zumindest in dieser Minute.

»Hallo, ich bin Fränzi und ich bin seit über fünf Jahren nüchtern.«

6

Berlin, Ende der 1990er- bis Mitte der 2000er-Jahre

»Weißte was, Kleene? Du kommst gleich mal mit.« Rick lehnte an der Kante seines Schreibtisches und ließ den Autoschlüssel immer wieder von einer Hand in die andere gleiten. Fränzi erkannte auf dem schwarzen Lederanhänger eindeutig den Schriftzug Porsche. In so einem Auto hatte sie noch nie gesessen. Und das bei einem Vorstellungsgespräch?

»Vorstellungsgespräch meets Praxis, is doch geil, wa?« Rick wippte mit dem Kopf vor und zurück, als liefe ein Song von Scooter. *WTF. Hatte Rick sich in ihre Gedanken eingeklinkt?!*

»Äh, klar, why not!« Fränzi entschied, dass es das Beste wäre, locker zu wirken. In ihrem Augenwinkel sah sie Goldene Schallplatten, die gerahmt an der Wand hingen. »Clarissaaaaa!«, Rick lehnte sich mit dem Oberkörper minimal in Richtung seiner geöffneten Bürotür. »Pack die Kleene hier mal schnell auf die Gästeliste!«

Da Fränzi nach ihrer Ausbildung zur Werbekauffrau und als Mitarbeiterin beim Musiksender MTV in München von der Musikbranche gekostet hatte, würde sie sich diese Chance hier sicher nicht entgehen lassen. Mit Anfang 20 in Berlin bei einer der größten Plattenfirmen des Landes zum Gespräch eingeladen zu werden – darum würden sie sicher so einige Leute beneiden. Selbst wenn der Typ mit ihr drei Stunden durch die Stadt kurven würde, jetzt hieß es dranbleiben und sich von der besten Seite zeigen. Ihr Zeugnis plus Empfehlungsschreiben hatte er bereits vor etwa 20 Minuten mit anerkennend nach oben gezogenen Augenbrauen und einer Dose Red Bull in der Hand quittiert.

Rick machte mit der Zunge ein Schnalzgeräusch in ihre Richtung und stieß sich mit beiden Händen von der Schreibtischkante ab. »Auf geht's! Stars sind wie Kleinkinder. Wollen immer alles und sofort. Sonst drehen se durch.« Bei dieser Charakterisierung kam Fränzi ihre Mutter in den Sinn, und sie musste laut auflachen. Rick lächelte und funkelte sie mit seinen dunklen Augen an. »Zu wem fahren wir eigentlich?« Fränzi stand aus dem Ohrensessel auf, der gegenüber von Ricks Schreibtisch diagonal mitten im Raum stand.

»Zu der angesagtesten Band überhaupt.« Rick deutete mit dem Kopf in Richtung Tür. »Komm. Die spielen gleich ihre letzte Nummer, wir treffen die Backstage.«

Fränzi wohnte mittlerweile seit zwei Monaten in Berlin. Ihre Einzimmerwohnung glänzte zwar nicht gerade durch eine geschickte Raumaufteilung – wenn sie in das Bad wollte, das kleiner war als das Gäste-WC ihrer Mutter, musste sie sich um den Küchentresen herumwinden. Aber für sie reichte es. Wenn Fränzi heute die Stelle als TV-Promoterin bei dem Plattenlabel bekäme, könnte sie die Miete locker ohne die Hilfe ihrer Mutter übernehmen. Würde sie auch. Neulich hatte Dirk sie übers Wochenende besucht, obwohl sie sich direkt nach dem Abi getrennt hatten. Auch wenn er fast drei Jahre älter war als sie, hatten sich ihre Rollen, seit Fränzi das Abi hatte, ziemlich gedreht. Auf dem Internat hatte er ihr die Welt erklärt (Alkohol und Marihuana), jetzt hatte sie ihm das Großstadtleben gezeigt. Ein Leben, in dem man zu jeder Tages- und Nachtzeit einkaufen gehen konnte, in dem die U-Bahnen im

Dreiminutentakt abfuhren, in dem es nicht nur ein Stadtzentrum gab, sondern gleich ein Dutzend. Am besten an Berlin aber fand Fränzi, dass es so weit weg von Frankfurt war. Das schlechte Gewissen ihrer Mutter gegenüber meldete sich nur manchmal, und mittlerweile wusste sie, was zuverlässig dagegen half. Wodka-Bull zum Beispiel, die Mische aus Energydrink und Hochprozentigem tranken in Berlin alle.

Auf der Fahrt zur Konzerthalle hatte Rick viel erzählt und wenig gefragt. Ein gutes Zeichen? Fränzi war sich nicht sicher gewesen, aber hatte immer genickt, wenn er kurz Luft holte, und über jeden seiner Witze gelacht. Im Backstagebereich hatte er sie allen als »die Neue« vorgestellt. Ständig hatte sie jemand zum Anstoßen aufgefordert. Und sie stieß an und trank und trank. Bis die Nervosität weniger wurde. Als sie nach drei Stunden Small Talk mit der Band und unzähligen Shots immer noch kerzengerade an der Bar gestanden war, hatte Rick ihr die Hand zum Deal entgegengestreckt und gesagt: »Kleene, du hast den Job.« Und dann hatte er den Arm um sie gelegt und augenzwinkernd hinzugefügt: »Wer saufen kann wie Keith Richards, der ist bei uns goldrichtig.«

• • •

»Hundertpro Big Red, richtig?« Der Taxifahrer sah sie mit großen Augen über den Rückspiegel an. »Nä! Wie hast 'n das jetzt erraten?« Fränzi grinste breit. »Gut, wa?! Ich kenn den Duft. Hab ich als Kind ständig gehabt. Mach mal 'ne richtig große Blase!«

»Moment.« Der Taxifahrer richtete sich im Fahrersitz auf, während er angestrengte Kaubewegungen unternahm.

Düdelllüdellüd. Sie hatte auf ihrem Geschäftshandy extra einen sanft klingelnden Ton eingerichtet. Wenn das Ding schon im Minutentakt klingelte, brauchte sie wenigstens eine ansatzweise beruhigende Melodie. »Warte ma, da muss ich rangehen.« Der

Taxifahrer formte und speichelte unbeirrt weiter. Er hob seinen Kopf ein wenig an, damit Fränzi im Rückspiegel auch ja sehen könne, wie er ihre kleine Challenge erfüllen würde.

»Klar. Easy. In 20 Minuten oder so bin ich da.« Fränzi klemmte sich das Handy zwischen Ohr und Schulter, dann fing sie an, in ihrer Handtasche zu kramen. Wo war ihr Schminktäschchen? Ohne das ging nämlich gar nichts. Umständlich zog Fränzi den Reißverschluss des kleinen grünen Täschchens auf – Deo, Creme-rouge, Mascara, Pfefferminzbonbons, Miniwodkas. *Alles an seinem Platz, gut.*

Wann genau sie von Weißwein auf Wodka umgestiegen war, konnte Fränzi nicht mehr so recht sagen. Auf jeden Fall erst seit Berlin, aber noch nicht in den ersten Jahren. Oft kam es auch nicht vor, dass sie tagsüber etwas Klares trank, aber es beruhigte sie ungemein, wenn sie wusste, dass sie die Möglichkeit hatte. Nur für den Fall.

»Machen wir, super. Bis gleich! Tschütschü!« Noch im Auflegen versuchte sie in ihrem Täschchen den Labello zwischen all den anderen Tuben, Tiegeln und zwei, drei kleinen Fläschchen zu identifizieren.

»Haste gesehen, haste gesehen?« Der Fahrer strahlte sie über den Rückspiegel an. Fränzi hatte gar nichts gesehen, nur fieberhaft überlegt, wie sie durch diesen Tag kommen solle, wenn der Frontsänger sie schon mit seinen Katastrophenvisionen konfrontierte, bevor sie überhaupt im Studio angekommen war. *Was, wenn der Song floppte, was, wenn ihn auf einmal niemand mehr lieb haben würde, was, wenn …*

»Ja, geil!«, sagte sie in Richtung Frontschreibe, ohne aufzusehen. »Aber ich muss mal kurz was machen hier.«

Der Taxifahrer schien minimal enttäuscht, dass die Konversation an dieser Stelle ein jähes Ende nahm, war aber professionell genug, um nicht beleidigt zu wirken. Er drehte das Radio ein bisschen lauter.

Seit sie im Musikbusiness zu Hause war, hörte sie anders Musik als früher. Zu fast jedem Song, der in den Radiosendern lief, hatte sie Bilder, Situationen oder konkrete Erinnerungen zu den jeweiligen Künstlern oder Künstlerinnen im Kopf. Während andere unbekümmert mitsangen oder Party machten, kannte Fränzi das Garderobeninterieur und die Bedürfnisse ihrer Künstler auswendig: Dieser Sänger mag seinen Burger nur ohne Gürkchen. Diese Bandleaderin ist gegen Koriander allergisch. Der Drummer braucht früh morgens erst mal seinen Kaffee mit Schuss, die Sängerin trinkt überhaupt keinen Alkohol und rastet komplett aus, wenn man welchen anbietet. Damit war sie eine absolute Ausnahme, und abstinent waren meistens nur diejenigen, die ein Problem mit Alkohol hatten. Kompliziert, wenn es ständig irgendeine Albumveröffentlichung, einen Platz in den Charts oder ein Jubiläum zu begießen gab. Aber auch darauf war Fränzi mittlerweile vorbereitet und orderte an den Bars für den einen Virgin Mary mit extra viel Sellerie und für den anderen Apple Martini ohne Apfel. Fränzi kannte zum Teil sogar die Kinder oder Mütter ihrer Stars. In den vergangenen vier, fünf Jahren hatte sie sich einen Namen in der Branche gemacht – die Letzte abends an der Bar, die Erste morgens im Büro oder auf Tour, immer da, nie schlecht gelaunt. Einige Künstler wollten sogar mit keiner anderen Promoterin zusammenarbeiten.

Fränzi sah in ihren kleinen Taschenspiegel. Ihre Augen waren zum Glück nicht mehr rot, obwohl sie heute Nacht nur knapp vier Stunden geschlafen hatte. Aber hey, wie sollte sie ihr Leben denn auch anders managen? Sie war nach drei Tagen Promotour in München, Köln und Hamburg um 23 Uhr am Berliner Hauptbahnhof angekommen und direkt mit dem Taxi nach Hause gedüst. Seit Kurzem wohnte sie näher am Bahnhof, was ihr und ihren straffen Timings schon einige Male den Arsch gerettet hatte. In einer schicken Dachgeschosswohnung, mit Blick über die Stadt. Die Reisekostenabrechnung hatte sie sofort erledigt, weil sie sonst später mit den ganzen Zettelchen durcheinanderkommen würde. Was ihrer Konzentration nach solchen Tagen immer auf die Sprünge half, war der Anruf bei einem Kokstaxi beziehungsweise dessen Lieferung. Fränzi hatte die Regeln der Stadt schnell gelernt. Eine war, dass man sonntags nicht in Museen ging, wegen der vielen Touris, eine andere, dass man Koks nicht an Straßenecken kaufte, sondern es sich in einem der unauffälligen Autos bringen ließ. Wegen der guten Tarnung. Wenn das Kokstaxi vorfuhr, hatte es, zumindest für Laien, den Anschein, als würde man von einem Freund oder einer Freundin zu Hause abgeholt werden. Dass die Fahrt immer nur eine Runde um den Block ging und man wenige Minuten später 100 Euro ärmer und zwei Gramm Koks reicher war, erkannten nur die Profis. Keine drei Minuten, nachdem Fränzi das Pulver in die Nase gezogen hatte, war sie über ihre Belege und Hotelrechnungen geflogen, als wäre sie gerade aus einem erholsamen Zehnstundenschlaf erwacht. Wenn man es nicht übertrieb, war das Zeug als kleiner Aufmerksamkeitsbooster durchaus vertretbar. Danach war sie eine Straße weiter gegangen, um sich auf einen Absacker mit zwei Kolleginnen zu treffen. Und ehe sie sichs versehen hatten, hatte die Uhr kurz nach 3 angezeigt – oder war es kurz nach 4 gewesen? –, und sie waren kichernd durch die Berliner Nacht in ihre Wohnungen geschwankt.

Es gab auch Abende, an denen sie nicht ausging, an denen keine Party oder kein Umtrunk stattfand. Wann sie zuletzt durchgeschlafen, konnte sie trotzdem nicht genau sagen. Im Grunde war diese ganze Blase ein einziges Irrenhaus. Aber sie liebte es. Denn es war ihr Irrenhaus.

Auch wenn Termine wie der heutige dazugehörten. Gleich würde sie der Taxifahrer an Susanns Wohnung absetzen, wo die ihr leichenblass die Tür zu ihrer Altbauwohnung öffnen würde. Danach müsste sie sofort weiter zu ihrem neuen Künstler, der sie außer der Reihe gebeten hatte, ihm bei seinen Telefoninterviews zur Seite zu stehen. Ein bisschen pampern gehörte zu ihren Aufgaben in der Firma eben dazu. Eine ihrer leichtesten Übungen, schließlich kannte sie das aus ihrem Privatleben.

Der Taxifahrer brachte seinen Mercedes direkt vor dem Eisentor zum Stehen. Fränzi huschte über den Hof zum Hinterhaus.

Als der Türöffner leise surrte, schmiss sich Fränzi gegen die Haustür, die notorisch klemmte. Im Lift sah sie auf ihr Handy. Punkt 9 Uhr. Obwohl der Berliner Straßenverkehr eigentlich unberechenbar war, schaffte sie doch so gut wie immer eine Punktlandung.

»Tür ist offen, Sweety.« Susanns Stimme klang noch schwächer, als sie erwartet hatte. Als Fränzi ins Wohnzimmer trat, lag ihre Freundin auf der Couch und lächelte sie müde, aber warmherzig an. »Schlecht ist mir heute Morgen wie Sau. Wie machst du das bloß? Mit so wenig Schlaf?«

Fränzi zog ihre Bomberjacke aus und warf sie über die Lehne des Sessels, bevor sie sich hineinplumpsen ließ. Die Nachwehen der Party, auf der sie in der Nacht zuvor mit Susann gewesen war, hatte sie nach dem Aufstehen mit einer Ibu 600 und einem Rest Koks erfolgreich den Kampf angesagt.

»Wir kriegen dich schon fit, Susanni.« In ihrem Kopf ratterten die Termine des Tages von oben nach unten. 10:30 Uhr Interview ihres neuen Künstlers mit der Bravo, 11 Uhr mit der Popcorn – Fränzi hatte zusätzlich zu ihrem Pensum die Urlaubsvertretung für eine Kollegin übernommen – und danach ab in die Firma. Sie müsste Susann also unbedingt schnell wieder fit kriegen. Verschieben konnte man Interviews so kurz vor dem Release der neuen Single nicht.

»Hast du schon was gegessen?«

»Nee. Ich will auch nichts.«

»Du musst irgendwas essen, du brauchst Energie.«

Fränzis Blick fiel in die offene Küche. Viele Lebensmittel hatte Susann meist nicht zu Hause, weil sie entweder Essen bestellte oder in Restaurants ging.

Aber Fränzi würde schon irgendetwas hinbekommen. Der lange Zeiger der Wanduhr, die über der Küchenzeile hing, stand bereits auf zehn nach 9. Wenn sie sich keinen Ärger mit der Presse und ihrem Chef einhandeln wollte, müsste sie jetzt schnell sein. Fränzi tätschelte Susanns Schulter und ging in Richtung Kücheninsel. Sonst saßen die beiden immer zusammen auf der Couch oder gingen aus, heute stand sie zum ersten Mal in der Küche ihrer Freundin – immerhin gab es einen Vorratsschrank. Fast so hoch wie die Wände der Altbauwohnung.

»Alter!«, rief sie hinüber zur Couch. »Wie soll ich denn da hochkommen?«

»Ey, leiser bitte. Mein Kopf.«

»Oh, sorry.«

»Da steht irgendwo ein Barhocker. Siehst du den nicht?«

Fränzi hatte den Hocker, der in der Ecke stand wie bestellt und nicht abgeholt, längst erblickt. Ganz schön schwer, das Ding. Sie musste beim Schleppen aufpassen, dass sie mit dem Edelstahlfuß nicht auf dem Stäbchenparkett entlangschrappte. Fränzi nahm den Küchenhocker hoch und stemmte die Sitzfläche gegen ihren Bauch, so fiel ihr das Tragen ein bisschen leichter. Sie stellte ihn vor dem Regal ab. Ganz oben standen ein paar Cornflakespackungen und Ähnliches. Fränzi stieg auf den Hocker, fand das Gleichgewicht und machte sich lang. Smacks, Crunchy Nuts, Frosties. Wenn sie ihr jetzt bloß Zucker zu essen geben würde, wäre die Arme ja in einer Stunde wieder am Sack. Mit der rechten Hand schob sie die bunten Packungen zur Seite. Fränzi spürte das vertraute, raue Papier einer Packung, die sie gut kannte. Haferflocken.

Sehr gut. Sie griff zu und stieg, die Beute unter den Arm geklemmt, von dem Hocker. Sie lächelte, weil sie jetzt einen Plan hatte. Haferflocken in den Topf, Hahnenwasser dazu, auf dem Herd auf Stufe 4 köcheln, bis alles gräulich aussah. Die Handgriffe saßen. Die Masse fing schon nach wenigen Sekunden an zu blubbern. Wahnsinn, von welcher Luxusmarke war bitte der Herd?

»Fränzi?« Die Stimme ihrer Freundin riss sie aus ihren Gedanken. »Ich glaub, ich hab jetzt doch Hunger.« Sie klang schon etwas wacher, energischer. Fast fordernd.

»Kommt gleich!«

Fränzi rührte schneller im Topf. Vielleicht würde sie sich heute Abend noch mit Britta oder Ines treffen. Immer wenn sie einen stressigen Tag gehabt hatte, wirkte ein Feierabendweinchen mit den Mädels bei ihnen im Kiez Wunder. Und dieser Tag heute würde stressig werden. Warmer Dampf aus dem Kochtopf stieg in Fränzis Gesicht. Wehe, der dampfende Brei würde ihr Make-up ruinieren. Neben dem Kochfeld leuchtete ihr Handy ständig auf. »Der Redakteur vom MDR probiert, mich dauernd anzurufen, kannst du mal übernehmen?« SMS Nummer 17 von Martin, Ricks Nachfolger. Wenn der Tag so wie immer laufen würde, würden locker 20 weitere folgen. »Wir bräuchten bitte fünf bis zehn Minuten mehr für das Telefoninterview, geht das, liebe Fränzi?« – die Redakteurin von BRAVO, aber die war wenigstens immer supernett. Die Haferflockensuppe blubberte. Wenigstens auf die BRAVO-SMS musste sie schnell antworten und der Journalistin sagen, dass sie gerne fünf Minuten früher anrufen könne, dass hintenraus aber leider kein Puffer drin war. Irgendwie würde sie ihrem Künstler schonend beibringen, dass er ein paar Minuten früher als geplant bereit sein müsste. Nein zu sagen, fiel Fränzi furchtbar schwer, ihr oberstes Gebot war, immer alles möglich zu machen.

Sie tippte mit rechts die Antwort an die Redakteurin und rührte mit links in der blubbernden Masse. Der Hafermatsch sah jetzt hellgrau aus, das war der Moment, um den Herd auszudrehen und den Topf von der Platte zu ziehen. Nachricht senden. Fränzi sah auf die Küchenuhr, ihr entfuhr ein leises »Oh!«. Es war schon fast halb zehn. Jetzt aber schnell. Fränzi schnappte sich die erstbeste Schüssel, die auf der Anrichte herumstand. Als sie den Haferschleim hineinleerte, musste sie auf einmal würgen.

• • •

Wie unsympathisch konnte eine Protagonistin denn bitte sein? Im einen Moment lud die Frau in dem neuen Roman ihrer Lieblingsautorin großzügig alle zum Dinner im Restaurant ein oder schwärmte von gemeinsamen Plänen und Vorhaben. Im anderen sprach sie abfällig über eben die Person, der sie kurz zuvor Honig ums Maul geschmiert hatte. Purer Narzissmus war das doch! Oder manisch? Auf jeden Fall spürte Fränzi eine enorme Abneigung in sich aufsteigen. Sie klappte das Buch zu und schob es in das Netz am Sitz ihres Vordermannes. Vielleicht würde sie es später einfach dort drinstecken lassen, wenn die Ansage »Wir bitten Sie, Ihre persönlichen Gegenstände mit von Bord zu nehmen« ertönte.

Fränzi lehnte sich in ihren Sitz und schloss die Augen. Auf manchen Reisen wirkte das Surren und Brummen der Triebwerke auf sie fast meditativ, vor allem, weil sie eigentlich gern flog. An anderen Tagen, und heute war leider genau so einer, zerrte es an ihren Nerven, weil es sich wie ein viel zu lauter Föhn in ihren Gehörgang hineinzufräsen schien. An Tagen wie heute war ihr die Armlehne, die sie sich mit einer Nebensitzerin teilen musste, zu schmal. Und die Wolkendecke zu grell. Und die Durchsagen des Piloten zu nuschelig. Und die der Crew zu schrill. Und die Zeit, in der sie hier oben in der Luft außer Gefecht gesetzt war, gleichzeitig zu kurz und zu lang.

»Madame, would you like something to drink? Was darf ich Ihnen zu trinken anbieten?« Die Föhnfrisur der Stewardess erinnerte Fränzi an die Frau aus der Drei-Wetter-Taft-Werbung.

Fränzi orderte Sekt und ein Glas Mineralwasser. Vor ihr lagen zweieinhalb bis drei Stunden Flugzeit und eine Taxifahrt zu ihrer Wohnung, wo sie gegen 12, 13 Uhr ankommen würde. Dort wartete dann die Reisekostenabrechnung von zwei Wochen Tour mit einer Handvoll Künstler auf sie, die mal himmelhochjauchzend und mal zu Tode betrübt gewesen waren. Sie hatte die Truppe, egal, welcher Gemütszustand gerade vorgeherrscht hatte, immer bei Laune gehalten. »Soll ich dir ’nen Kaffee holen?«, »Ein Beruhigungssektchen?«, »Du hast dein Handy im Hotelzimmer vergessen? Kein Problem, hol ich dir« und so weiter. Aber es war auch eine geile Zeit gewesen, eine Aftershowparty hatte die nächste gejagt, ähnlich hatte es sich mit Kater-Kopfweh und Ibu 600 verhalten, und Fränzi hatte so viele Visitenkarten gesammelt, dass der Reißverschluss ihres Portemonnaies heute früh bei der Abreise nicht zuging. Ab morgen würde sie, was Alkohol anbelangt, wieder ein bisschen kürzertreten, aber jetzt freute sie sich auf ein kleines Belohnungsgetränk. Als sie beide Gläser gleichzeitig, das Wasser und den Sekt, von der Stewardess entgegennahm und dabei ihrer Nebensitzerin notgedrungen ein bisschen zu nahekommen musste, drückte sich diese demonstrativ in den Sitz und atmete laut hörbar aus. »Oh, Verzeihung, excuse me.« Fränzi ließ ihre Stimme zuckersüß klingen, dabei fand sie die Reaktion der Frau unmöglich. »Kein Problem«, antwortete die Frau mit rollendem R und lächelte dabei viel sympathischer, als es Fränzi lieb war. »Ich bin Spanierin. Aber Deutsch ist auch gut.« Fränzis Blick klarte auf. »Ach! Und ich kann ein bisschen Spanisch«, rief sie begeistert.

Die regelmäßigen Urlaube mit ihrer Mutter auf Mallorca hatten bei ihr wie ein Kurs an der Volkshochschule gewirkt.

»Darauf stoßen wir an!«, sagte die Frau.

Sympathisch, dachte Fränzi.

»Ich heiße Franziska. Aber Fränzi oder Franzi geht auch.«

»Sofia.«

»Excuse me, Madame?« Fränzis Nebensitzerin war der Flugbegleiterin noch eine Antwort auf die Getränkefrage schuldig geblieben.

»Sorry! Coke, please.«

Fränzi rollte mit den Augen. »Ach komm, Sofia! Mit Cola kann man doch nicht richtig anstoßen.«

Sofia nahm ihr Getränk entgegen. »Das geht prima, wirst du sehen.« Sofia zwinkerte und grinste.

Langweilig, dachte Fränzi, die den Plastikbecher mit dem Sekt bereits in der Hand hielt.

»Salud!«, sagte Sofia mit sanfter Stimme und tippte mit ihrem Becher gegen Fränzis. Sofia musste ungefähr in ihrem Alter sein, versuchte Fränzi anhand ihrer Gesichtshaut und ihres Looks zu rekonstruieren. Vielleicht ein, zwei Jahre älter als Fränzi, aber maximal um die 30. Leute, die keinen Alkohol tranken, wirkten auf sie automatisch steif und spaßbefreit, vor allem die jüngeren. Mit 70 würde sie auch nicht mehr so viel trinken, aber in ihrem Alter durfte man doch wohl noch ein bisschen Spaß haben. Hoffentlich war Sofia keine von diesen Moralaposteln, die Sprüche brachten wie »Kein Bier vor vier« oder irgend so ein Gewäsch. Das Surren des überlauten Superföhns war ein wenig in den Hintergrund getreten, aber Fränzi nahm es noch immer wahr. Warum mussten Wassertrinker einen immer so abschätzig behandeln, nur weil man sich mal ein Gläschen genehmigte? Fränzi verabscheute diese Spießigkeit.

»Salud!« Fränzi nippte. Der Sekt schmeckte muffig. Aber schön kalt war er. Sie nahm einen etwas größeren Schluck. Und noch schnell einen weiteren hinterher, als Sofia nicht hinguckte. Dann machte sich der erste Anflug von Entspannung in ihr breit. Fränzi liebte dieses Gefühl. Die restliche Zeit über würde sie Sofia von ihrem Job erzählen, von der Teenieband, der berühmtesten Schlagersängerin des Landes, der deutschen Pop-Ikone, die international bekannt war. Dass gerade alles ein bisschen viel sei, sie ihren Beruf aber total liebe. Dass ihre Mutter und sie ein sehr enges Verhältnis hätten, dass diese große Liebe aber eben auch manchmal ein bisschen schwierig und anstrengend sei. Dass sie oft schlecht schlafe, weil sie so viel im Kopf habe. Dass sie noch 20 Tage Resturlaub aus dem vergangenen Jahr habe, weil: Wann sollte sie den denn bitte nehmen? Ohne sie bliebe ja das meiste liegen. Aber schließlich ginge es ihnen allen ja so, Hamsterrad und so weiter. Sofia nickte oft, als sie Fränzi zuhörte. Ihr Nicken wirkte verständnisvoll. Aber nicht so, als würde sie ihr zustimmen.

»Please take your personal belongings with you when leaving our airplane. Wir bitten Sie, Ihre persönlichen Gegenstände mit von Bord zu nehmen.« Fränzi rollte die Kabel ihrer Kopfhörer auf, obwohl sie sie keine Sekunde benutzt hatte, zog das Buch aus dem Netz am Vordersitz und steckte es in ihre übergroße Handtasche. Sich von etwas zu trennen, war noch nie ihr Ding gewesen. Als die Anschnallzeichen, begleitet von einem zarten Ping von der Anzeigetafel, erloschen, verabschiedete sich Sofia rasch mit einer flüchtigen Umarmung von ihr. Sie müsse ihre Anschlussmaschine unbedingt kriegen. Wohin, hatte sie Fränzi während der vergangenen Stunden nicht erzählt. Eigentlich hätte Fränzi noch gerne Nummern getauscht, aber Sofia war so schnell verschwunden, als wäre sie vor etwas auf der Flucht. Während die meisten Menschen hinaus ins frühsommerliche Berlin hasteten, packte Fränzi in aller Ruhe weiter ihren Kram zusammen und checkte noch mal den Inhalt ihrer Handtasche. Schlüssel, Sonnenbrille, Handy, Portemonnaie, Schminktäschchen, alles da. Der halbe Samstag und ein ganzer Sonntag lagen vor ihr. Und bis auf die Reisekostenabrechnung müsste sie nicht arbeiten. Ein freies

Wochenende – wann war das zuletzt vorgekommen? Sie konnte sich beim besten Willen nicht erinnern. Eigentlich ein Grund, um zu feiern.

• • •

»Woohoo!« – aus allen Ecken des Backstagebereichs hallten Begeisterungsschreie, die Fränzi aber nur durch eine dichte Nebeldecke wahrnahm. Auch sie ließ ein »Yeah« ertönen, aber sah gar nicht genau hin, als der Moderator und der Produzent sich in die Arme fielen und jemand aus der Crew die obligatorische Champagnerdusche eröffnete. »Nicht hier, Mann!«

»Alter, hab dich nicht so, wird doch wieder geputzt.« »Jetzt wird Party gemacht!«

»Junge, wir machen seit drei Tagen nichts anderes!«

Typisch Anfänger, dachte Fränzi. Das Team konnte den abfallenden Stress nach einer TV-Aufzeichnung oft nur händeln, wenn sie, wenn alles im Kasten war, sofort die Party eröffneten. Bei Champagnerduschen hinter der Bühne, wo Monitore und lauter teures Zeug rumstanden, verstanden die Studios aber zu Recht keinen Spaß. »Hey, Jungs, das hier sind nicht die 80er. Geduldet euch mal, bis wir bei der Aftershow-Party sind«, rief Fränzi.

Fränzi kannte die Dialoge nach erfolgreich verlaufenen TV-Shows oder Videodrehs in- und auswendig. Immer dann, wenn alle anderen entspannten, behielt sie den Überblick. Mitanstoßen musste sie natürlich trotzdem. Nur Langweiler gingen direkt nach der Arbeit nach Hause, das wussten alle. Aber laut sagen durfte man das nicht. Vor allem heute nicht, wo die Sängerin, die mit ihrem Sommerhit des Jahres 2007 hoffentlich hoch in den Charts einsteigen würde, der Main Act des Abends war. Die trank nämlich nie mit. Nicht mal einen einzigen Schluck zum Anstoßen. Total affig, fand Fränzi. Dabei war das Catering im Partyraum auf dem Gelände diesmal erstklassig. Es gab frisch gemixte Mojitos und Gin Tonic, mundgerechte Lachsschnittchen und Sandwiches und eine Candy-Bar mit warmen Waffeln. Fränzi saß an einem kleinen Tisch neben den großen Monitoren, blätterte in ihrem Kalender und grinste vor sich hin. Sie tippte die Praktikantin an, die neben ihr stand. »Liebes, welchen Tag haben wir heute noch mal? Dienstag oder Mittwoch?«

»Du bist so geil, Fränzi. Donnerstag, wir haben Donnerstag.« Die Praktikantin kicherte. Fränzi hakte zwei Punkte im Feld Donnerstag ab und notierte etwas bei Freitag. Sie schlug den Kalender zu, als hätte sie etwas Feierliches zu verkünden. »Und jetzt hol ich uns noch 'ne Runde.«

Die Praktikantin kicherte wieder, aber diesmal nervös. »Für mich ein Virgin Mojito, ich hab echt genug. Ich schlaf sonst unterm Tisch.« Fränzi rollte mit den Augen. Sie räusperte sich, legte ihren Arm um die Praktikantin: »Genug, Schätzelein, gibt's nicht.« Dann tänzelte sie aus der Tür, den Gang entlang und in Richtung Partyraum. Ja, sie müsste heute Nachmittag noch die Ablage machen, eine vermutlich hitzige Diskussion mit Martin über ihren nächsten Urlaub führen, die Redakteurinnen bei RTL, ProSieben und dem WDR anrufen, den Auftritt im Frühstücksfernsehen besprechen und später ihre Tasche für Frankfurt packen, damit sie morgen direkt nach der Arbeit mit dem Zug zu ihrer Mutter fahren könnte. Ganz schön viel alles. Doch als der erste Schluck ihres sechsten oder siebten Gin Tonics ihre Kehle hinunterfloss, der Produzent sich bei ihr für die gute Arbeit bedankte, jemand die Musik lauter drehte und die Ersten anfingen, den kleinen Bereich vor der Bar zur Tanzfläche zu erklären, wusste sie wieder, warum sie all das tat. Dieser familiäre Zusammenhalt, die lockere Atmosphäre, in der man wirklich man selbst sein konnte, die Großzügigkeit der Menschen, die einem nachschenkten und nie etwas aufrechneten, das war schon viel wert. Fast wie früher im Internat.

• • •

Der Kurztrip mit ihrer Mutter nach Rom kurz nach Fränzis 28. Geburtstag war das gewesen, was Fränzi als vollen Erfolg bezeichnen würde. Gemeinsame Shoppingtouren, gutes Essen, edler Wein, schöne Gespräche und zwei Tage nur sie beide. Kurz nach ihrer Rückkehr hatten sie beschlossen, Flüge für den Herbst nach Mallorca zu buchen. Fränzi hatte allen Grund, sich auf den bevorstehenden Urlaub mit ihrer Mutter zu freuen. Überhaupt war alles so viel besser, seit sich der Gesundheitszustand ihrer Mutter auf eine Weise eingependelt hatte, der keine Aufenthalte in Psychiatrien mehr erforderte. Zwar lebte Fränzi gute 500 Kilometer von ihr entfernt, einen Überblick über Alltag und Zustand ihrer Mutter hatte sie aber glücklicherweise trotzdem. Zum Beispiel blieb die Mutter morgens nicht mehr so lang im Bett liegen wie früher, als Fränzi noch klein war. Sie ging außerdem selbst einkaufen und hielt das Haus tipptopp in Ordnung. Manchmal ging sie sogar aus oder mit Freunden zum Golfspielen. In den vergangenen Jahren hatte sie sogar regelmäßig von Partys im Golfclub oder Sommerfesten bei den Nachbarn geschwärmt. Wenn Fränzi etwa alle sechs bis acht Wochen zu Besuch aus Berlin kam, gingen sie schick essen. Auch Urlaube wurden großgeschrieben. Nach dem Kauf des Hauses auf Mallorca hatte ihre Mutter ein Faible für Immobilien entwickelt. Nur wenige Jahre später konnte sie das Haus für einen höheren Preis weiterverkaufen und ein größeres in einem noch schöneren Teil der Insel erwerben, vergangenes Jahr wiederholte sie dieses Prozedere. Fränzi fand es toll, wie sie das alles abgewickelt hatte mit den ganzen Terminen und Formularen, so ganz allein und eigenverantwortlich. Richtig stolz war sie auf ihre Mama gewesen. Längst vergessen waren die Zeiten von Krankheitstagebüchern, Angstzuständen, Haferschleim oder Kotterichkeit. Und das dürfte für den Rest ihres Lebens bitte schön auch so bleiben, fand Fränzi. Nur manchmal blitzte die alte Annette noch durch. Zum Beispiel als Fränzi eine Gehaltserhöhung bekommen und für ihre Mutter zu Weihnachten diese sündhaft teure Uhr, die schon lange auf deren Wunschzettel gestanden hatte, gekauft hatte. »Haste den Kassenzettel noch?«, hatte die Mutter unterm Baum gleich gefragt, und Fränzi hatte zunächst nicht recht verstanden. Doch die Erklärung ließ nicht lange auf sich warten: »Die gefällt mir nicht mehr, nee.« Oder wenn sie Fränzi wieder viel zu oft bei der Arbeit anrief und ihr Vorwürfe machte, warum sie so selten zu Besuch käme. Von »Du willst mich wohl nicht sehen!« bis »Nie hast du Zeit für mich.« Ein bisschen dünnhäutig hatte all das Fränzi schon gemacht. Sie brauchte dann immer eine ganze Weile oder einen guten Drink, um sich wieder zu beruhigen. Aber Hauptsache, ihre Mutter blieb psychisch weiter stabil. Dafür würde Fränzi alles geben. Und vielleicht könnte sie sich dann auch eines Tages mal um sich selbst kümmern. Überhaupt wollte Fränzi sich auf das Positive konzentrieren. So ein Mensch war sie ja ohnehin schon immer gewesen. Man würde ja ganz ballaballa werden, wenn man immer nur auf das Schlechte guckte in dieser verrückten Welt.

• • •

»Mama! Wie bitte? Ein englischer Lord hat dir mal einen Heiratsantrag gemacht?« Fränzi konnte nicht fassen, was ihre Mutter da gerade gesagt hatte. Sie hatte immer angenommen, dass ihr Erzeuger der erste Mann im Leben ihrer Mutter gewesen war. Auch wenn Hochzeit bei den beiden ihres Wissens nie zur Debatte gestanden hatte, ihr Vater war schon während der Schwangerschaft gegangen. Fränzis Mutter nickte stolz.

»Ja, da kannste mal sehen, mein Kind.«

»Wie bist du denn an den gekommen?«

Die Sonne glitzerte so grell auf dem Wasser, dass Fränzi das Gesicht ihrer Mutter ohne Sonnenbrille nicht richtig erkennen konnte. Aber sie meinte erkennen zu können, dass sie lächelte. »Deine Mutter war eben mal eine abenteuerlustige Frau.«

»Jetzt erzähl! Und lass dir nicht jedes Wort aus der Nase ziehen.« Fränzi watete zügig zum Beckenrand und drückte sich mit beiden Armen so aus dem Wasser, dass sie ihrer Mutter über Eck gegenübersaß. Ganz ohne Annette dabei mit ein paar Spritzern Wasser zu bedenken, hatte ihr Umzug an Land nicht geklappt. »Ey! Jetzt pass doch auf!«

»Ach, jetzt hab dich nicht so, Mama. Oder sind wir aus Zucker? Eben!«

Ihre Mutter saß mit dem Rücken zur Sonne und trug keine Sonnenbrille. Fränzi konnte jetzt eindeutig sehen, dass sie lächelte, und das entspannte sie ungemein.

»Ach, meine Fränzi.«

Sie liebte den hessischen Dialekt, den ihre Mutter nie ganz ablegen konnte, egal, wo sie sich gerade aufhielt. Fränzi fragte sich, wie sie es schaffen könnte, diesen ausgeglichenen Gemütszustand bei ihrer Mutter öfter herzustellen. Waren es die Insel und das neue Haus, die ihr so guttaten? Oder das Schwelgen in Erinnerungen? Auch Fränzi wollte noch so viel mehr von ihrer Mutter wissen, lernen, erfahren. Gleichermaßen wollte sie Neuigkeiten aus ihrem Leben mit ihr teilen. Von Oli, dem attraktiven Barista in der Cafébar der Plattenfirma, mit dem sie beinahe jeden Nachmittag einen Espresso trank. Oder einen Ramazotti, je nachdem, wie hoch ihr Stresspegel gerade war. Vielleicht würde sie ihre Mutter ja sogar nach Berlin einladen. Der Gedanke hatte Fränzi immer in Stress versetzt, weil die Mutter, sobald sie in ihrer Wohnung war, an allem rummäkelte. Entweder war die Spüle nicht sauber oder Fränzi hatte sich nicht genug Zeit für sie genommen oder ihrer Ansicht nach zu viel getrunken oder zu wenig gegessen oder, oder, oder.

Die Mittagssonne stand jetzt auf ihrem höchsten Punkt, aber Ende Oktober war die Mallorcahitze eigentlich zu jeder Uhrzeit gut auszuhalten. Während ihre Mutter erzählte, näselte sie bei den englischen Ausdrücken und Wörtern immer absichtlich ein bisschen. Fränzi presste die Lippen zusammen. Der Wechsel zwischen Oxford-Englisch und Frankfurter Dialekt wirkte wie eine richtig gute Comedy-Nummer. Sie tat sich schwer, nicht laut loszuprusten. »Warum lachst du?« Ihre Mutter klang auf einmal ernst, und Fränzi fragte sich, ob die Stimmung jetzt kippte. Sie entschied sich trotzdem dafür, in der gelösten Stimmung zu antworten, die zwischen ihnen beiden in den vergangenen Minuten geherrscht hatte.

»Mutter, du könntest damit echt auftreten, weißte?« Fränzi schob einen Lacher hinterher, der vermutlich gekünstelt klang.

Ihre Mutter lächelte milde und zuckte mit den Schultern. »Ach du wieder! Quatschkopf.«

Fränzi wusste nicht, was gerade mehr Wärme in ihr Herz katapultierte, die Sonne von oben, die aufgeheizten Fliesen von unten oder ihre Mutter, die nur eine Armlänge von ihr entfernt saß, von ihrer ersten großen Liebe schwärmte und erzählte, wie sie am Ende doch kalte Füße bekommen hatte, ohne so genau zu wissen, warum.

Oli

Oli (50) und Fränzi waren von 2006 bis 2013 ein Paar. Mit ihm eröffnete sie 2010 einen Wein- und Delikatessenladen in Berlin. Die beiden tranken regelmäßig – Oli konnte aufhören, wenn es zu viel wurde.

Fränzi und ich arbeiteten im selben Gebäude, sie oben beim Plattenlabel, ich leitete den firmeninternen Coffeeshop. Sie besuchte mich an der Bar zwei-, dreimal pro Woche. Fränzi ist eine Frau, die man wahrnimmt, wenn sie einen Raum betritt. Sie hat so ein Strahlen, das gefiel mir. Zuerst waren wir nur Bekannte. Bei ihren Besuchen an meiner Cafébar sprachen wir aber auch über sehr persönliche Sachen, ich erzählte viel von meiner Scheidung. Fränzi hörte mir zu, das tat gut, weil es mir mental zu diesem Zeitpunkt eher schlecht ging. Erst nachdem wir uns zufällig auf einer Party getroffen hatten, dachte ich: In diese Frau könnte ich mich verlieben. Wir tranken, tanzten, schlugen uns die Nacht um die Ohren. Da merkte ich so richtig, dass sie voller Lebensfreude und unbändiger Energie war, das Gegenteil von mir. Das zog mich an. Fränzi hatte alle Attribute, die mir im Laufe der Jahre abhandengekommen waren. Sie kämpfte wie eine Löwin für das, was ihr wichtig war, das hat mir unheimlich imponiert. Ich ließ mich gerne von ihr mitreißen und mitschleppen. Ich glaube, wir verliebten uns aufgrund unserer Gegensätzlichkeit ineinander. Wann wir zusammenkamen, weiß ich nicht mehr genau, alles in dieser Zeit war ja von diversen Substanzen und Getränken umgeben. Ich würde nicht sagen, dass Alkohol eine tragende Rolle in unserer Beziehung spielte, aber wir tranken gern und zogen auch die eine oder andere Line Koks. Gebraucht habe ich das alles nicht, aber es war eben auch kein Tabu. Wir sagten oft im Spaß, dass wir beide alkoholkrank seien. Ich hatte damals einiges zu verarbeiten und konnte mich dem nicht so richtig stellen, der Alkohol war für mich eine willkommene Ablenkung. Ich war immer der Meinung, dass ich aufhören kann, wenn ich will, und das hat sich bewahrheitet. Heute bin ich verheiratet und seit anderthalb Jahren Papa. Seitdem weiß ich, dass ich eine diagnostizierte Dysthymie habe, das ist eine chronische depressive Verstimmung, eine Art Vorstufe von einer Depression. Das zeigt sich so, dass man immer gedrückte Stimmung hat, kaum Ausschläge nach oben, kaum welche nach unten. Seit der Diagnose habe ich vieles ad acta gelegt: Ich trinke keinen Alkohol mehr, nehme keine Drogen, rauche keine Zigaretten. Nur Kaffee und Zucker kann ich nicht sein lassen, aber ich denke, das passt schon.

Fränzis Konsum empfand ich nie als störend, weil sie zunächst keine Wesensänderung durchmachte, sie blieb immer bei sich. Deswegen fand ich es auch nicht schlimm, wenn sie abends Wein trank. Dass es jeden Abend war, bekam ich gar nicht so mit. Woran ich mich noch gut erinnere: Sie konnte nie ruhig sitzen bleiben. Immer schien sie Ablenkung zu suchen. Wenn wir auf der Couch saßen, fuhr sie alle drei Minuten hoch und erledigte irgendwas. Putzen, räumen, etwas nachsehen. Ich hatte das Gefühl, dass ihr der Alkohol dabei half, ein bisschen ruhiger zu werden. Schade, dass ich diesen Effekt nicht auf sie hatte. Rückblickend weiß ich, dass ich ihren Themen und Sorgen nicht genug Raum gegeben habe. Das lag wahrscheinlich daran, dass ich so viel mit mir selbst zu tun hatte. Zum Beispiel wusste ich, dass ihre Mutter eine übergroße Rolle spielte, aber ich hatte auch das Gefühl, dass Fränzi die Probleme mit ihr souverän wegsteckte. Wir waren schon eine Weile ein Paar, als ich verstand, dass sie von ihrer Mutter schon als kleines Kind vernachlässigt worden war. Das Beziehungsgefüge hatte sich bei den beiden auf den Kopf gestellt. Fränzi war wie eine Mutter und Annette das Kind.

Etwa drei Jahre, nachdem wir zusammengekommen waren, hatte Fränzi die Idee mit dem Wein- und Delikatessenladen. Ich fand das super. Wir flogen nach Mallorca, besuchten Weingüter, klapperten Märkte ab. Uns ging es beiden ja nicht so richtig gut, und die neuen Pläne sorgten dafür, dass es besser wurde. Wie gewohnt war Fränzi bei der Umsetzung ihres Vorhabens zielstrebig, ein halbes Jahr später feierten wir Eröffnung mit großem Medienrummel. Fränzis Mutter kam auch, ich glaube, sie fand den Rummel ganz gut. Ich weiß nicht, ob sie mich mochte. Sie war okay zu mir, nicht besonders freundlich. Ich fand sie nett, auch wenn ich nicht viel mit ihr anfangen konnte. Ich glaube nicht, dass sie jemandem absichtlich etwas Böses wollte, mit ihrer Krankheit kann man ja einiges erklären.

Im Nachhinein war der Weinladen sicher kein glücklicher Move. Für mein Empfinden kam Fränzis Suchtverhalten, Flaschen verstecken und all das, erst nach dem Ende unserer Beziehung. Aber ganz ehrlich: Alkohol ist ja in Deutschland immer verfügbar. Es spielt keine Rolle, ob du ihn zu Hause hast. Er ist immer da, das ist ein gesellschaftliches Problem.

An Fränzis und meiner Beziehung genoss ich sehr, dass wir uns gegenseitig so sein ließen, wie wir sind. Zu einem Bruch kam es für mich, als sie mir irgendwann erzählte, dass sie ein paar Monate zuvor ohne mein Wissen die Pille abgesetzt hatte. Das traf mich, an unserer eventuellen Familienplanung wäre ich schon gerne beteiligt worden. Diesen Vertrauensbruch konnte ich nicht verdauen. Ab diesem Moment fing ich an, mich von ihr zu entfernen. Heute denke ich, dass dieser Zwischenfall auch der Auslöser für unsere Trennung ein paar Monate später war. Ich fragte ein paar Wochen nach unserer Trennung im Freundeskreis herum, wie Fränzi klarkäme und wie sie auf das Ende unserer Beziehung reagiere. Da hieß es dann: ›Mit noch mehr Alkohol.‹

7

Mallorca im August 2023

»Fränzi!« Ich hätte schwören können, dass jetzt gerade in diesem Moment niemand außer mir hier ist. Und noch mal: »Fränzi!« Ich drehe mich einmal um die eigene Achse, blicke angestrengt in jede Ecke. Aber es ist dunkel. Ich könnte Licht anmachen, aber ich will nicht. »Fränzi!« – da ist es wieder. Diesmal etwas lauter als zuvor. Wo zum Teufel kommt das her?!

Am liebsten würde ich die Hände auf die Ohren drücken, so wie Kinder das machen, wenn sie trotzig sind. Aber wie sollte ich dann orten, woher die Stimme kommt?

»Fränzi, Fränzi!« Ist das ein Witz? So was wie versteckte Kamera? »Fränzi, Fränzi, Fränzi!«

Die Rufe werden lauter. In meinem Kopf pfeift es, mein Mund ist trocken. Vielleicht habe ich eines dieser Grippeviren erwischt, die sich gerade ausbreiten.

Und dann wieder »Fränzi!«, diesmal gellend laut. Auf einmal verstehe ich: Das ist keine versteckte Kamera, kein Grippevirus und auch keine Einbildung. Das ist meine Mutter.

»Jetzt komm endlich!« Mein Herz schlägt bis zum Hals. Wohin soll ich kommen? Und wie kann es überhaupt sein, dass meine Mutter hier ist? Ich verstehe nicht, was passiert, aber ich weiß, dass ich rennen muss. Die Treppe hoch. Ich nehme immer zwei Stufen auf einmal, ziehe mich mit der rechten Hand am Geländer hoch. Ein behänder Sprung nach dem anderen. Speedy-bi, Speedy-bo, die schnellste Maus von Mexiko! So schnell war ich noch nie. Die letzte Stufe der Holztreppe knarzt. Sekunden später komme ich vor dem Schlafzimmer zum Stehen. Dem Schlafzimmer, dessen Tür immer nur einen Spalt weit offen steht. Obwohl es im Rest des Hauses stockdunkel ist, tritt Sonnenlicht vom Zimmer in den Flur. Ich habe Angst einzutreten, trotzdem tippe ich die Tür mit der rechten Fußspitze an. Die geht ein Stückchen weiter auf – und dann sehe ich sie dort liegen. Meine Mutter. Blutüberströmt und schreiend: »Wasch mich! Du musst mich waschen!«

Ich will atmen, aber ich bekomme keine Luft. Ich will fallen, aber mein Körper bleibt aufrecht. Warum falle ich nicht? *Bitte, lieber Gott, mach, dass ich falle, immer weiter nach unten, ohne Boden. Bitte.* Aber niemand macht etwas. Gott sowieso nicht. Etwas Säuerliches steigt in meiner Speiseröhre hoch. Jetzt nicht kotzen, denke ich und schlucke. Ich will rennen, noch mehr Stufen hinaufspringen, aber da sind keine mehr. Alles, was ich sehe, ist Blut. *Durch die Nase einatmen, durch den Mund aus, du kannst das.* Aber es kommt keine Luft, egal wie sehr ich mich anstrenge. Wo habe ich bloß mein Asthmaspray? Das Säuerliche in meinem Mund kommt zurück. Ich schlucke wieder. Das Runterschlucken kostet mehr Kraft, als ich erwartet habe. Mein Körper krümmt sich. Mein Magen krampft. Im Brustkorb brennt es. Ich kralle mich am Türrahmen fest, so leicht zwingt man mich nicht in die Knie. Mein Körper pumpt. Noch immer bekomme ich keine Luft. Wo ist das verdammte Asthmaspray? Nicht hier jedenfalls. *Durch die Nase einatmen, durch den Mund ausatmen. Nase ein, Mund aus. Wie beim Training, du kannst das.*

»Fränzi!« Schon wieder ein Schrei aus der blutigen Zimmermitte. Ich schüttle mich, als würde ich versuchen, ein Tier, das auf meinem Rücken hockt, loszuwerden. Ich muss diesem Affentheater jetzt ein Ende setzen. Weil sonst bald keine Kraft mehr übrig ist. Ich kann nicht mehr, nicht waschen, nicht Blut aufwischen und auch sonst nichts. Ich habe keine Wahl, ich muss meine Mutter schütteln, bis die aufhört zu schreien. Schütteln, so fest ich kann. Und wenn sie nicht aufhört zu schreien, werde ich auch vor dem letzten Schritt nicht zurückschrecken. Ich werde ihr ins Gesicht schlagen, bis endlich, endlich Ruhe ist.

»*Drrrrrrr.*« Zimmerdecke über mir. Es rattert. Ich drehe den Kopf. Ich fange an, zu verstehen, dass mein Handy auf dem Nachttisch aus Holz extra laut vibriert. Der Wecker. 6:30 Uhr. Es fühlt sich so an, als hätte jemand meinen bleiernen Körper in die Matratze gegossen. *Durch die Nase ein, durch den Mund aus.* Ich atme. Keine Atemnot, im Gegenteil, die Luft strömt mühelos in meine Lunge. Check. Schnelles Blinzeln. Augenreiben. Kein Blutbad, nur morgendliches Hellgraublau. Check. Ich richte mich auf und lasse die Beine vom Bett baumeln. Neben weiches Fell und Schnurren. Katze Nummer eins setzt zum Versuch an, auf meinen Schoß zu klettern.

»Nee, nee, du kleines, faules Stück.« Ich flüstere. Warum? Ist doch niemand hier. Ich mache einen Satz von der Bettkante und die Katze mit mir.

Meine Knie zittern. Ich gehe zum Fenster und löse die Verankerung der Fensterläden. Ich brauche Sauerstoff und Licht.

Viel geträumt habe ich schon immer, und die Träume detailgetreu nacherzählen kann ich auch seit jeher. Doch erst seit ich nüchtern bin und meine Mutter tot ist, gibt es zwei Arten von Albträumen: die von einem Rückfall ins Trinkerinnendasein und die von einem Rückfall ins Tochterdasein. Mal spüre ich im Traum, wie der Wodka meine Kehle hinunterläuft. In diesen Momenten bin ich sicher, dass ich für immer verloren bin. Mal trinke ich auf

Hotelzimmern kurz nach dem Check-in die Minibar leer und gebe vor meinen Freundinnen dennoch weiter vor, trocken zu sein. Dann treiben mich die schlimmsten Schuld- und Schamgefühle um. Im Traum und im wachen Zustand. Nach den Saufträumen habe ich manchmal sogar einen Kater, so real fühlen die sich an. Schließlich hat mein Körper all diese Erlebnisse und Zustände abgespeichert. Das beste Gedächtnis hat meine Leber, glaube ich. Meistens sorgt ein zu fettiges und spätes Abendessen dafür, dass ich in der Nacht vom Saufen träume. Und die Auslöser für die anderen Albträume? Weiß nicht. Mal schleife ich meine Mutter im Traum an den Haaren durch die Wohnung, während sie mich auslacht. Oder ich halte ihren Hinterkopf fest und drücke ihr ein Brot mit Quark und Erdbeermarmelade ins Gesicht. Das hat sie nach ihrer Haferschleimphase immer zum Frühstück gegessen. Dann bin ich diejenige, die lacht. Nur um kurz nach dem Aufwachen zu erschrecken, über die unglaubliche Wut, die mich in meinen Tochterträumen antreibt.

Wenn ich erwache, ist da immer eine überbordend große Erleichterung. *Nichts von dem ist wahr, es ist nur in deinem crazy Kopf.* Manchmal schreib ich diesen Satz in mein Dankbarkeitstagebuch, das führe ich, seit ich trocken bin. Welche Erleichterung sich besser anfühlt, trocken oder meine Mutter los zu sein, fragte mich neulich eine Freundin. »Weiß ich gar nicht«, habe ich geantwortet, obwohl ich die Antwort genau wusste. Die Trinkerleichterung ist nämlich tausendmal besser. Aus einem Sauftraum aufzuwachen und zu merken, dass ich es wirklich seit Jahren schaffe, nüchtern zu bleiben, das ist schon was Großes. Weil da ja jeden Tag das Risiko ist – Tankstellen, Supermärkte, Einladungen auf ein Gläschen Schampus oder Restaurants, die in ihren Speisekarten Rotweinsauce zum Steak anbieten, die trinkenden Menschen um mich herum, Fragen wie »Ach komm, ein Schlückchen wird doch wohl drin sein?«.

Meine Mutter hingegen lauert im Alltag nicht an jeder Ecke. Auch wenn ich sie oft schmerzlich vermisse. Manche meiner Freundinnen verstehen das nicht, andere schon. Diese Gleichzeitigkeit der Gefühle. Ja, ich vermisse meine Mutter. Und trotzdem habe ich nach jedem Tochteralbtraum immer wieder diesen einen Gedanken: *Gut, dass du nicht mehr da bist.*

Ich stehe am offenen Fenster und beobachte, wie sich am Horizont das helle Rosa des bevorstehenden Sonnenaufgangs emporschiebt. Gut, dass ich hier stehen kann, auch wenn ich mich noch wacklig fühle. Gut, dass ich atmen kann. Gut, dass ich jetzt gerade kein Tier auf meinem Rücken spüre, das sich an mir festklammert.

Als ich noch getrunken habe, trieb mich das Verlangen nach dem ersten Schluck aus dem Bett. Heute lässt mich der Wunsch, nichts zu trinken, jeden Morgen so früh aufstehen. Früher betäubte ich jeden Anflug von Gefühlsregung mit Alkohol, heute tippe ich meine Gefühle nach dem ersten Kaffee in mein digitales Tagebuch. Die Idee habe ich aus der Gruppe, die meisten trockenen Alkoholiker machen das so. Ich beginne immer mit demselben Satz: »Ich bin dankbar, nüchtern aufzuwachen.«

Heute werde ich außerdem festhalten, dass ich dankbar bin, dass der Traum nur ein Traum war. Und dass ich mich für die gewaltvollen Gedanken nicht mehr selbst verurteile. Und dass mir meine Mutter schrecklich fehlt. Wenn ich mit den Notizen fertig bin, werde ich in den Garten gehen und zehn Minuten lang die Atemübungen machen, die mir meine Yogalehrerin empfohlen hat. Danach duschen, Sportklamotten anziehen, Proteinshake mixen und in den Coffee-to-go-Becher füllen. Dann ab an den Laptop, bis mich der Handywecker um kurz nach 9 daran erinnert, dass ich losmuss zum Crossfit. Schon lustig, dass ich jetzt eine von diesen Frauen bin, die fünf- oder sechsmal pro Woche zum Sport gehen. Diese Art von Menschen hinter vorgehaltener

Hand zu verspotten, hat mir als Wodka- und Kokssuchti immer besonders viel Spaß gemacht: »Oh, Klimmzüge geben euch also den Kick? Ja, nee, is klar, ihr Opfer.«

Heute stehen Klimmzüge ganz oben auf meiner Bucketlist. Jedes Mal, wenn ich einen probiere, bin ich fassungslos darüber, wie viel Kraft das braucht. Geschafft habe ich bislang noch keinen einzigen. Ob She-Ra Klimmzüge machen kann? Bestimmt. Zu meinem Superheldinnen-Shirt habe ich mir noch eins in XXL zum Schlafen gekauft, und eins für den Sport. Das werde ich nachher in der Box tragen, so nennt man den Raum mit den ganzen Crossfitgerätschaften. Es gibt dort einen älteren und maximal schmierigen Typen, der mir nachstellt. Wie sexy ich sei, raunt er mir manchmal im Vorbeigehen ins Ohr. Früher, mit Nebel im Kopf, wäre ich auf so etwas eingegangen. Heute könnte ich kotzen beim Gedanken daran. Bis auf den Schmierlappen mag ich die anderen Sportlerinnen und Sportler richtig gern. Vor allem von dem Miteinander bin ich angefixt, man hilft sich und spornt sich gegenseitig an. Einmal, als wir bei mir auf der Terrasse gemeinsam gegrillt haben, hat sich das alles sogar ein bisschen nach Freundschaft angefühlt. Die Mischung aus Kraftübungen, Konditionstraining und Mobilität hat aus meinem alten Körper einen neuen gemacht. Naja, nicht nagelneu, aber irgendwie ist es ein anderer Körper als früher. Er kann andere Sachen, und er hat andere Bedürfnisse. Nicht à la »My Body is my temple« – von diesen Sinnsprüchen halte ich eigentlich nichts –, aber ein bisschen was ist schon dran. Heute ist mein Körper leichter als damals und so schön stabil. Zugegebenermaßen sind da noch Spuren einer Knieverletzung, weil ich im Suff mal in einen Rosenbusch gestürzt bin und mir das Kreuzband gerissen habe. Deswegen zieht es heute immer im Knie, wenn ich Burpees mache, zu viel renne oder eine steile Treppe hinuntergehe. Aber da ist noch etwas, und es hat ironischerweise vermutlich nichts mit Alkoholmissbrauch zu tun:

Kurz nach dem Tod meiner Mutter bekam ich zum ersten Mal in meinem Leben einen fürchterlichen Schmerzschub in Armen, Händen und Füßen. Rheuma, so die Diagnose des Arztes. Nachdem ich den ersten Schock verwunden hatte, war ich zu einer weiteren Ärztin gegangen, um eine zweite Meinung einzuholen. Die hatte die Diagnose bestätigt und zudem erklärt, dass Rheuma oft als Reaktion auf Traumata auftrete. Ob das etwas wäre, an das ich gedanklich andocken könnte, hatte die Frau gefragt. Ich hatte zuerst genickt und, bevor ich traurig werden konnte, schnell einen Spruch hinterhergejagt: »Schmerzen? Kann ich!«

• • •

9:15 Uhr. Ich klappe meinen Laptop zu, schnappe meinen Rucksack vom Stuhl, hole den Proteinshake aus dem Kühlschrank und lasse die Haustür ins Schloss fallen.

Die Sonne steht steil am azurblauen Himmel. Es riecht nach Pinien und Zitronen. Obwohl ich schon fast drei Stunden auf den Beinen bin, wacht die Insel gerade erst auf. Ich steige ins Auto. Greife nach links oben. Der Griff, der zum Öffnen des Verdecks gelöst werden muss, klemmt. Wie immer. Seit meine Mutter tot ist, fahre ich ihr Auto. Anfangs roch der Wagen noch nach ihrem Parfum, zumindest bilde ich mir das ein. Sie hatte das Auto bereits Monate vor ihrem Tod nicht mehr gefahren, sie konnte ja nicht mal mehr selbstständig essen.

Ich lasse den Griff für das Verdeck los, um einmal rasch am Lenkrad zu schnuppern. Ist da nicht doch noch eine Note von Chanel oder Mamas süßlicher Bodylotion? Meine Nasenspitze berührt das Lederlenkrad, ich komme mir komisch vor. Nein. Alles verflogen. Ich hänge mich mit beiden Händen an den Griff.

»Mann, geh auf …« Ich rufe, obwohl mich niemand hört. Ich will nicht immer auf den letzten Drücker in die Halle hasten.

Klick. Endlich. Die Arretierung hat sich gelöst. Ich springe aus dem Fahrersitz und hieve das Verdeck nach hinten. Dann steige ich wieder ein und düse los, ohne vorher aus der Einfahrt nach rechts oder links zu gucken. Das kann man hier im Hinterland gut machen, so wenige Autos wie hier fahren. Meine kleine Portion Alltagsadrenalin.

Ich drücke alle vier Schiebeknöpfe für die Fenster vorne und hinten gleichzeitig. August ist nicht gerade mein Lieblingsmonat. Auf der Insel ist es dann immer so heiß, dass ich kaum klar denken kann. Nur früh morgens ist die Luft noch erträglich, vor allem mit Fahrtwind. Ich hätte diesen Monat auch von Berlin aus arbeiten können, aber der Tinder-Mann wollte irgendwie nicht so richtig und ich dann auch nicht mehr. Und dann habe ich die blöde Dating-App einfach gelöscht. Außerdem: Die Vorstellung, den ganzen Sommer lang mit lauter Pärchen in der Stadt rumzuhängen, finde ich nicht besonders verlockend. Da war Mallorca mit meinen Katzen und Crossfit die weitaus bessere Wahl.

Als ich von der Landstraße in Richtung Gewerbegebiet einbiege, hört der Wind schlagartig auf, und es fängt an zu drücken. Ob meine Mutter auch oft ohne Verdeck gefahren ist? Wahrscheinlich. Warum sonst hatte sie sich für die Insel ein Cabrio zugelegt? Aber mit Sicherheit kann ich es nicht sagen, wie so oft. Diese Momente hasse ich. So etwas weiß man doch von seinen Eltern, warum ist das bei mir anders? Warum hat meine Mutter so wenig Zeit mit mir verbracht, dass ich die einfachsten Fragen über sie nicht beantworten kann? Eins weiß ich aber: dass sie gern auf Mallorca war. Vielleicht habe ich die Liebe zur Insel ja von ihr. Eine schöne Vorstellung. Ich muss etwa 14 oder 15 gewesen sein, als wir beide anfingen, regelmäßig in Spanien Urlaub zu machen. Das war die Zeit, in der meine Mutter seltener im dunklen Zimmer lag und auch nicht mehr in die Klinik musste. Zumindest für einen Moment. Was habe ich noch von ihr bis auf die dicken blonden Haare?

Noch drei Ampeln trennen mich von der Crossfit-Box. 9:23 Uhr. Allerdings sind das drei Ampeln mit unverschämt kurzen Grünphasen. Ich kenne sie wie meine Westentasche. Ach ja, den guten Geschmack in Einrichtungsdingen, den habe ich von ihr! *Siehste, geht doch.* Ampel eins von drei springt auf Grün, als ich mich nähere. Zack, drübergerauscht. Speedy-bi, Speedy-bo. Und die Begeisterung für Musik – als ich 13 oder 14 war, hat meine Mama mich zu einem Konzert von Tina Turner mitgenommen und den ganzen Abend laut gesungen und getanzt, so ungeahnt fröhlich, so unbeschwert. Und obwohl da Tausende andere singende und tanzende Menschen waren, hatte ich das warme Gefühl, dass dieser Moment, diese drei, vielleicht vier Stunden, nur mir und ihr gehörten. So wie bei dem Wochenende in Rom, damals an meinem 28. Geburtstag. *Zum Glück kommen die Erinnerungen, zum Glück gibt es sie wirklich.* Bei Rom muss ich immer an den Duft von kross gebratenem Speck denken. Und daran, wie meine Mutter genussvoll und ohne Magenschmerzen die Spaghetti Carbonara verschlungen hat. »Ciao, raggazze!« hier, »Vieni subito!« da. Ein Bistrotischchen mit Korbsesseln, Blick auf die Spanische Treppe, 20 Grad, ein bisschen zu viel Taubengegurre, aber dafür ein äußerst schnuckliger Kellner, der um uns herumwuselte. Als der Kellner die zwei dampfenden Teller an den Tisch brachte, klatschte meine Mutter vor Verzückung in die Hände. »Das duftet ja herrlich! Bellissimo!«

Sie hatte mir das Rom-Wochenende mit allem Pipapo geschenkt, zwei Zimmer in einem süßen kleinen Hotel gebucht, den Flug und beim Shoppen ein Paar Cowboystiefel und eine teure Sonnenbrille spendiert. An diesem Tag in Rom war vieles anders gelaufen als sonst. Meine Mutter hatte unglaublich gute Laune. Nichts tat ihr weh.

Der Pfahl mit der wackligen Ampelanlage taucht in meinem Sichtfeld auf. Mal sehen, wie sich Ampel zwei von drei anstellt. Grün, sehr gut! »Bleib so, bleib so«, murmle ich und gebe mehr Druck aufs Gaspedal. Ob der kleine Rote vor mir mal aufhören könnte, konstant 49 km/h zu fahren? Das ist ja wie in Deutschland! Im Augenwinkel sehe ich einen Hauch von Rot, als ich über die Ampel fahre, aber der kann mir nun nichts anhaben. 9:24 Uhr. Noch sechs Minuten Zeit bis zum Beginn der Crossfit-Session, noch sechs Minuten Zeit für meine heilige Rom-Erinnerung. Während meine Mutter damals das Aroma des Parmesans und die Konsistenz der Nudeln lobte, lag die Besonderheit dieser Carbonara für mich in etwas anderem. Während sie drehte und löffelte, erzählte sie mir auf verschwörerische Weise, wie lang man den Pancetta in der Pfanne anbrutzeln musste und wie viele Eier auf wie viel Gramm Nudeln kamen. Genau das hatte ich mir immer gewünscht: eine Mutter, die mir manchmal die Welt erklärte.

»Ein Traum, oder?«, hatte sie mich gefragt, als sie die Gabel auf den leer gegessenen Teller legte. »Total«, hatte ich geantwortet.

Scheiße. Warum kommen dir wegen ein paar Nudeln denn jetzt die Tränen? Nicht mal ein Taschentuch habe ich dabei, nur mein Sporthandtuch. Ampel drei springt auf Rot. Ich bremse widerwillig. Die Straßen sind erstaunlich leer für diese Uhrzeit. Am Straßenrand neben dem Gully liegen ein paar leere Bierdosen. Genau diese Marke habe ich früher manchmal weggezischt, bevor meine Wodkaphase begann. Die Ampel schlummert noch dunkelrot. Musik, ich brauche Musik. Die hilft manchmal. Ich stöpsle das Smartphone ans Autoradio. Irgendwas Schönes. Morning-Playlist? Als ich ohne hinzugucken auf Play drücke, beginnt »Nur kurz glücklich«. Madeline Juno singt, dass sie in jedem kurzen Glücksmoment Angst hat, dass es einen Haken gibt. Und Max Giesinger über Panikattacken. Und beide zusammen über die Frage, ob es diese Momente vielleicht doch gibt, in denen man einfach kurz glücklich ist. Jede Zeile kann ich auswendig, jede spricht mir aus der Seele.

Die Ampel wird grün. Der kleine Rote vor mir tuckert im Schneckentempo los, ich hinterher. Schon zigmal habe ich diesen Song gehört, schon zigmal dabei an meine psychisch kranke Mutter gedacht, und dass ihr Zustand so oft der Grund war, warum es mir auch nicht gut gehen durfte. 9:27 Uhr. Je mehr Zeit vergeht, desto eher verstehe ich dieses schlechte Gewissen, das an mir nagt. Meine Therapeutin hat dafür ein Wort, das ich hässlich finde, obwohl ich weiß, dass es ziemlich gut passt: Co-Abhängigkeit. Mein Leben lang hatte ich meiner Mutter gegenüber ein schlechtes Gewissen, selbst wenn ich gerade dabei war, mich um sie zu kümmern. Aufopferungsvoll, schon als Kindergartenkind. Überschwänglich, aus Angst ich könnte sie verlieren. Übergriffig sicher auch manchmal, aus Sorge, sie käme nicht ohne ihre erwachsen gewordene Tochter klar. *Wie eine Affenliebe war das, bloß andersrum.*

9:28 Uhr. Endlich. Der pinkfarbene Schriftzug der Crossfit-Box schiebt sich in mein Sichtfeld. Playlist aus. Wimperntusche verlaufen? Nein, sagt der Blick in den Rückspiegel. Ich biege auf den Parkplatz ein. Wie immer habe ich Muskelkater, und mein Knie tut gerade auch wieder weh. Aber ich weiß, dass es mir nach dem Sport besser gehen wird. Wegen der ganzen Glückshormone.

Ich steuere den Parkplatz direkt neben Sarahs Auto an. Sie ist eine tolle Trainingspartnerin. Sarah motiviert mich immer, wenn ich denke, dass ich nicht mehr kann. Oder sie baut mich auf, wenn ich mal wieder finde, dass ich nicht sportlich genug bin. Oder sie zeigt mir Tricks, um Bewegungen besser auszuführen. Sarah ist gebürtige Engländerin und lebt seit ein paar Jahren in Spanien. Neulich hat sie mir von diesem Sportevent erzählt, irgendein internationales

Spektakel. Sarah tritt dort einmal pro Jahr an. »Das könnte ich nie!«, habe ich daraufhin gesagt. Auf Zeit mehrere Kilometer rennen, zwischendrin die krassesten Geräte machen – so was schaffen nur richtige Cracks, nicht ich.

Ich stelle den Motor aus, steige aus dem Auto und greife im Vorbeigehen meine Sporttasche vom Rücksitz. Das Dach lasse ich offen. Falls ein Vogel reinscheißen sollte, brächte das wenigstens Glück. Die schwere Autotür fällt von selbst zu. Ich schüttle mich. In der Crossfit-Box läuft Musik.

Ines

Ines (40) lernte Fränzi als Überfliegerin in der Musikbranche kennen. Wenige Jahre später bekam sie mit, wie ihre Freundin nicht einmal mehr allein duschen konnte.

»Was, du musst dir das Büro mit Fränzi teilen? Mein Beileid!«

2011 bekam ich einen Job als TV-Promoterin bei einer Plattenfirma. Meine direkte Kollegin ging kurz darauf in Mutterschutz, ihre Nachfolgerin sollte Franziska Hohmann werden. Diesen Namen hatte ich schon gehört, man kannte sie in der Branche als hervorragende TV-Promoterin, denn Fränzi brachte ihre Künstlerinnen und Künstler immer in den größten Fernsehsendungen unter. Und trotzdem hörte ich ständig Sätze wie: »Franziska Hohmann wird deine Kollegin? Oh Gott, du Arme.« Warum sprach mir seit Wochen gefühlt das halbe Haus seine Beileidsbekundungen aus? Darauf war ich neugierig.

Und dann war es so weit. Fränzi rauschte streng frisiert in unser gemeinsames Büro und räumte erst mal alle Möbel um. Am Tag darauf fing sie an, jedes meiner Telefonate und jede meiner Entscheidungen zu kommentieren: »Das geht so nicht, das musst du anders machen.« Oder: »So wird das eh nichts.«

Deshalb also die ganzen Warnungen.

Mit Fränzi kam immer eine Parfumwolke in unser Zimmer, sie ließ mich nicht ausreden, telefonierte laut und ununterbrochen. Kurzum, sie nahm binnen kürzester Zeit auf allen Ebenen den ganzen Raum ein. Zuerst ließ ich sie machen, schließlich war ich neu im Business und sie ein alter Hase. Doch sie hörte nicht auf, mir ungefragt Ratschläge zu geben. Ich fand ihr Verhalten übergriffig, gleichzeitig mochte ich ihre Energie irgendwie. Sie war so lebhaft, schnell, witzig und geradeheraus. Weil ich nicht gern auf Konfrontation gehe, legte ich mir Standardantworten auf ihre

Zurechtweisungen zu: »Okay, Muddi« oder: »Geht klar, Muddi«. Ich hoffte, ihr würde so auffallen, dass ich mich bevormundet fühlte und mich ihr ständiges Einmischen nervte. Sie nahm das aber gar nicht wahr.

Ich beschloss, trotzdem so weiterzumachen, von ihrer Berufserfahrung konnte ich ja profitieren. Etwa nach dem 500. »Muddi« grinste sie. Und dann wurde alles sehr schnell innig. Eine Muddi hat ja nicht nur Rechte, fand ich, sondern auch Pflichten. Ich dachte: Wenn du mich schon rumkommandierst, dann kannst du auch ein bisschen Verantwortung für mich übernehmen. Wir entdeckten, dass wir in derselben Straße wohnten und beide gern ausgingen. Es gab eine Phase, in der Haselnussschnaps das Trendgetränk schlechthin war, daraufhin gab sie mir den Spitznamen Nüsschen. Ab diesem Moment waren Muddi und Nüsschen unzertrennlich. Wir fuhren morgens zusammen in Fränzis Auto zur Arbeit, und abends fanden wir Gründe, um gemeinsam ein Gläschen zu trinken. Da waren immer so viele Emotionen, neue Alben oder Chartplatzierungen, die man feiern musste. Aber auch Enttäuschungen, mit denen es galt klarzukommen. Ein paar Monate lang trafen wir uns fast täglich, um nach der Arbeit das eine oder andere Glas Wein zu trinken – jobbedingt war eine gewisse Trinkfestigkeit gefordert. Es gab schließlich viele Abendveranstaltungen, und die Devise lautete: Die beständigsten Beziehungen schließt man an der Bar. Wenn man dann morgens verkatert ins Büro kam, gab es keine komischen Blicke, sondern man wurde gefragt, bei welchem Event man gestern war. Fränzi war meistens die Letzte an der Bar und trotzdem die Erste bei der Arbeit. Sie wirkte auf mich immer ein bisschen getrieben. Und dazu die ständigen Telefonate mit dieser Person, die sie andauernd sprechen wollte. Ich wusste zuerst nicht, um wen es sich handelte. Oft war ihr erster Satz am Telefon: »Du sollst mich doch nicht ständig bei der Arbeit anrufen!« Ich ging davon aus, dass ihr Kind am anderen Ende der Leitung sein musste. Erst nach einer Weile kapierte ich, dass die Anruferin, bei der Fränzi immer so genervt die Augen verdrehte, ihre Mutter war. Die war sehr präsent in unserem Büro, gefühlt rief sie alle 30 Minuten an. Die Telefonate liefen meist so ab: »Ich kann jetzt nicht! Ja, nein, ja.« Wenn das Telefonat beendet war, legte Fränzi den Hörer nicht einfach auf, sondern schlug ihn zehn-, 20-mal auf das Telefongerät. Das war wie ein Schauspiel, als wärst du Zuschauer in einer Fränzi-Sitcom.

Ich wusste, dass sie ohne Vater aufgewachsen war, und ging davon aus, dass sie und ihre Mutter eine besondere Bindung hätten. Irgendwann verriet mir Fränzi, was ihre Mutter am Telefon so zu ihr sagte. Das waren Sachen wie »Du liebst mich gar nicht« oder »Du verbringst viel mehr Zeit mit der Arbeit als mit mir«. Richtige Hämmer.

Nach ein paar Monaten, in denen wir ständig aus waren, hatte ich genug vom Alkohol. Das Aufhören fiel mir leicht, Fränzi machte weiter. Mit etwas Abstand fiel mir auf, dass sie jeden Morgen, wenn ich zu ihr ins Auto stieg, eine Fahne hatte. Sie fuhr trotzdem selbst. Irgendwann sagte sie: »Nüsschen, fahr du. Ich muss mich noch schminken.« Oder: »Ich bin so müde, kannst du fahren?« Im Erfinden von Ausreden war Fränzi gut. Aber: Wer war ich, mir ein Urteil zu erlauben? Schließlich hatte ich bis vor Kurzem ja mit ihr getrunken. Ich glaube, dass ich mich deshalb nicht traute, sie darauf anzusprechen.

Heute ist es für mich unglaublich, wie schnell es von diesem Moment an bergab ging. Als ich Fränzi 2011 oder 2012 kennengelernt hatte, war sie die Star-Promoterin der Musikindustrie. Vier, fünf Jahre später konnte sie nicht mal mehr allein duschen.

8

Berlin, März 2007 bis November 2017

»Frau Hohmann in die drei, bitte.« Fränzi sprang von ihrem Stuhl auf. Wenigstens war auf ihr Reaktionsvermögen Verlass. Immer. Egal, wie müde, durch oder urlaubsreif sie war. Schon eine ganze Weile galten alle drei Zustände gleichzeitig, und das beunruhigte Fränzi. Sie hatte in den vergangenen Jahrzehnten Meniskusverletzungen, Magenschleimhaut- und Bindehautentzündungen oder Schluckbeschwerden überstanden, und seit Kurzem hatte sie einen unerklärlichen Druck in der Magengegend, der nicht mehr wegging. Aber nichts machte ihr so zu schaffen wie die Angst vor Erschöpfung. Und damit verbunden die Panik davor, nur im Bett zu liegen und depressiv zu werden. So wie ihre Mutter früher. *Alles, bloß das nicht.* »Wie bitte?« Die Sprechstundenhilfe, die gerade noch wortlos vor ihr den Flur entlanggesprintet war, drehte sich zu ihr um. Fränzi entfuhr ein leises »Oh«. Hatte sie das gerade etwa laut gesagt? »Ach nichts, nichts.«

Die Räumlichkeiten gefielen ihr auf Anhieb, weil sie nicht so kühl eingerichtet waren wie die meisten Praxen für Kassenpatienten. Deren Ausstattung und Interieur versprühten meist Plastik- oder Metallcharme. Und die Wände trugen auffällig oft gelbe statt weißer Farbe, während sich die Deckenbeleuchtung grell in alle Nervenbahnen hineinfräste. Wieso waren Krankenhäuser und vor allem die psychiatrischen Stationen eigentlich so mies eingerichtet? Als ob hässliche Sachen günstiger wären als kostspielige. Naja, wenigstens hatte sie diesmal Glück gehabt. Mit dem vielen Holz, den weichen beigefarbenen Kissen auf den Stühlen, Skulpturen auf dem Gang und der gedimmten Deckenbeleuchtung wirkten die Räume hier mehr wie ein Wellnesshotel und nicht wie eine Praxis für innere Medizin. Eines der Kunstwerke hätte Fränzi am liebsten sofort in ihre Wohnung gestellt, eine Holzskulptur, geschnitzt wie ein Gesicht in Echtgröße, die eine Hälfte voll ausgeprägt, mit Auge, halber Nase, halbem Mund, die andere bis auf Andeutungen der Gesichtsform völlig blank, nur eine Augenhöhle. Diese Gegensätzlichkeit einerseits, das Unfertige andererseits, berührten etwas in ihr, ohne dass sie wusste, weshalb. Durch ihre Mutter kannte Fränzi nicht nur viele Krankenhäuser für Kassenpatienten, sondern auch ein paar Privatpraxen und -kliniken von innen. Kam daher vielleicht das vertraute Gefühl? Fränzi ließ die Kunstwerke, die den langen Gang säumten, an sich vorbeiziehen. Immer wenn sie eines der Bilder fokussieren wollte, vernebelten ihr Schlieren vor den Augen die Sicht. Sie blinzelte ein paarmal. *Bitte nicht schon wieder eine Bindehautentzündung.* Dafür war sie anfällig. Die Sprechstundenhilfe ließ ein obligatorisches »So« erklingen, als sie vor Raum drei aufhörte zu sprinten und zum Stehen kam. »Die Frau Doktor kommt dann gleich.« Fränzi bedankte sich und schlüpfte durch die halboffene Tür.

Sie nahm auf dem Stuhl gegenüber vom Schreibtisch Platz und stellte ihre große Handtasche auf ihrem Schoß ab. Heute früh hatte sie nichts runterbekommen, nur etwas getrunken. Irgendwas Frisches im Mund wäre jetzt gut. Wo waren ihre Pfefferminzpastillen? Auf den ersten Blick nicht in ihrem Schminktäschchen. Hatte sie vergessen nachzufüllen? Auf dem Boden ihrer Tasche fuhren ein paar einzelne Zigaretten, ein pinkes Haargummi und ihr Schlüsselbund herum. Fränzi kramte ein weiteres Mal im Schminktäschchen.

Schließlich deponierte sie dort alles Wichtige. »Ich würde sterben ohne mein Schminktäschchen«, hatte sie neulich zu einer Kollegin gesagt, die daraufhin nur gelacht hatte, wahrscheinlich in der Annahme, Fränzi hätte einen Witz gemacht. Dabei hatte es Fränzi todernst gemeint. Fränzi wühlte weiter und spürte einen Anflug von Nervosität in sich aufsteigen. Zwischen Lipgloss-Tübchen, Mascara und Blush funkelte sie ein angebrochener Miniwodka an. Dabei ging es darum im Moment gar nicht, sie wollte wirklich nur ein Pfefferminz. Ein reinweißer, aus der Packung gefallener Kaugummi stach zwischen den bunten Tübchen und Tiegeln hervor. Immerhin. Fränzi schob ihn sich zwischen die Zähne und fing an, die Sekunden zu zählen. Hatte die Ärztin eigentlich eine Ahnung davon, dass andere Menschen ihre Zeit auch nicht gestohlen haben? Wenig im Leben fühlte sich derart verschwendet an wie die Minuten zwischen dem Betreten eines Untersuchungsraumes und dem Beginn der Behandlung, fand Fränzi. Hundertprozentig lief ihr Smartphone gerade heiß. Doch dem Drang, ihre Mails zu checken, würde sie heute früh erst einmal widerstehen. Alles, was sie früher so unglaublich cool an ihrem Job gefunden hatte, strengte sie mittlerweile immer öfter an. Wahrscheinlich kam der Druck im Magen auch von dem ganzen Stress. Am liebsten würde sie der Ärztin gleich ihr Herz ausschütten. Sagen, dass ihr Leben gerade irgendwie wahnsinnig anstrengend war, dass sie kaum hinterherkam, obwohl sie mindestens 18 Stunden am Tag arbeitete. Sagen, dass sie wahrscheinlich kurz vor einem Burn-out stünde. Und dass dieser Zustand auch der Grund war, warum sie manchmal zu tief ins Glas schaute. Sagen, dass ihr diese Erschöpfung eine Heidenangst einjagte. Denn jeder wusste ja heutzutage, dass das Wort Burn-out ein Synonym für einen depressiven Zustand war. Und genau das dürfe nie passieren. Nein, nicht ihr. *Reiß dich zusammen.* Fränzi hatte auf einmal Mühe, einigermaßen ruhig zu atmen. *Nicht hyperventilieren jetzt.* Am liebsten hätte sie noch mal fix in ihr Schminktäschchen gegriffen, das half in solchen Momenten immer. Aber wenn genau in dem Moment, in dem sie das Fläschchen zum Mund führte, die Ärztin reinkäme, wäre das mehr als peinlich. *Reiß dich zusammen. Reiß dich zusammen. Reiß dich zusammen.* Sie bräuchte für heute unbedingt eine Krankschreibung. Und der Druck im Magen sollte endlich aufhören. Wenn diese beiden Problemchen gelöst wären, könnte sie im nächsten Schritt über zwei oder drei Wochen Urlaub am Stück nachdenken. Dann würde sie sicher wieder in die Spur kommen. So ein Urlaub wirkte ja manchmal Wunder. Nicht noch mal Mallorca mit ihrer Mutter, aber vielleicht irgendwas mit Oli?

»Guten Morgen, Frau Hohmann.« Fränzi sah auf und in ein paar hellbraune Augen hinter einem roten Brillengestell. »Wie kann ich Ihnen denn helfen?« Auffällige Brillen fand Fränzi doof, aber die Ärztin, schätzungsweise Mitte, Ende 50, hatte die vielleicht wärmste Stimme, die sie seit langer Zeit gehört hatte. Fränzi sammelte sich, sie würde nichts von dem ganzen Psychostress sagen, nur dass sie für heute ein Attest brauche und vielleicht irgendein Mittel für ihre Magenschleimhaut.

Als Fränzi aus dem Hauseingang der Praxis in Prenzlauer Berg trat, regnete es in Strömen. Und sie war mal wieder ohne Regenschirm – typisch. Dafür steckte in ihrem Kalender ein gelber Schein, ausgestellt auf drei Tage. Ganz ohne, dass sie etwas von ihrer Erschöpfung erzählt hatte. Einerseits mochte sie die Vorstellung, eine Zeit lang nicht aus dem Haus gehen zu müssen, andererseits machte sie sie nervös. *Zum Glück nur drei Tage*, dachte Fränzi plötzlich, für eine längere Pause hätte sie bei den ganzen TV-Terminen ihrer Künstler wirklich keine Zeit gehabt. Fränzi hielt sich ihre Handtasche über den Kopf – sie wollte unbedingt trocken bleiben – und joggte los. Schon an der nächsten Straßenecke kam sie außer Puste. Sie stellte sich unter den Baldachin eines Cafés und fing an, sich auszumalen, dass sie an den kommenden drei

Tagen viel schlafen und weniger Tiefkühlscheiß essen würde. Sie müsse unbedingt anfangen, gesünder zu essen, am besten selbst kochen. Vielleicht würde sie auch mal wieder ein Buch lesen. Seit der letzten großen Promotour quer durchs Land hatte sie keins mehr in die Hand genommen. *War das wirklich schon so lang her?* Fränzi zog ihr Smartphone aus ihrer Handtasche und ignorierte die roten Pünktchen über den Apps, die anzeigten, wie viele Nachrichten auf welchem Kanal eingegangen waren. Sie öffnete Google und tippte: »Alkohol Urin nachweisbar«.

»'Tschuldigen Sie, ich muss raus.«

»Oh, klar, sorry.« Fränzi hatte sich aus Versehen vor die Tür des Cafés gestellt. Sie trat zwei Schritte zur Seite, aber nicht ohne den Blick von den Google-Ergebnissen abzuwenden. »Bis zu 80 Stunden« stand dort. Wie bitte, 80 Stunden? Das waren fast vier Tage! Fränzi steckte das Handy in ihre Manteltasche. Die Ärztin hatte nicht nur sympathisch, sondern auch noch kompetent gewirkt. Nur für Fränzis Geschmack ein bisschen viel gefragt hatte sie. Und dann darauf gedrängt, zügig einen Termin für ein großes Blutbild auszumachen. Impfungen auffrischen, Urinabgabe (nüchtern), Leberwerte, Belastungs-EKG – sie hatte Fränzi eine endlose Liste an Sachen ausgedruckt, die gemacht werden sollten. »Ja, nee, den Termin mach ich gleich vorne am Empfang«, hatte Fränzi gesagt. Was nur zur Hälfte der Wahrheit entsprochen hatte. Ja, sie wollte all diese Untersuchungen machen lassen, aber sie brauchte ein wenig Vorbereitungszeit. Vor allem für die Urinabgabe. Zwar hatte sie kein Alkoholproblem, aber unangenehm wäre es ihr trotzdem, falls die Ärztin sehen würde, dass sie diesbezüglich nicht unbedingt eine Kostverächterin war. Vielleicht könnte sie ja eine Freundin bitten? *Nein, das kannst du nicht bringen.* Oder sie würde einfach mal drei, vier Tage nichts trinken. So schwer konnte das doch nicht sein.

• • •

Ping! Fränzi tippte unbeirrt weiter an ihrer E-Mail, aber musste unmittelbar grinsen. Zwar hatte sie ihr Smartphone umgedreht auf den Schreibtisch gelegt, damit sie das Aufleuchten von ankommenden Nachrichten nicht ablenken würde. Aber dieses Ping, jeden Werktag gegen 17 Uhr, war ihr Lieblingsping. Weil es von Oli stammte. Ihr kleines Ritual, über das sie sich damals kennengelernt hatten: der gemeinsame Espresso unten an der Café-Bar. Wobei Espresso lediglich einen Überbegriff für den Absacker des Arbeitstages darstellte. Dieses Ping war im Gegensatz zu manch anderen Pinggeräuschen ein warmes und brachte einen Moment Entspannung vom Alltag und mindestens einen Kuss von Oli – und der küsste wirklich gut, auch noch nach über vier Jahren Beziehung.

Ein schneller Blick in ihren Handspiegel, und dann ab nach unten an die Bar. Fränzi zog die mittlere Schublade ihres Rollcontainers so schwungvoll auf, dass der Inhalt klimperte. Eigentlich hatte sie die Fläschchen so platziert, dass keine die andere berührte, immer mit Abstand oder Papieren dazwischen. Sei's drum. Für jedes dieser Fläschchen würde sie, wenn nötig, mühelos eine gute Erklärung finden. Für die anderen. Und für sich selbst. Der Blick in den Handspiegel, der auf dem Stapel Papiere lag, veranlasste Fränzi dazu, sich mit dem Zeigefinger die Schatten Wimperntusche unter den Augen wegzureiben. Dann schob sie die Schublade vorsichtig wieder zu, diesmal ohne ein Geräusch zu verursachen.

»Ines, ich bin mal kurz unten. Du hältst die Stellung. Soll ich dir 'nen Cappuccino mitbringen?«

»Oh ja, gern. Danke dir! Und viel Spaß.«

Fränzi flötete ein Danke an die neue, wirklich nette Kollegin, mit der sie seit Kurzem das Büro teilte, und schwebte förmlich aus der Tür und über den Flur. Immer wenn sie mit Oli Zeit verbrachte, fühlte sie sich leichter. Sogar in den Momenten, in denen er mal ein bisschen pessimistisch in die Zukunft blickte. Nicht, was ihre Liebe und ihre Beziehung betraf, eher generell. Aber Fränzi wusste, wie sie ihn in solchen Momenten mitreißen oder aufmuntern konnte. Auf Konzerten und im VIP-Bereich war er immer ihr Plus 1, als gelernter Gastronom führte er sie in die neuesten Läden der Stadt zum Essen oder auf einen guten Drink aus. Sonntags machten sie manchmal Ausflüge. Und vor allem rumspinnen und nach den Sternen greifen, das konnte man mit Oli wunderbar.

Als sich die Türen des Lifts im Erdgeschoss öffneten, sah ihr Oli von der Bar aus direkt in die Augen. »Weißte was?« Fränzi rief so laut, dass sich die anderen Leute im Café zu ihr umdrehten. »Oh, sorry!«, rief sie nicht weniger leise, als sie mit hohen Schuhen klackernd durch die Tischreihen und auf Oli zumarschierte. »Was führst du jetzt wieder im Schilde?« Oli grinste und gab ihr einen schnellen Kuss über die Bar hinweg.

»Vielleicht wandern wir einfach nach Neuseeland aus.«

»So schlimm?« Oli drehte sich zum Spirituosenregal um und nahm eine Flasche Jägermeister aus dem Regal. »Jap. Ich bin so genervt, ey. Oben drehen schon wieder alle am Rad.«

»Ich weiß ehrlich gesagt gar nicht, ob ich nach Neuseeland will.« Oli stellte zwei Espressotassen auf die Bar und goss ein. »Und ich weiß nicht, ob mir die kleine Tasse heute reicht.« Fränzi lachte laut.

»Lass einfach alle Zelte hier abbrechen.«

»Okay. Aber nicht Neuseeland.«

»Dann Malle.«

»Als Nachbarn von deiner Mutter, oder?« Jetzt lachte Oli laut.

»Bist du verrückt?!« Fränzi hob ihr Tässchen, um anzustoßen. »Chin-chin!«

Die scharfe Kräuternote tat richtig gut. Seit ein paar Tagen hatte Fränzi Halsschmerzen. »Mach mir mal gleich noch einen, bitte. Und dann nehm ich noch 'nen Espresso. Und für Ines später Cappuccino.« Oli schenkte mit rechts Jägermeister in Fränzis Tässchen nach, lehnte sich mit dem linken Arm nach hinten zur Siebträgermaschine. Sie liebte es, dass er Dinge gleichzeitig tun und ihr trotzdem das Gefühl geben konnte, ganz bei ihr zu sein. Oli lehnte sich mit verschränkten Armen auf die Bar. »Vielleicht müssen wir gar nicht alles ändern, nur ein bisschen was.«

Fränzi tat es ihm gleich. Sie lächelte verschwörerisch. »Vielleicht machen wir was Eigenes. Eine Champagner-Bar hier neben der Firma!« Im letzten Teil des Satzes brach sie in schallendes Gelächter aus.

»Verrücktes Huhn, du.« Oli schüttelte den Kopf. Das Handy in Fränzis Gesäßtasche piepte, und Fränzi griff zur Tasse. »Das ist hundertpro Martin, ich muss wieder hoch.«

Sie stürzte den Inhalt ihres Gläschens zügig hinunter. Diesmal kitzelte die Schärfe im Hals nicht mehr wohlig, sie brannte unangenehm. »Machst du mir noch schnell den Cappu?«

»Sí, Señora!« Oli wandte sich zur Kaffeemaschine um und nuschelte in das Kreischen des Milchschäumers irgendetwas von Serrano und Rotwein zum Abendessen.

Als Fränzi im Fahrstuhl zurück in den sechsten Stock fuhr, lief »Geboren um zu leben« von Unheilig. Was für ein Timing, als wäre ihr Leben eine Rom Com. Bloß ohne Hugh Grant. Sie lehnte sich an die kühle Spiegelwand des Lifts und schloss die Augen. Hundemüde war sie. In ihrem Magen zog es. Sie musste unbedingt den Termin für das große Blutbild bei der netten Ärztin mit der dicken Brille ausmachen, den schob sie nun schon seit über einem Jahr vor sich her. Vielleicht würde sich aber auch alles von selbst lösen, wenn sie endlich ein bisschen kürzertreten oder etwas in ihrem Leben ändern würde. Vielleicht wäre das wirklich eine Idee, etwas Neues wagen, zusammen mit Oli.

Oben angekommen zog sie ihr Handy aus der Gesäßtasche –

die Nachricht von vorhin war wirklich von ihrem Chef und sein Ton wie meistens pampig und kontrollierend. Die restlichen drei Stunden, die Fränzi am Schreibtisch verbrachte, war sie nur pro forma anwesend. Eine Bar, ganz so abwegig war dieser Plan doch gar nicht. Ihre Gedanken kreisten um das, was Oli am besten konnte: Gastronomie. Und das, was sie am besten konnte: bei einem Getränk mit Menschen ins Gespräch kommen.

• • •

Vielleicht war es der interessierte Ausdruck in ihren Augen gewesen, vielleicht die hochgezogenen Augenbrauen in Kombination mit dem eindeutig erkennbaren Lächeln auf ihren Lippen, vielleicht die freudig zusammengeschlagenen Hände. Auf jeden Fall hatte Fränzi im Ausdruck ihrer Mutter gerade eben etwas gefunden, wonach sie rund 34 Jahre gesucht hatte: Stolz. Annette schien wirklich und wahrhaftig stolz auf sie zu sein. Endlich. Und all das wegen eines kleinen Ladens in Berlin. In den 15 Jahren, in denen Fränzi sehr erfolgreich in der Plattenbranche war, hatte ihre Mutter meist desinteressiert gewirkt. Oder sich beschwert, dass Fränzi ständig am Handy hing, so wichtig könne sie schließlich nicht sein. Aber diesmal hatte Fränzi anscheinend einen Volltreffer gelandet. Oli und sie waren nach ihrem Café-Bar-Gespräch vom Hundertsten ins Tausendste, von Neuseeland auf Prenzlauer Berg und von der Baridee zu einem handfesten Konzept für einen Wein- und Delikatessenladen mit mallorquinischen Spezialitäten gekommen, den die beiden als Partner eröffnen und führen würden.

»Und zur Eröffnungsfeier bekommt ihr von mir einen kleinen Transporter geschenkt. Mit Logo und allem. So richtig professionell.«

»Äh. Wie bitte?«

Fränzi rutschte auf dem Esstischstuhl hin und her, als säße sie auf spitzen Steinen. »Na, ist das was?« Ihre Mutter lächelte breit. »Mama, bist du dir da sicher?« Fränzi räusperte sich, wie immer, wenn sie nervös wurde. »Ich weiß nicht, ob du da eventuell falsche Vorstellungen hast. So ein Auto ist nicht ganz billig, glaub ich.«

»Ich schenk euch das, keine Widerrede. Dann könnt ihr auch Lieferungen machen, oder was ihr alles vorhabt mit eurem neuen Laden.« Das Bild ihrer weiß-blau gekleideten Mutter vor dem gelb-braunen Gemälde im Esszimmer verschwamm vor Fränzis Augen. Diesmal waren es nicht die ständig wiederkehrenden Schlieren, sondern ein Anflug von Tränen. Die Reaktion ihrer Mutter auf ihr neues Leben deutete sie als ein weiteres Zeichen dafür, dass der Zeitpunkt richtig gewesen war, genau jetzt Nägel mit Köpfen zu machen und in der Firma zu sagen, dass sie raus wäre. Nicht ganz raus, aber so ziemlich.

Neben dem Laden würde sie frei für die Firma weiterarbeiten. Das sollte funktionieren, mit Oli als Geschäftspartner. Als sie ihm neulich abends offenbart hatte, dass sie zweigleisig fahren würde, hatte er sie unerwartet ernst angesehen und gefragt, ob das nicht ein bisschen viel auf einmal sei. Herausforderungen waren im Gegensatz zu Neinsagen ihr Ding. Weil sie ihr Auftrieb, Rückenwind und Oberwasser gaben. Und seitdem Oli das Leuchten in ihren Augen gesehen hatte, stellte er diese Frage nicht mehr.

Bis zur geplanten Eröffnung waren es noch sechs Monate. Für die Organisation, die Auswahl und den Einkauf der Produkte auf der Insel, die Logistik und die Renovierung der Ladenfläche ein knappes Timing. Doch sie würde das Kind schon schaukeln.

Später aß Fränzi mit ihrer Mutter zu Abend, Spiegeleier mit Kartoffeln und Rahmspinat. Die Mama hatte die Teller in der Küche angerichtet und sogar frisch gehackte Petersilie über die Kartoffeln gestreut. Danach sahen sie sich eine Liebesschnulze im Fernsehen an, Annette auf ihrem mit Leopardenmuster bezogenen

Sessel und Fränzi in Kuschelsocken auf dem Sofa, tranken trockenen Rotwein und naschten Edelbitterpralinen. Gegen 23 Uhr bezog Fränzi das Gästezimmer mit angeschlossenem Bad im Keller. Die Freude über die schöne Familienzeit hatte sie in eine Decke aus Wärme und Wohligkeit eingehüllt. Hoffentlich bliebe das jetzt immer so. Sie schlüpfte in ihr Schlafshirt, nahm einen Schluck Wodka aus der Miniflasche im Schminktäschchen und ging ins Bad, um sich abzuschminken und Zähne zu putzen. An diesem Abend hätte sie die ganze Welt umarmen können.

• • •

Fränzi genoss die Minuten, bevor sie morgens den Laden aufschloss. Weil sie so ruhig und friedlich waren. Und weil die Novembersonne, wenn sie wie heute so schön schien, das Weinregal anleuchtete und für sie zum Funkeln brachte. Oli und sie hatten die Weine und den Sekt nach Regionen sortiert, in mehreren deckenhohen Regalen, und boten jede Sorte zur Verkostung an. Eingerahmt wurden die Weinregale von Anrichten aus dunklem Holz, in denen liebevoll beschriftete Gläschen mit Mandeln, Oliven, Kapern oder spanischer Streichwurst von der Insel lagerten. Alles, was sie zum Verkauf anbot, hatte Fränzi selbst probiert. Dank ihrer guten Kontakte zu den TV-Sendern war die Eröffnung vor ein paar Wochen von Fernsehkameras eingefangen worden. Im Bericht eines Regionalsenders tauchte in ein paar Schnittbildern sogar ihre Mutter auf. Wie sie an einem Glas Sekt nippte, beschwingt mit den Gästen plauderte und dann ein Interview gab, in dem sie ihre Tochter zu diesem gelungenen Event beglückwünschte. Selbstverständlich hatte auch Fränzi dem Journalisten ein paar Statements geliefert. »So köstlich, da könnte man glatt Alkoholikerin werden«.

»Wenn Sie mich das nächste Mal besuchen, passe ich wahrscheinlich nicht mehr durch die Tür.« Die umstehenden Gäste hatten noch lauter gelacht als Fränzi selbst.

Schwarze Zahlen schrieb sie so wenige Wochen nach der Eröffnung natürlich noch nicht, aber die Umsätze passten erstaunlich gut. Bloß zu dem versprochenen Lieferwagen hatte ihre Mutter gar nichts mehr gesagt, aber der würde schon noch kommen. Dann könnten Oli und sie den Laden noch mal auf ein ganz anderes Level heben.

Gleich begann die Mittagspausenzeit, und die Menschen im Viertel verbanden den Lunch gern mit einem Besuch bei ihr im Laden. Geschenkkörbe, ein Schlückchen kosten, eine Flasche für den Abend kaufen. Mit der friedvollen Stille war es dann immer schnell vorbei, manchmal wurde es richtig wuselig. Am besten besucht war ihr Lädchen zu Feierabend.

Fränzi ließ einen prüfenden Blick über die 40 Quadratmeter neues Leben schweifen und blieb am ersten Weinregal hängen. Der einzige Nachteil an den Sonnenstrahlen war, dass man jedes Körnchen Staub sah. Fränzi kramte das Mikrofasertuch, das ihr ihre Mutter gegeben hatte, aus einer Schublade – »frisst den Staub im Nu auf.« Wie in einer Teleshopping-Werbung hatte die Mama geklungen. Vorsichtig fuhr Fränzi mit dem gelben Tuch um den Zeigefinger die Stellen in den Regalböden in der Sonneneinflugschneise ab, auf denen keine Flaschen oder Weinkisten standen. Als alle Flächen von Staubkörnern befreit waren, stopfte sie das Tuch in die Gesäßtasche ihrer schwarzen Jeans und griff sich einen der Korkenzieher, die überall deponiert waren. Zügig drehte sie ihn in den Manto Negro hinein, einen ihrer Lieblingsweine, entdeckt in einer süßen kleinen Bodega auf der Insel. Mit dem leisen Ploppen des Korkens strömte eine Prise Karamell in ihre Nase. Fränzi nahm einen tiefen Zug. Der Wein floss dunkelrot und samtig in den Dekanter. Ein bisschen atmen lassen, dann würde sie kosten.

Neun Stunden, etwa 30 Kunden, mehrere verkostete Weinflaschen und verkaufte Kisten plus ein paar Olivengläser später stand Fränzi wieder in einem leeren Laden. Nicht mehr ganz so friedvoll wie am Vormittag, ihre Beine fühlten sich schwer an und ihr Kopf neblig. Zum Ende eines Arbeitstages kam man als gute Gastgeberin nicht drumherum, auch mal mit den Kunden anzustoßen. So hatte sie es erwartet, dass ihre neue Aufgabe aber so schnell in Stress ausgeartet war, überraschte sie. Zehn- bis Zwölfstundentage im Laden, davor zwei, drei Stunden die Aufträge ihrer Künstler erledigen.

Drei Weingläser mit einem Rest rotem Samt darin standen noch auf dem Stehtisch vor dem großen Regal – welches Glas war noch mal ihres? Fränzi war sich nicht sicher. Und nun – den feinen Wein einfach wegschütten? Verschwendung wäre das. Aber wenn Passanten von draußen durchs Schaufenster sahen, wie sie die Reste der Gäste trank? Fränzi stand wie angewurzelt vor dem Bistrotisch und sah abwechselnd auf die Gläser und dann wieder nach draußen. Auf dem Gehweg schien wenig los zu sein. Wie immer nach Ladenschluss. Sie streckte die Hand nach dem mittleren Glas aus – sei's drum, schließlich war das hier ihr Laden – und trank. Und dann nach dem linken und dann nach dem rechten. Anschließend hakte sie die drei Gläser gleichzeitig zwischen ihre Finger und steuerte die kleine Spülküche im hinteren Bereich des Ladens an. Die Spülmaschine surrte meditativ vor sich. Oh, sie hatte sie bereits angeschaltet? Wann? Fränzi spürte kalten Schweiß im Nacken. *Ja, gerade ist alles ein bisschen viel, aber du kannst das.* Oder lag das Gefühl, dass sie langsam ausbrennen würde, gar nicht am beruflichen, sondern auch am privaten Stress? Oli kam dieser Tage mal wieder nur schwer aus dem Bett. Sie sagte ihm, er solle sich schonen, sie würde den Laden schon allein gewuppt kriegen.

Fränzi riss die laufende Spülmaschine auf, warmer Dampf stieg ihr ins Gesicht, ein bisschen Wasser spritzte auf ihr Handgelenk.

Die drei Gläser hatten beim besten Willen keinen Platz mehr in den weißen Gitterfächern. Fränzi legte sie einfach obenauf. *Scheiß drauf.* Beim Zudrücken klirrte es. Das Geräusch stach in ihren Schläfen. Am Wochenende würde sie sich mal wieder bei Ines und Britta melden. Die schrieben in letzter Zeit immer seltener, und seit der Eröffnung hatten sie sich auch nicht blicken lassen. Auch wenn ihre Freundinnen ihr fehlten, hatte dies etwas Gutes. Ein paar Monate vor der Eröffnung hatten die beiden nämlich angefangen, öfter komische Fragen zu stellen.

»Trinkst du nicht ein bisschen viel?«

»Hast du getrunken, du wirkst so aufgekratzt?«

Übergriffiger, nerviger Scheiß, mit dem sie sich da rumschlagen musste. Lag das am Alter, oder warum verhielten sich ihre ehemals coolen Freundinnen auf einmal so spießig? Und dann war da natürlich noch ihre Mutter. Die ging seit bald 20 Jahren ohne Klinikaufenthalte durchs Leben, das war die Hauptsache. Aber manchmal brachte sie trotzdem Sachen, die sich Fränzi anders erhofft hätte, irgendwie warmherziger oder fürsorglicher. Aber für Gluckengehabe war ihre Mutter ja noch nie der Typ gewesen. Außerdem versuchte Fränzi seit geraumer Zeit, sich auf die guten Seiten im Leben zu konzentrieren, auch auf die gute Seite ihrer Mutter. Gar nicht so einfach. Sobald Oli sein aktuelles Tief überwunden hätte, würde sie ihm erzählen, dass ihre Mutter ihr in letzter Zeit wieder häufiger Sätze an den Kopf warf wie: »Nie hast du Zeit für mich!« Fränzi fragte sich, ob diese Sätze versuchte Erpressung waren, oder ob sie ihrer Mutter vielleicht wirklich das Gefühl gegeben hatte, nicht genug für sie da zu sein. Wenn so ein Telefonat mit ihr beendet war, bekam Fränzi neuerdings manchmal schwer Luft. Warum, konnte sie sich nicht erklären. Mit ihrer Lunge war schließlich alles okay, das hatte ihr die Ärztin beim Check-up bescheinigt. Nur ihre Leberwerte waren leicht erhöht gewesen. Was gegen ihre Atemnot half, wusste Fränzi selbst sowieso am besten. Manchmal reichte schon ein einziger Schluck, damit sie sich wieder geerdet und halbwegs sicher auf dieser verrückten Welt fühlte. Ein einziger Schluck konnte Umarmung, Tröster, Mutmacher, Arschtrittgeber, Liebhaber, einfach alles sein. Auf diesen Schluck war Verlass. Und wenn sie sich umsah im Bekanntenkreis, ging es den meisten Menschen doch ähnlich – wer etwas aus seinem Leben machen wollte, ackerte eben von morgens bis abends. Und dabei trank man vielleicht mal einen über den Durst oder nahm eine kleine Schlaftablette oder sonst was, kein Grund, gleich durchzudrehen. So war das eben, wenn man was werden wollte. Fränzi öffnete das Kippfenster in der Spülküche, sonst würde es über Nacht zu dampfig in dem kleinen Raum werden. Ihre Augenlider drückten schwer, als sie die Ladentür von außen zweimal abschloss.

Als sie gegen 21:30 Uhr ihre Wohnungstür aufschloss, wartete Oli mit einer Suppe von ihrem Lieblingsvietnamesen und einem Glas Weißwein auf sie. Dieser Kerl schaffte es einfach immer, ihr ein Lächeln ins Gesicht zu zaubern. Als sich Fränzi einen Begrüßungskuss später auf die Sitzbank an ihrem großen Holztisch fallen ließ, fand sie, dass im Grunde doch alles in ihrem Leben ziemlich in Ordnung war.

• • •

Die Sitzfläche des Plastikstuhls im Wartebereich war kalt. Sogar kälter als die Dezemberluft, in der Fränzi vor 45 Minuten von Brittas Auto hierher gestiefelt war. Fränzi rutschte auf dem Plastikstuhl hin und her, aber trotz der Reibung entstand keine Wärme. Geschlafen hatte sie so gut wie gar nicht. Ihre Augen fühlten sich so an, als würden sie gleich aus ihrem Kopf ploppen und über den grauen PVC-Boden rollen. Wann würde man sie endlich aufrufen? Für die Ärztinnen und Ärzte hier lief diese ganze Sache wahrscheinlich nicht unter dem Etikett Notfall. Für Fränzi schon. Wobei GAU noch treffender war, der größte anzunehmende Unfall ihres Lebens. Rückfall. Mutter. Zusammenbruch. Klinik. Als sie den Anruf gestern Abend bekommen hatte – sie hatte gerade gemütlich auf der Couch gelegen, eine leckere Portion Fettuccine von ihrem Lieblingsitaliener im Bauch –, waren diese Worte durch den Handylautsprecher an ihr Ohr gedrungen. Worte, von denen sie gehofft hatte, sie nie mehr hören zu müssen. Worte, die sich unmittelbar wie tausend Tonnen Beton auf ihren Brustkorb legten und sie niederdrückten. Eine Last, unter der sie sich nie wieder hervorbewegen könne, die sie einfach unter sich begraben würde. Doch jetzt saß sie hier, im Wartezimmer der Klinik. Mit einem Horrorfilm an offenen Fragen und Erinnerungsfetzen im Hirn. Wieso hatte es in den vergangenen Monaten oder Jahren keine Vorboten für den Rückfall ihrer Mutter gegeben? Keine depressiven Anrufe, keine euphorischen Versprechungen, keine Phasen, in denen sie nicht aus dem Bett gekommen war? Oder hatte Fränzi manche Zeichen bloß nicht richtig gedeutet?

»Frau Hohmann in die Zwei, bitte.«

Fränzi zuckte zusammen, sprang aber sofort von dem Plastikstuhl auf. Sie blinzelte angestrengt, in der Hoffnung, dass ihr Sehnerv die Frau im weißen Kittel vor ihr schärfer stellte. Fehlanzeige, sie konnte Umrisse erkennen, doch die Schlieren und der Nebel blieben. Wie immer. Sie tat sich schwer, ihre Handtasche wie gewohnt über die Schulter zu werfen, ihre Finger waren so kalt, dass sie kaum Gefühl darin hatte. Doch als sie alles beisammenhatte, schaffte sie es, der Frau in Weiß so akkurat wie möglich und ohne zu schwanken zu folgen. An den gelb gestrichenen Raufaserwänden hingen große Fotodrucke von einzelnen Blumen, aufgenommen aus der Froschperspektive. Die Blumen, die wahrscheinlich fröhlich wirken sollten, empfand sie als zynisch, den gelben Flur als aus der Zeit gefallen. Eigentlich hatte sie nichts gegen die Farbe

Gelb, aber je weiter sie den Gang hinuntergingen, desto weniger Luft schien sie zu bekommen. *Nicht hyperventilieren.* Sie müsste jetzt unbedingt die Nerven behalten.

Der Kittel der Frau in Weiß wehte leicht, obwohl deren Tempo in Anbetracht des Anlasses ziemlich unaufgeregt wirkte. Logisch, für sie waren psychische Zusammenbrüche Routine.

»Können Sie schon was zum Zustand meiner Mutter sagen?« Fränzis Stimme kratzte. Sie räusperte sich.

»Machen wir gleich in Ruhe, Frau Hohmann.«

Fränzi ließ ein enttäuschtes »Okay« erklingen und klammerte sich mit beiden Händen an den Taschenhenkel über ihrer Schulter. Wie lang, zur Hölle, konnte man zu einem Raum mit der Nummer zwei bitte brauchen?! Auf der Fensterbank, die sie passierten, stand ein Porzellanigel, arrangiert auf einem Bett aus echtem Laub und kleinen orangenfarbenen Kürbissen. Mit jedem weiteren Meter auf dem Klinikflur schien Fränzi aus dem Jahr 2014 hinaus und direkt hinein in die 80er-Jahre zu marschieren. Und mit jedem weiteren Meter schien ihr Brustkorb und damit die Möglichkeit, Luft zu holen, zu schrumpfen. Von irgendwoher kam der Duft von ausgeblasenen Kerzen. Oder von erloschenen Wunderkerzen? Eigenartig, fand Fränzi, die Verwendung von beidem war in Psychiatrien doch ganz bestimmt verboten. Als sie um die Ecke bogen, wechselte die Flurfarbe von Gelb zu Türkis, Fränzis Rücken kroch ein Schauer hinauf, dabei mochte sie Türkis gern. Auf einmal lief vor ihrem inneren Auge ein Film ab. Da waren lauter Menschen mit leeren Blicken in einem vollen Speisesaal, eine goldene Girlande mit Sternen und irgendeiner vierstelligen Zahl, eine Schwester ging von Platz zu Platz und legte jedem eine Wunderkerze hin. Fränzi kannte keine der Personen. Aber da war auch ihre Mutter, direkt neben ihr. Auf einem Plastikstuhl sitzend, vor einem Teller mit grau aussehenden Wiener Würstchen und Kartoffelbrei. Die Hände rechts und links vom Teller auf dem Tisch ruhend. Schweigend. Daneben auf einem Hocker Fränzi selbst, die einen ähnlich beladenen Teller vor sich stehen hatte und ihre Hand unter die ihrer Mutter geschoben hatte. Am Nebentisch hörte sie eine Frau im weißen Kittel zu einem alten Mann sagen: »Heute ist doch Silvester, jetzt machen Sie halt mal ein bisschen mit.« Fränzi versuchte die Hand ihrer Mutter zu nehmen – Fränzis Hand war viel kleiner als die von Annette, nicht einmal halb so groß –, doch deren Finger reagierten nicht. Als wäre sie eine leblose Puppe.

Fränzi schüttelte sich, sie streckte im Gehen ihren linken Arm vor sich aus, um ihre Hand zu inspizieren. Ja, sie sah normal groß aus. Schwarz-silbern blinkende Punkte schoben sich in ihr Sichtfeld. Wieso hatte sie das Gefühl, schon einmal hier in diesen Räumlichkeiten gewesen zu sein? Verlor sie jetzt auch so langsam den Verstand? Dann wäre ihre Mutter vielleicht endlich einmal diejenige, die sich Sorgen machen würde und kümmern müsste, und nicht Fränzi. *Reiß dich zusammen. Reiß dich zusammen. Reiß dich zusammen.*

Vor einer Tür mit einer blauen Zwei kam die Frau vor ihr zum Stehen. Raum zwei. Endlich. Die Frau hielt Fränzi die Tür auf. In der Erwartung, dass sie gleich endlose Minuten des Wartens erleben würde, schlüpfte Fränzi in den Besprechungsraum. Die Frau tat es ihr gleich, schloss die Tür hinter sich und stellte sich als die behandelnde Neurologin ihrer Mutter vor. Die Ärztin setzte sich zügig und fing an, auf der Computertastatur vor sich etwas einzutippen. Fränzi nahm auf dem Stuhl gegenüber Platz, schon wieder Plastik, diesmal aber mit einem dünnen Sitzkissen aus Filz. Fränzi faltete die Hände im Schoß und sah, dass sich der Mund der Ärztin bewegte. Sie spürte Hitze in sich hinaufsteigen und den Wunsch nach einem Schluck Wodka. Oder nach Koks. Oder nach beidem. Irgendwas, was so richtig taub macht. Doch nichts davon war jetzt gerade möglich. Fränzi ballte die Fäuste. Ihre

Knöchel nahmen einen Lilaton an. Oder lag das am Halogenlicht von oben? Fränzi versuchte der Neurologin aufmerksam zuzuhören, doch da war zu viel Nebel um sie herum. »Konsequente medikamentöse Behandlung«. Die Hitze in Fränzis Körper stieg weiter an. »Antidepressiva«. Wenn sie es nicht besser wüsste, hätte sie angenommen, ihre Ohren würden brennen, so heiß war ihr Kopf mittlerweile. »Eventuell eine bipolare Störung, müssen wir sehen, manische Phasen, noch keine genaue Diagnose«. Auf einmal war da wieder der pappige Geruch von Haferschleim in ihrer Nase. Wo kam der denn jetzt her? Fränzi schluckte. »Das kann von wenigen Wochen bis zu mehreren Monaten dauern.« Vor ihrem inneren Auge lief jetzt die Fortsetzung von vorhin auf dem Flur. Diesmal erkannte sie den Film, der gezeigt wurde. Sie sah sich selbst die Treppe zum Schlafzimmer hinaufsprinten. Stolpern. Tränen runterschlucken. Wieder aufstehen. Hörte die Mutter ihren Namen rufen. Spürte die mitleidigen Blicke der Verwandten. Zwischendurch nahm sie Satzfetzen der Ärztin wahr, die immer begannen mit »Sie sollten für Ihre Mutter ...« und »Sie müssen Ihrer Mutter« und »Seien Sie ihr eine Stütze«. Wie denn?, hätte Fränzi gern geschrien. Wie soll ich das alles noch einmal schaffen? Doch kein Wort wollte aus ihrem Mund kommen. Fränzi nickte und glühte und glühte und nickte. *Alles, bloß das nicht. Alles, bloß das nicht. Alles, bloß das nicht. Halt's Maul, Franziska Hohmann, dafür ist es jetzt zu spät.* War das die Superkraft ihrer Mutter, immer schlechter dran zu sein als sie selbst? Die Ärztin tippte jetzt wieder auf der Tastatur, dann hielt sie Fränzi ein Schreiben unter die Nase, auf dem sie als Kontaktperson ihre Daten eintragen sollte. *Wie?* Fränzis Gedanken kreisten nur um diese eine Frage.

»Das ist sicher nicht einfach für Sie«, hörte sie die Ärztin sagen. Fränzi nickte und spürte, wie das Glühen im Kopf weniger wurde, als hätte jemand ein Fenster geöffnet, um frische Luft hineinzulassen. Endlich. Endlich interessierte sich auch mal jemand für sie und ihr Wohlergehen. Sie würde jetzt all ihren Mut zusammennehmen und nach Hilfe fragen.

Fränzi räusperte sich. »Was kann man denn als Tochter einer psychisch so schwer kranken Mutter machen? Als Tochter muss man ja auch irgendwohin mit alldem.« Die Ärztin presste die Lippen aufeinander und nickte. »Ich verstehe Sie, Frau Hohmann. Allerdings kann ich Ihnen da gerade leider auch nicht weiterhelfen.« In diesem Moment wusste Fränzi, dass nichts in ihrem Leben in Ordnung war und dass sich daran auch niemals etwas ändern würde.

• • •

Nur wenige Zentimeter trennten Fränzis Gesicht von der Klobrille. Aus der Schüssel stank es erbärmlich. Ihre Augen tränten und brannten, trotzdem konnte sie Pizzabröckchen in ihrer Kotze erkennen. Das bedeutete, dass sie in den vergangenen Stunden doch noch etwas anderes als Weißwein zu sich genommen hatte. Kotze als Erinnerungsstütze. *Auch nicht schlecht*, dachte Fränzi, während ihr Körper weiterpumpte. Sie kniete über der Schüssel, Rücken gekrümmt, Hände in die nackten Oberschenkel gekrallt. Ihr T-Shirt klebte an ihrem schweißnassen Körper, als wäre sie gerade einen Marathon gelaufen. Auf Höhe ihres Zwerchfells kündigte sich jetzt Schwall Nummer zwei an. Fränzi versuchte, sich in Position zu bringen, und legte den einen Arm auf der Klobrille ab. Ihr Kopf war schwer und ihn zu halten kräftezehrend. Fränzi ließ ihn noch ein Stückchen weiter in die Schüssel hängen. Wie spät war es eigentlich? Morgen oder Abend, Tag oder Nacht? War sie heute schon in der Plattenfirma gewesen, oder würde gleich ihr Handywecker klingeln? Sie wusste nichts mehr. Nur eines: Niemand auf der ganzen Welt war so allein wie sie. Als sie ihre Mutter zuletzt in der Psychiatrie besucht hatte, hätte sie sich am liebsten selbst in das Gitterbett gelegt. Mit ihr kuscheln wollte ihre Mutter, und dass Fränzi ihr den Rücken kraulte, zum Einschlafen. Beim Gedanken daran schüttelte es Fränzi am ganzen Körper.

Gleich würde der nächste Schwall aus ihr herausbrechen. Über die unterschiedlichen Stadien eines Kotzanfalls könnte Fränzi mittlerweile eine Doktorarbeit schreiben. Der erste Schwall beförderte immer etwas aus dem Körper, viel Flüssigkeit plus halb verdaute Masse oder Stückchen. Beim zweiten Schwall kam meist nur Gallenflüssigkeit, was wahnsinnig schmerzhaft war. Das dritte und definitiv schlimmste Stadium nannte sie Trockenkotzen. Weil der Körper pumpte und bebte und zitterte und noch mehr loswerden wollte, aber nichts mehr rauskam. Als müsste sich ihr Innerstes mit aller Gewalt nach außen stülpen. Warum hatte sie es in all den Jahren nicht ein einziges Mal geschafft, den Würgereiz und das Kotzen zu unterdrücken? Sie hatte doch schon so vieles in ihrem Leben unterdrückt, was man eigentlich nicht unterdrücken konnte. Liebe, Hass, Wut, Tränen, Schmerz, warum also nicht auch noch das? Dabei fand sie Kotzen weniger tragisch als die meisten Menschen, die sie kannte. Weil es zu ihrem Alltag gehörte. Zu ihrem Körper. Zu ihr. Fränzis Kopf sackte noch ein Stückchen weiter in Richtung Schüssel. Die Kälte der Klobrille kühlte ihre heiße linke Wange. Dann ließ sie los.

Als Erstes spürte Fränzi ein Stechen im Nacken. Als sie hochschreckte und realisierte, dass sie auf dem Badezimmerboden eingeschlafen war, gesellte sich ein Stechen in der Magengegend dazu. Dann in den Augenhöhlen. Dann Feuer in ihrer Kehle. Hatte sie sich noch mal übergeben, ohne es zu merken? Shit. Die Türklingel. Wahrscheinlich eine ihrer Freundinnen, die sich als Moralapostel aufspielen wollte. Fränzi hatte diese ständigen Stippvisiten so satt.

»Nein, ich habe kein Alkoholproblem, Britta.«

»Ja, alles okay, Ines, es ist nur gerade ein bisschen viel los in meinem Leben.«

Heute würde sie die Tür nicht öffnen.

• • •

»Ach, meine Fränzi.« Ihre Mutter hauchte mehr durchs Telefon, als dass sie sprach. Sie klang leidend. Und es gab fast nichts, was Fränzi mehr hasste. Weil das Leiden ein Vorbote für Schlimmeres war. Weil die Stimmlage Erinnerungen in Fränzi wachrief. Weil sie plötzlich wieder den Geruch von Haferschleim und abgestandener Schlafzimmerluft in der Nase hatte. Weil sie die geplatzten Versprechen wie schwere Steine in der Magengegend spürte. Seit die Ärztin in der Klinik ihre Mutter medikamentös eingestellt hatten, war es ihr ein paar Wochen einigermaßen okay gegangen. Doch seitdem gaben sich gute und schlechte Phasen die Klinke in die Hand. Am liebsten hätte Fränzi das Bürotelefon gegen die Wand geschmissen. Aber sie war nicht allein im Raum und musste sich zumindest ein bisschen beherrschen. Das war der bestimmt zehnte oder zwölfte Anruf dieser Art in den vergangenen Tagen gewesen. Immer lag ihre Mutter im Bett, wenn sie anrief, und wimmerte, sie habe fürchterliche Angst und sie könne nicht aufstehen. Und immer sollte Fränzi in Berlin alles stehen und liegen lassen und runter nach Frankfurt kommen. Wenn es besonders schlimm war, kündigte sie an, dass sie sich das Leben nehmen werde, was Fränzi selbstverständlich in rasende, brennende Angst versetzte. Bei den ersten Malen war sie besorgt dem Flehen gefolgt und hatte sechs, sieben Stunden später eine aufgekratzte ältere Dame in ihrem Garten erlebt, die Hecken stutzte, im Haus rumräumte und ihre Tochter anschnauzte, dass sie nicht von ihr bemuttert werden wolle. Beim nächsten Mal aber waren ihre Angstzustände so schlimm gewesen, dass Fränzi ihr Beruhigungsmittel verabreicht und alle möglichen Praxen und Kliniken nach Hilfe durchtelefoniert hatte. Ein anderes Mal hatte sie Oli als seelische Unterstützung mitgenommen, was ihr Annette derart übel genommen hatte, dass sie sie am nächsten Morgen putzmunter, aber sehr verstimmt bat, wieder zu fahren. Nach weiteren Anrufen hatte Fränzi sich selbst und vor allem Oli versprochen, nicht mehr in Panik loszufahren, sondern erst einmal abzuwarten.

»Pass auf, Mama.« Sie holte tief Luft, als wüsste sie, dass sie jetzt einen langen Atem brauchen würde. »Du gehst ins Bad und wirfst dir ein bisschen Wasser ins Gesicht.« Sie war sich sicher, dass ihre Mutter am anderen Ende der Leitung den Kopf schüttelte, auch wenn die erst einmal keinen Mucks von sich gab. Dann folgte ein leiser Schluchzer. »Und dann wäscht du dir vielleicht die Haare und legst ein bisschen Make-up auf. Vielleicht sieht die Welt dann schon ganz anders aus, hm?«

»Wasser?«, hauchte es durchs Telefon, nicht ganz tonlos, sondern etwas energischer. »Aber was soll Wasser bringen?« Diese Empörung war ein gutes Zeichen, wusste Fränzi.

Im Grunde ihres Herzens war sie sich relativ sicher, dass ihrer Mutter zumindest heute nichts fehlte. Solange sie nicht sagen würde, dass ihr kotterich sei und sie ganz furchtbar Angst habe, war alles halb so wild. »Komm, geh ins Bad, Mama. Versuch's mal. Das tut gut.« Stille am anderen Ende der Leitung. Oder sollte sie doch fahren und nach ihr sehen?

• • •

»Frau Hohmann in die Eins, bitte.« Fränzi fuhr es in den Magen. Stechender Schmerz. Mehr als sonst. War das nicht typisch für Arztbesuche? Erst wenn man vor Ort war, spürte man, wie nötig man den Termin hatte. Beim Aufstehen ließ der Holzstuhl ein Knarzen ertönen. Fränzi lächelte, als sie die Sprechstundenhilfe erkannte. Sie hatte in den vergangenen Jahren nicht alle Routineuntersuchungen, die ihr die Internistin ans Herz gelegt hatte, wahrgenommen, aber immerhin ein paar. Und diverse kurzfristige Termine, wenn sie wegen der unerklärlichen Bauchschmerzen wieder einmal eine Krankschreibung für die Firma brauchte. Nur vor der Urinprobe hatte sie sich gedrückt – mal hatte sie behauptet, sie hätte den Becher zu Hause vergessen, oder, wenn man ihr einen neuen hingehalten hatte, dass sie keine Zeit habe und sofort losmüsse. Seitdem hatte das Praxisteam nicht gewechselt.

Raum eins lag am Anfang des Flures und die Tür direkt gegenüber von Fränzis Lieblingsskulptur. Bevor sie ins Behandlungszimmer huschte, warf sie einen Blick auf das unfertige Holzgesicht. Die Gegensätzlichkeit traf sie auch nach all den Jahren, die sie hier Patientin war, noch immer mitten ins Herz.

»So. Die Frau Doktor ist in ein paar Minuten bei Ihnen, Frau Hohmann.«

»Vielen Dank.« Fränzi nickte und lächelte. Dann nahm sie ihren Platz gegenüber dem Schreibtisch ein.

Ihre Google-Recherche zum Thema stechende Bauchschmerzen und unerklärlicher Magendruck hatte Raum für Spekulationen gelassen. Von Leberproblemen, was Fränzi für unwahrscheinlich hielt, bis zu Hepatitis B oder C. Das wiederum kam schon eher infrage. Weil wechselnde Sexualpartner dafür ein Grund sein könnten, und diesbezüglich war sie nicht gerade ein Kind von Traurigkeit. Nach der Trennung von Oli und der Schließung des Weinladens waren da ein paar Affären gewesen und ein Taxifahrer, den sie mit nach oben genommen hatte. Hoffentlich würde die Ärztin sie nicht nach ihrem Sexleben fragen. Neulich war eine Kollegin betrunken in einen völlig verdreckten Tümpel gestürzt und hatte sich so mit Hepatitis infiziert – Fränzi war nach einer Firmenfeier etwas Ähnliches passiert. Als sich die Tür öffnete, sah

Fränzi direkt in das Paar hellbraune Augen hinter der roten Brille. Mittlerweile hatte sie die irgendwie lieb gewonnen.

»Gut, dass Sie da sind, Frau Hohmann.« Die Ärztin streckte ihr die Hand entgegen. Warm und trocken. Fränzi griff mit kalten, schwitzigen Fingern zu und schämte sich dafür. Wieso war es gut, dass sie da war? War ihre Hepatitis etwa schon so weit fortgeschritten? Oder gar chronisch geworden? Warum hatte man sie dann nicht angerufen? Wahrscheinlich würde ihr die Ärztin gleich offenbaren, dass sie lebenslang Medikamente gegen die Hepatitis einnehmen müsste.

Die Ärztin nahm hinter dem Schreibtisch Platz. Sie schob die Tastatur des Computers ein Stückchen beiseite und lehnte sich mit den Unterarmen und gefalteten Händen auf den Tisch und zu Fränzi. Fränzis Kehle machte ein lautes Gurgelgeräusch, als hätte sie Magenknurren, bloß eben im Hals. Sie rieb sich mit der einen Hand die Finger der anderen, um wenigstens ein bisschen Wärme und Gefühl hineinzubekommen.

»Ist Ihnen kalt, Frau Hohmann? Ich kann die Heizung ein bisschen hochdrehen.« Die Stimme der Ärztin klang immer noch so warm und gütig, obwohl sie mittlerweile locker Mitte 60 sein musste. Manche älteren Damen hatten richtige Kratzstimmen, fand Fränzi. Ihre Ärztin aber nicht.

»Ach, geht schon. Ich hab mich nur noch nicht an den Herbst gewöhnt, glaub ich.« Die Ärztin lehnte sich mit dem Oberkörper jetzt noch ein Stückchen weiter zu Fränzi. Sie zog die Augenbrauen hoch, sodass sie weit über den oberen Rändern der signalroten Brille zum Vorschein kamen. »Junge Frau.« Die Ärztin hielt inne und atmete tief ein. Junge Frau? So hatte sie sie noch nie angesprochen.

»Ich gucke mir Sie und Ihre Leberwerte ja schon etwas länger an.« Fränzis Blick zog auf einmal zu, als würden sich vor ihren Augen die Wände eines Tunnels immer weiter zusammenschieben. Sie wollte den Tunnel unbedingt wegblinzeln. Doch es war, als würde genau das die Nebelschlieren in ihrem Sichtfeld, die mittlerweile zu ihr gehörten wie früher der Big-Red-Kaugummi, zum Wuchern animieren.

»Sagen Sie, wie viel trinken Sie denn wirklich?«

Was hatte die da gerade gesagt? Fränzi versuchte, das Gesicht der Ärztin zu fokussieren, ihren spitzen Mund, die Augen hinter der roten Brille. Nur noch mehr Schlieren, die ihr die Sicht nehmen wollten. Aber sie wollte doch sehen, sie wollte doch hören, sie wollte doch verstehen. *Konzentrier dich, konzentrier dich.*

Die Lippen der Ärztin öffneten sich wieder. »Junge Frau, ich glaube, Sie machen jetzt erst mal einen Alkoholentzug.«

9

Berlin, Hessen, Potsdam und Brandenburg, November 2017 bis Mai 2018

Langsam schob sich Licht auf ihre Linse. Ihre Augen öffneten sich wie in Zeitlupe. Als wäre sie aus einem besonders tiefen Schlaf erwacht. Fränzi sammelte Spucke in ihrem Mund, sodass sie etwas zu schlucken hatte. Das Schlucken tat nicht mehr weh als sonst auch. Dafür war ihr Hinterkopf schon lange nicht mehr so weich gebettet gewesen wie in diesem Augenblick. Zuletzt hatte Fränzi an so ziemlich allen Orten in ihrer Wohnung geschlafen – auf der Couch, unter dem Tisch, neben der Toilette, in der Dusche –, und nur ab und an im Bett. Fränzi bewegte ihre Finger unter der Decke – das funktionierte. Dann das Gleiche mit Zehen und Fußgelenken – auch das ging. Kein Erwachen aus einem künstlichen Unfallkoma. Sie drehte ihren Kopf vorsichtig nach rechts und dann nach links und spürte dabei nur das weiche Bettzeug, aber keine Verspannung. Auch ihre Schultern zogen nicht mehr mit aller Macht nach oben, als müsste sie den Kopf einziehen. Vielmehr ruhten diese ohne Anspannung mit auf dem großen Kopfkissen. Fränzi musste ein paarmal blinzeln, aber dann sah sie ein hohes, schmales Fenster mit beigen Vorhängen zu ihrer Linken, durch das sie kahle Äste von riesigen Bäumen erkannte. Der Himmel dämmerte in Dunkelblaugrau, was dafürsprach, dass sie in Berlin war. An der Decke zwei Kästen mit kleinen Leuchtdioden, zum Glück ausgeschaltet. Fränzi versuchte, sich zu strecken, vielleicht erwachte sie ja tatsächlich gerade aus einem langen, tiefen Schlaf. Oder träumte sie noch? Die Matratze, auf der sie lag, war nicht ihre eigene, so viel war sicher. Diese hier fühlte sich fester an, irgendwie stabiler. Sie streckte die Arme aus, spürte, dass da Raum war zum Langmachen und Atmen. Ihr Nacken knackte leise. Im Rücken zog es. Vertrauter Schmerz, zumindest das war wie immer. Fränzi atmete ein paarmal bewusst tief. Dann stoppte sie, hielt die Luft an. Da war kein Wummern. Warum war da kein Wummern? Nicht in den Augenhöhlen, nicht in den Schläfen, auch nicht in ihrem Kopf. Fränzi atmete weiter. Ihr Körper fühlte sich zwar schwer und schlaff an, aber nur wenig an ihm tat weh. Und wenn, dann nur ein bisschen. Fühlte sich so nüchtern aufwachen an?

Von draußen auf dem Flur drangen gedämpft metallene Geräusche durch die geschlossene Tür in Fränzis Zimmer. Rollen, die auf PVC-Boden entlanggeschoben wurden. Tassen, die klimperten. Schnelle, geschäftige Turnschuh- und Hausschuhschritte. Fränzi sah sich um und als Erstes eine Art Fernbedienung von der Decke baumeln, mit einem roten Knopf darauf. Und auf einmal schoss es ihr in den Kopf. Wie sie vor der Ärztin mit der roten Brille in sich zusammengefallen war. Da war Weinen. Und Wimmern. Die Ärztin, die ihr einen Zettel mit Anweisungen überreicht hatte, auf dem stand, in welcher Entzugsklinik sie am kommenden Morgen anrufen und nach einem Platz fragen solle. Armgetätschel. Das Taxi, mit dem sie von der Ärztin nach Hause gefahren war. Absetzen vor dem Späti. Zwei Flaschen Weißwein, die sie mit dem Zusatz »für heute Abend« gekauft und, sobald sie oben in ihrer Wohnung war, auf ex ausgetrunken hatte. Und da waren zum ersten Mal seit Jahren keine Scham und keine Schuld gewesen, als sie trank, sondern Erleichterung. Denn auf einmal war da ein Weg gewesen, der nichts mit Weitertrinken zu tun hatte. Und weil die

Dinge zuletzt wirklich aus dem Ruder gelaufen waren, fühlte sich die Idee von einem Leben, in dem sie nicht ständig betrunken wäre, wirklich gut an. Unverhofft gut. *Ach du Scheiße, was passierte hier gerade?*

Fränzi klemmte die Schnur mit dem baumelnden SOS-Knopf zwischen das metallene Kopfteil ihres Betts und die weiße Raufasertapete. Sie setzte sich auf, zog die Beine unter der schweren Decke hervor und ganz nah heran an ihren Oberkörper. Sie fühlte sich klein, obwohl das Bett halb so breit war wie ihr eigenes zu Hause. Alles an dieser Situation gab ihr ein warmes Gefühl – ihr Körper, das Bett, sogar das graue Wetter draußen. Von Minute zu Minute wurde ihr Blick klarer, und Fränzi war sich nun sicher, dass sie in Berlin war, in der Klinik, deren Nummer sie im Delirium vor zwei, vielleicht drei Tagen gewählt hatte.

»Frau Hohmann, Sie sind also die Frau mit dem großen Durst, ja?« Der Mann lächelte sie an. Nicht hämisch, sondern eher wie ein sympathischer Großvater. Fränzi entfuhr ein glucksendes Lachen. So locker hatte sie sich die Begrüßung eines Oberarztes in der Entzugsklinik gar nicht vorgestellt.

»Das könnte man so sagen. Hallo.« Fränzi saß im Schneidersitz auf ihrem gemachten Bett. In ihrem hellgrauen Lieblingsjogger, den Ines aus ihrer Wohnung geholt und ihr vorgestern Abend noch vorbeigebracht hatte.

Der Arzt nahm auf dem Stuhl neben Fränzis Bett Platz. »Sollen wir mal schauen, wie wir diesen Durst in den Griff bekommen?«

Dank der Medikamente, die sie dreimal am Tag unter Aufsicht einnahm, hatte sie kaum Angstzustände und viel weniger Krampfanfälle, als die Assistenzärztin prophezeit hatte. Ja, Entgiftung war scheiße – Zittern, Kopfschmerzen aus der Hölle, Trockenkotzen, Schwindel, Kreislaufstörungen. Aber ehrlicherweise konnte sich

Fränzi an Katerzustände erinnern, die sich genauso beschissen angefühlt hatten wie die vergangenen 96 Stunden.

»Ja, ich glaube, das machen wir.« Fränzi war überrascht, wie leicht ihr diese Worte über die Lippen kamen. 16 bis 20 Tage. So viel Zeit würde einem das Gesundheitssystem gewähren, um auf einer Entzugsstation zu entgiften. Fränzi nickte, während der Oberarzt sprach, und versuchte im Kopf zusammenzurechnen, wie viele Jahre am Stück sie schon nicht mehr nüchtern gewesen war. Schwer zu sagen. Zwölf Tage würde Fränzi noch in der Klinik bleiben – diese Rechnung fiel ihr leichter. Zusammen mit den anderen Suchtis, wie die sich selbst nannten, auf Station fühlte sie sich so wohl wie schon lange nicht mehr. Neulich nachts waren sie und zwei Jungs aus Berlin-Mitte gemeinsam in die Klinikküche geschlichen, um heimlich Burger zu braten. Internatsfeeling mit Ende 30. Weder die Suchtberaterin noch die Schwestern waren sauer gewesen über ihren kleinen nächtlichen Streich, im Gegenteil, einfach jeder hier bemutterte einen und gab einem ein gutes Gefühl. Schade eigentlich, dass sie nicht länger bleiben konnte.

»Kann ich nicht einfach hier einziehen?« Der Oberarzt grinste, als Fränzi mit einem frechen Lächeln, das sie schon ewig nicht mehr gelächelt hatte, die Frage stellte. Dass man hier nicht bleiben kann, hätte schon seinen Grund und seine Richtigkeit, hatte er geantwortet. Und dass er ihr dringend empfehle, direkt im Anschluss in eine Klinik zu gehen, die auf Alkoholsucht spezialisiert ist. Die ersten 16 Tage seien nämlich nur der Anfang. Fränzi fand den Mann Anfang 60 unglaublich sympathisch, aber als er etwas von »zurück in Ihr altes Leben«, »Alkohol aus der Wohnung entfernen« und »Nachsorge« sagte, fiel es ihr plötzlich schwer, sich zu konzentrieren.

In den darauffolgenden Tagen frühstückte Fränzi morgens mit den anderen. Irgendwann fing sie an, sich zu fragen, ob sie eigentlich auch einer war, ein Suchti. *Nee, oder?* Sie hatte eine schwere

Phase, das stand fest, aber ein richtiger Suchti war sie nicht. Die meisten hier waren von Alkohol abhängig, einer von Speed, einige von Medikamenten, einer von Heroin. Bei Heroin und Alkohol sei die Entgiftung ähnlich hart, hatte ihr die Suchtberaterin erklärt, was Fränzi fast ein bisschen stolz gemacht hatte. Vormittags und nachmittags fanden Gruppengespräche statt. Sie machten Fränzi irgendwie Spaß, weil viel gelacht wurde und die anderen genau wie sie in ihrem Leben unzählige Miniwodkafläschchen versteckt oder Alibi-Red-Bull-Dosen gekauft und gelogen hatten. Einzelgespräche gab es auch, die liefen ein bisschen ernster ab, weil es eher ums Trockenwerden und -bleiben ging. Gerade einmal zehn Prozent der Menschen, die einen Entzug machen, schafften es, nüchtern zu bleiben. Fränzi war sich nicht sicher, ob sie diese Zahl entmutigte oder ansporte.

Vor dem Abendessen ging sie meistens auf dem Klinikgelände spazieren, von wo aus sie eine Straße mit vielen Kneipen und Bars sehen konnte. Diese Straße in Berlin-Mitte war ihr wohlvertraut. Die Getränkekarten der Läden kannte sie alle auswendig. Jeden Abend ging sie gegen 21 Uhr zu Bett, was meistens gleichbedeutend mit schlafen war. Außer einer ihrer Suchti-Kollegen spielte für sie alle Gitarre, dann wurden die Abende auch mal länger. »Lagerfeuer-Romantik in der Klapse« hatten sie dieses lieb gewonnene Ritual aus Spaß genannt.

Seit der Entgiftung fühlte sich jeder Morgen nach einem erfolgreich absolvierten Dornröschenschlaf an. Auch Fränzis Hautton hatte sich verändert, von Hellllila und Gelblich zu gesund wirkendem Rosa. Wahrscheinlich weil ihr Stuhlgang plötzlich eins a funktionierte. »Geil, wie schnell das alles geht«, tippte Fränzi in Nachrichten an ihre Freundinnen, und dass sie sich schon auf sie freue. An ihre Mutter hatte sie in den vergangenen zwei Wochen nur WhatsApp geschrieben, die nichts mit ihrem Klinikaufenthalt zu tun hatten, schließlich wollte sie ihr keine Sorgen bereiten.

Fränzis letzter Stand war gewesen, dass ihre Mutter sich eine Auszeit auf der Insel nahm, und das bedeutete, dass es ihr so weit okay ging. Und das sollte bitte auch so bleiben.

Am frühen Abend des 15. Tages lehnte Fränzi den Antrag auf eine Überweisung in eine Spezialklinik ab. Da alles so gut gelaufen war, war sie zuversichtlich, dass sie den Rest allein schaffen würde. Außerdem wollte sie wieder arbeiten. Sie tauschte mit den anderen Suchtis Handynummern aus, vielleicht könnte man sich ja mal auf einen Kaffee oder so treffen. An Tag 16 unterschrieb sie gegen 12 Uhr ihre Entlassungspapiere, stieg in eins der Taxis, die vor der Klinik in Reihe parkten, und fuhr nach Hause. Sie wusste nicht so recht, was das passende Wort für ihren jetzigen Zustand war – stolz, zufrieden, entspannt? Oben in ihrer Wohnung angekommen, riss sie zuerst die Fenster auf und klickte dann im Telefonbuch ihres Handys auf »Mama« und »anrufen«. Vielleicht würde sie ihr gleich doch erzählen, was sie in den vergangenen 16 Tagen erlebt hatte. Mütter wollten solche Sachen über ihre Kinder doch wissen, oder? Nach dem dritten Klingeln ging sie ran. Froh sei sie, dass Fränzi sich endlich melde, ihr sei nämlich so komisch und so kotterich. Fränzi entfuhr reflexartig ein »Oh«. Blut schoss in ihren Kopf und legte ein Grundrauschen über alles, was am anderen Ende der Leitung gesagt wurde. *Wann hört das alles auf? Vielleicht nie?* Fränzi sagte ein paarmal »Ja«, »Nee« und »Okay«, dann beendete ihre Mutter das Telefonat.

Fränzi schloss die Fenster im Wohnzimmer. Dann ging sie rüber zum Kühlschrank. Vor ihrer Abreise hatte in der Tür noch eine alte Flasche Sekt gestanden von irgendeiner Feier. Doch als sie die Kühlschranktür öffnete, war da kein Sekt. Auch nicht in einem der Kühlschrankfächer. Hatte sie die Flasche vor ihrer Abreise geköpft und es vergessen? Oder hatte Ines den Sekt aussortiert, als sie Fränzis Jogger geholt hatte? *Das wäre die Höhe.* Schließlich war Fränzi kein kleines Kind mehr, wenn sie Alkohol wollte, dann … Ja, was dann? Heute war die Sachlage ja ein bisschen anders als noch vor zweieinhalb Wochen. Vor ihrem inneren Auge tauchte auf einmal das Gesicht des Oberarztes auf. Fränzi blinzelte angestrengt, aber die Erinnerung an seinen runden Kopf und die Gesprächsfetzen wollte nicht weggehen. *Du bist kein kleines Kind mehr.* Fränzi nickte mehrfach, um sich selbst der Richtigkeit ihrer Aussage zu versichern. *Ein Gläschen ist doch kein Problem für dich. Wirklich nicht. Keins von den harten Sachen natürlich. Aber ein Schluck Weißwein.* Den würde sie nach 16 Tagen Entzug schon händeln können. Fränzi nickte weiter vor sich hin, sie fischte ihren Geldbeutel aus der Handtasche an der Garderobe, riss die Wohnungstür auf, zog im Hinausgehen noch rasch den Schlüssel ab, huschte durchs Treppenhaus und draußen zwischen fahrenden Autos quer über die Straße, hinein in den Späti – ihren Späti. Das sollte nicht heißen, dass sie jetzt aufgeben würde. Nein, nur eingrooven würde sie sich, in dieses neue Leben, das sich immer noch verdammt stark nach ihrem alten Leben anfühlte.

Und falls es doch hart auf hart käme, nur falls, wusste sie: Wenn sie diesen einen Entzug überstanden hatte, würde sie auch einen zweiten überstehen.

• • •

»Ich verzichte jetzt aber nicht auf mein Weinchen, nur weil du mal zu Besuch bist, das ist dir hoffentlich klar?« Fränzis Mutter blätterte weiter in der Zeitschrift, die Fränzi im Krankenhauskiosk gekauft hatte. Für ihren zweiten Entzug hatte sie sich eine private Klinik ausgesucht, von der ihr die Ärztinnen und Ärzte zwar abgeraten hatten, da diese nicht auf Sucht spezialisiert war, dafür hatte sie für Fränzi aber andere Vorteile. Erstens lag die Klinik nur ein paar Autominuten vom Haus ihrer Mutter entfernt, zweitens hatte ihre Mutter eingewilligt, sich an den Kosten zu beteiligen. Und drittens, und das war der wichtigste Punkt, war ihre Mutter hier auch schon wegen ihrer Depressionen behandelt worden. Bleibt eben alles in der Familie. Damals hatte Fränzi hier an deren Bett gewacht und ihr manchmal vorgelesen.

»Ja, nee, das ist klar, Mama. Das lernt man ja auch in den Gruppen, dass um einen rum getrunken wird und man selber halt nichts trinkt«, antwortete Fränzi und versuchte aus ihrer liegenden Position heraus zu erspähen, um welchen Promi es in der Geschichte ging, die Annette da gerade las. Der Krankenpfleger hatte ihr zwei große Kopfkissen in den Rücken gedrückt, damit sie ein wenig aufrechter sitzen konnte, wie man das sonst nur bei alten Menschen machte. *Wahrscheinlich Barbara Schöneberger? Oder Katja Riemann?* Jedenfalls jemand mit blonden Locken. Und jemand, der ihre Mutter zu interessieren schien. Die nämlich las und las, ohne aufzublicken oder das Gespräch zu suchen. Fränzi hatte ihre Mutter schon oft lesen sehen, diese Perspektive aber war ihr neu. Normalerweise war es Fränzi, die am Bett saß, nicht andersherum. Hatte ihre Mutter überhaupt schon jemals an ihrem Bett gesessen? Fränzi überlegte, aber sie konnte keine Erinnerung aufstöbern, die diesem Anblick von heute glich.

»Jetzt iss halt auch mal was, Fränzi.« Ihre Mutter sah beim Blättern kurz auf und Fränzi fragend an. Der Anflug von Kotterichkeit und die Angstzustände von vor drei Wochen waren falscher Alarm gewesen, was Fränzi gleichermaßen gefreut und frustriert hatte.

Ihre Mutter hatte ihr einen selbst gebackenen Nusskuchen auf einem schicken Teller entgegengestreckt, als Fränzi sie vorhin in der Lobby in Empfang genommen hatte. Die ersten Stücke hatte die Mutter auf der Station an das Personal verteilt, ein paar von den Leuten kannte sie von ihren eigenen Aufenthalten. Fränzi hatte die verblüfften und zum Teil anerkennenden Blicke des Teams wahrgenommen, als sie ihre Mutter gestylt und im schicken Zweiteiler sahen. Als sie beide auf Fränzis Zimmer angekommen waren, lagen noch zwei traurige Stücke Kuchen und ein paar Krümel auf dem Teller. Appetit verspürte Fränzi keinen, was wahrscheinlich an den Anti-Krampf-Medikamenten lag. Aber wenn ihre Mutter schon mal gebacken hatte, wollte sie nicht so sein. Auch wenn diese zweite Entgiftungsphase ähnlich wie ihre erste abgelaufen war – die gleiche Angst zu sterben, der gleiche Höllenschmerz am ganzen Körper, die gleiche Medikation –, fühlte sich Fränzi diesmal ausgelaugter.

Das Gute an dieser Privatklinik war, soweit Fränzi das zum jetzigen Zeitpunkt einschätzen konnte, dass sie mit ihren Suchtis nicht so streng umgingen. Beispielsweise war Fränzis Tasche beim Check-in nicht auf Alkohol durchsucht worden – nicht, dass sie vom Check-in viel mitbekommen hätte, den hatten Britta oder Ines oder beide zusammen für sie geregelt. Doch die ein, zwei oder drei Miniwodkas, die Fränzi in der Innentasche ihres Shoppers für Notfälle deponiert hatte, waren noch immer da. Jeden Morgen nach dem Aufwachen sah sie auf dem Weg ins Bad nach. Die Vorstellung, dass sie sich im schlimmsten Fall selbst helfen könnte, beruhigte sie ungemein. Der Griff ins Innenfach wäre auch wirklich die allerletzte Lösung, das hatte sich Fränzi versprochen. Britta und Ines hingegen versprach sie nichts mehr, die hatten schon nach ihrem Versagen kurz nach Entzug Nummer eins enttäuscht von ihr gewirkt. Ines hatte am Telefon angefangen zu weinen und so etwas geschluchzt wie: »Das glaub ich jetzt nicht.« Für diesen Druck von außen hatte Fränzi null Kapazitäten, auch wenn sie das Ines so nicht ins Gesicht gesagt hatte. Ihre Mutter kannte nur die Lightvariante ihres Problems, und die ging so: Von dem ersten Entzug hatte Fränzi ihr nichts erzählt, sie nannte es vor ihr auch nicht Entzug. Erschöpft wäre sie, so hatte sie es ihrer Mutter erklärt, und im Zuge des Klinikaufenthalts müsste sie eben in Zukunft einfach weniger trinken. Diese Variante der Geschichte war auch die, mit der Fränzi sich nicht so sehr schämte, wenn sie in den Spiegel sah, was sie neuerdings meistens sowieso unterließ. Dementsprechend hatte ihre Mutter relativ gelassen auf Fränzis Anruf vor ein paar Tagen reagiert. Hast du ein Glück, dass ich überhaupt in Deutschland bin, hatte sie gesagt, eigentlich hatte sie die Woche vor Weihnachten auf der Insel verbringen wollen, war aber wegen einer großen Feier im Golfclub doch nicht geflogen. Fränzi lehnte sich in die dicken, wolken-weichen Kissen in ihrem Rücken und ließ bewusst die Schultern hängen. Gar nicht so einfach. Seit Fränzi versuchte, in sich hineinzuhorchen, vor allem in ihre Schultermuskeln, hatte sie das Gefühl, als hingen ihre Schultern an Fäden, die eine Marionettenspielerin nach oben zog, wann immer es ihr gerade gefiel. Eine der Therapeutinnen hatte ihr viel über Psychosomatik, die Wechselwirkung von Psyche und Körper, erklärt und sie dabei auf ihre stets hochgezogenen Schultern hingewiesen. »Versuchen Sie mal, darauf zu achten, in welchen Momenten Sie das machen, Frau Hohmann.« – »Mach ich.« Fränzi fand diese ganzen Theorien interessant, aber mehr auch nicht. Wehe, die würden ihr beim nächsten Gespräch auch noch mit Yoga oder so einem Bullshit kommen. Sie drückte sich noch ein bisschen tiefer in die Kissen und las weiter im Gesicht ihrer Mutter, während die noch immer in der Zeitschrift blätterte. Ihre Mundwinkel waren heute gerade ausgerichtet. Die Augen kniff sie, wie immer beim Lesen, zusammen. Ihre Lesebrille hatte nie die richtige Schärfe. Dafür stand ihr das Modell hervorragend. So würde sie fast als Dozentin durchgehen, fand Fränzi.

In einer einzigen Bewegung schlug ihre Mutter die Zeitschrift zu und knallte sie auf den Nachttisch. Fränzi zuckte zusammen. *Kann die meine Gedanken lesen, oder was?* Fränzi zog unwillkürlich die Schultern hoch und den Kopf ein bisschen ein. »Jetzt iss endlich ein Stück Kuchen, Kind!«

Fränzis Mundwinkel wollten sich zu einem Lächeln formieren, doch sie besann sich und rollte rasch in einer übertrieben großen

Geste die Augen. »Ja, ja, Mama. So schnell fall ich schon nicht vom Fleisch.« Insgeheim aber freute sie sich sehr über diesen Anflug von Fürsorge.

• • •

»Leute, seid ihr von den Zeugen Jehovas, oder was?« Fränzi stand mit verschränkten Armen in der einen Ecke ihres Zimmers. Ihr gegenüber, und auf Fränzis Bett sitzend, zwei Männer schätzungsweise Mitte 20 und eine Frau um die 30. Allesamt ökomäßig gekleidet und ungefähr so gefährlich falsch lächelnd wie die Frauen von Stepford. Auch jetzt noch, wo Fränzi ihnen deutlich signalisiert hatte, dass sie nichts von ihrer komischen Selbsthilfegruppe wissen wollte.

Der eine Mann machte mit den Händen eine beschwichtigend-abwehrende Geste und sah dabei unglaublich warm und freundlich aus. »Fränzi, du machst das alles in deinem eigenen Tempo. Ganz wie du es willst. Und wenn du irgendwann mal zu einem unserer Treffen kommen möchtest, bist du immer herzlich willkommen.«

Sein Lächeln und seine Gelassenheit lösten in Fränzi noch mehr Empörung aus. Wie konnte dieser Typ so ruhig bleiben? Seit einer gefühlten Ewigkeit schwärmten ihr die drei von regelmäßigen Treffen in Kirchen oder Gemeinderäumen und mitgebrachten Snacks vor, schwafelten etwas von irgendeinem Stufenprogramm und sagten Sätze wie: »Du bist nicht allein.« Sie würde diesem Schmierentheater jetzt ein Ende setzen.

»Ganz ehrlich, Leute, nur über meine Leiche!«

Fränzi ließ absichtlich ein höhnisches Lachen mit dem letzten Wort ertönen. Als sie realisierte, wie viel Wahrheit diese Aussage potenziell enthalten könnte, erschrak sie. Und wenn schon, diesen drei ihr völlig fremden Psychos würde sie jetzt sicher nicht ihr Herz ausschütten.

»Kommt«, sagte die Frau, ohne Fränzi anzusehen, und erhob sich vom Bett. »Ich glaube, wir können jetzt gehen.« Die Männer nickten und taten es ihr gleich. Auch wenn es nicht nötig gewesen wäre, weil der Mann ohnehin gerade im Begriff war, Fränzis Zimmertür von außen zuzuziehen, drückte Fränzi sie energisch ins Schloss. Lag es an ihr, lag es an dieser Klinik in Potsdam, die sie vorher noch nie betreten hatte, oder woran? Hier herrschte keine warme Safe-Space-Atmosphäre wie bei ihrem ersten Entzug. Und ihre Mutter hatte bislang auch keinen Kuchen vorbeigebracht, wie bei ihrem zweiten Entzug. Die zog gerade selbst wieder von Klinik zu Klinik, was Fränzi besorgte und gleichermaßen hasste, denn eigentlich sollte es wenigstens einmal kurz um sie selbst gehen. Einfach alles an ihrem dritten Entzug nervte Fränzi. Je öfter man etwas machte, desto besser wurde man doch eigentlich darin. Mit Entzügen verhielt es sich anscheinend anders. Oder war sie das Problem in dieser Angelegenheit? Vielleicht war sie einfach eine Entzugsversagerin. Wie viele dieser Fehlstarts wollte sie noch hinlegen? Dabei war sie sich in Entzug Nummer zwei fast sicher gewesen, dass sie eine von den zehn Prozent sein könnte, die es schaffen. Typisch Alki-Hochmut.

Januar und Februar waren wie ein schwerfälliger Klumpen Zeit an ihr vorbeigezogen. Ihr Leben kam ihr vor wie ein Wechselbad aus Nebeldunst und Klarheit. Das Schlimmste war: An wichtige Begebenheiten erinnerte sie sich nur bruchstückhaft. Da war ihr Vollsuff im Silvesterurlaub in Marokko mit Freundinnen gewesen. »Totalzusammenbruch« hatten es die anderen genannt. Da waren vertrödelte Tage auf Brittas Couch gewesen – oder auch Wochen? Da waren Sekunden oder Minuten, in denen sie sich an die Balustrade ihres Balkons gedrückt und sich zum ersten Mal gefragt hatte: *Wäre es vielleicht besser, wenn du nicht mehr hier wärst?* Und da war diese Welle an Schuldgefühlen, unter der sie zu ertrinken drohte, seit ihr so viele Menschen so unbedingt dabei helfen wollten, trocken zu werden. *Alkoholismus ist keine Charakterschwäche, sondern eine Krankheit. Also hör auf zu heulen. Du bist nicht falsch, du bist nur krank.* Nach dem Balkonabend, so Fränzis Gefühl, verhielten sich Ines und Britta irgendwie anders. Sie selbst konnte sich an wenig erinnern – an lautes Weinen, ihren rauen Hals, ob vom Schreien oder vom Kotzen, wusste sie nicht. An eiskalte Luft um ihre Nase und den Wunsch zu springen, an einen Anruf bei der Polizei. An das Wort »Suizidgedanken« und an die vielleicht tiefste Erschöpfung ihres Lebens. *Du bist nicht falsch, du bist nur krank. Hör auf zu heulen. Hör auf.*

Irgendwann zwischen dem zweitem und dem dritten Entzug war eine neue Ahnung in ihr herangewachsen. Diese Ahnung schickte sekundenschnelle Bilder durch ihr Hirn, auf denen sie nicht betrunken war, klarsehen konnte, einen Hund oder eine Katze hatte, um die sie sich kümmerte und sich mit wenig oder gar keinen Schmerzen durch ein Leben bewegte, das sich nicht ständig schwer anfühlte. Doch da war auch diese innere Stimme, die sich in genau den Momenten Gehör verschaffte, in denen es Fränzi einigermaßen gut ging, in denen sie Zuversicht spürte, diese Zehn-Prozent-Zuversicht. Diese Stimme stellte ihr immer wieder dieselbe bohrende Frage: Bist du sicher, dass es dir gut gehen darf, während deine Mutter leidet?

• • •

Für immer und nie wieder. Fränzi fand es irritierend, wie leichtfertig Menschen diese Worte im Alltag doch über die Lippen kamen. Auf Hochzeitseinladungen: »Für immer beginnt jetzt.« Neulich am Gleis: »Ich fahr nie wieder mit der Deutschen Bahn!« Oder gestern in der Klinikkantine: »Diesen Pudding esse ich nie wieder.« In welcher Welt waren für immer oder nie wieder möglich? Vielleicht in ihrer? Vielleicht in keiner? Neulich meinte Beate, die kurz vor Fränzi auch wegen Alkoholsucht in die Klinik nach Brandenburg gekommen war: »Ich trinke nie wieder.« Seit Beates drei Jahre alte Tochter einen Schluck aus einer offen auf dem Boden herumstehenden Flasche Obstler genommen hatte, kämpfte sie darum, das Sorgerecht zurückzubekommen. »Bist du zum ersten Mal hier?«, hatte Beate Fränzi nach der Sitzung gefragt. »In dieser Klinik schon, aber den ganzen Bumms mache ich zum vierten Mal mit«, hatte Fränzi genuschelt und war mit Blei an den Füßen an Beate vorbei auf ihr Zimmer geschlurft. »Nie wieder« würde auch Fränzi gerne sagen, aber zu oft schon hatte sie bei ihrem Niewieder in den Sack gehauen. Zuletzt beim Wiedereingliederungstag in der Firma nach Entzug Nummer drei. Britta hatte sie komplett besoffen abholen, wie ein Kind nach Hause bringen und ins Bett legen müssen, so zumindest hatte es ihr die Freundin ein paar Tage später, als Fränzi wieder nüchtern war, geschildert. Wie lange sollte das so weitergehen? Diese Frage schien Fränzi in allen Augen, die sie überhaupt noch ansahen, zu sehen: Suff, Entzug, alle enttäuschen, wieder Suff, dann wieder Entzug, dann wieder alle enttäuschen und so weiter. Was in aller Welt hatte Fränzi verbrochen, dass das jetzt ihr Leben war? Ja, sie wollte nicht mehr trinken, auch und vor allem nach den Entzügen. Und sie versuchte wirklich, sich dieses Mantra, das einem alle Suchtberaterinnen vorbeteten, zu Herzen zu nehmen. Und heute trinke ich nichts. Sie war ja nicht der einzige Alki, der beim Gedanken nie wieder trinken zu dürfen nervös wurde. Und heute trinke ich nichts. Das Mantra sollte dabei helfen, jeden Tag für sich zu betrachten, damit das Unmögliche vielleicht doch möglich wäre. Nicht mehr trinken. Denn ein Kompromiss existierte nicht. Es hatte Tage gegeben, an denen Fränzi dieses Heute, diese 24 Stunden spielend schaffte. Und es hatte wieder andere Tage gegeben, an denen sie eben dieses Spiel verlor. Milliarden Menschen auf der Welt tranken Alkohol und wurden nicht abhängig. Warum bekam gerade ihr Scheißgehirn das nicht hin? Warum konnte sie die warme Decke aus dichtem Nebel nicht in ihrem Leben behalten? Schließlich verlieh sie ihr Sicherheit und Selbstbewusstsein, sorgte für Ruhe in ihrem überlauten Kopf, ließ sie schlafen, entspannte ihre verkrampften Muskeln und ihr verkrampftes Herz. Und sie war immer für sie da, wenn alle anderen es nicht waren. Warum konnte das alles nicht einfach so bleiben? An welchem Punkt hatte sich die warme Decke, in die sie sich als Zwölfjährige in der Waldhütte zum ersten Mal gehüllt und die sie so glücklich gemacht hatte, zu etwas entwickelt, das ihr schadete? Wie konnte ihr treuester Freund zugleich ihr ärgster Feind sein? Und würde das Wissen darum nicht auch bedeuten, dass sowieso alles zum Scheitern verurteilt war?

• • •

Die Ende-Mai-Luft duftete nach Anfang August, als Fränzi auf die Straße vor ihrer Wohnung trat. Nach warmem Regen auf Asphalt, gemähtem Gras auf Seitenstreifen und Grillwurstdampf aus Hinterhofgärten. Seit sie vor ein paar Wochen am selben Tag wie Beate mit Zug und Taxi aus der Klinik in Brandenburg zurückgekehrt war, waren die Temperaturen in Berlin kontinuierlich angestiegen. Von der gegenüberliegenden Straßenseite her funkelte sie die Lotto-Leuchtreklame in der Dämmerung an. Hätte sie Ines, Britta oder sonst irgendjemanden gefragt, warum sie sich gerade heute für den Gang zum Späti entschieden hatte, hätte sie keine ihrer typischen Begründungen gehabt. Kein Drama, kein Erfolg, keine Langeweile, keine Angstzustände, keine Überraschung, die sie zum Trinken veranlasste. Sondern etwas völlig anderes.

Schon während des Entzugs in Brandenburg hatte sie an einem der sogenannten Belastungswochenenden heimlich direkt freitagabends getrunken, um sonntagabends zur Rückkehr in die Klinik beim Alkoholtest wieder bei 0,0 Promille zu liegen. Diese während des Entzugs regelmäßig stattfindenden Wochenenden waren dazu da, um das Nüchternbleiben auch im echten Leben zu üben. Dafür war es förderlich, so die Ärzte, wenn man sich eine nicht völlig unrealistische, aber doch schöne Atmosphäre schaffte, in der man sich geborgen fühlte. Fränzi hätte in ihre Wohnung nach Berlin fahren können. Oder zu Britta. Oder zu Ines. Oder auch zu Ramona, zu der sie zwar wenig Kontakt hatte, aber immer kommen konnte. Doch Fränzi hatte sich entschieden, das Wochenende mit ihrer Mutter in deren Haus zu verbringen. Fränzi hatte dort bereits am Freitagabend die Wäsche gewaschen, gekocht und sich angehört, dass es ihrer Mutter ja schließlich selbst gerade nicht gut ging. Und als Annette sie gebeten hatte, sie in den Schlaf zu streicheln, hatte sie auch das für sie getan. Danach war Fränzi so eiskalt am ganzen Körper gewesen, dass sie alle Miniwodkas, auch die im Innenfutter ihrer Manteltasche, geleert hatte. Schluck für Schluck. Zug um Zug. Nach diesem unentdeckt gebliebenen Vorfall hatte sie es geschafft, zwei Wochen nichts zu trinken, ohne sich dabei allzu sehr zu quälen. Was Fränzi seit Brandenburg aber nicht mehr losließ, war die Frage: Was hatte sie getan? Welche Schuld hatte sie auf sich geladen, dass das hier ihr Leben war?

Es tat gut, der gelben Leuchtreklame in der Dämmerung entgegenzugehen. Es tat auch gut, den Späti-Besitzer »Hallo, Partytiger!« rufen zu hören und dann die große Flasche Wodka und zwei Dosen Red Bull auf die Ladentheke zu legen. Man solle sich doch neue Rituale schaffen, haben die Suchtberater gesagt. Diesen ganz besonderen Abendspaziergang würde sie ab sofort zu ihrer Tradition machen. *Kein Problem, gerne doch. Alkoholismus ist keine Krankheit, sondern eine Charakterschwäche. Meine Charakterschwäche. Da habt ihr's.* Trotz des Nebels, ihres geliebten Nebels, sah sie diesmal klarer denn je. Ihre Mutter würde nicht mehr gesund werden. Nie mehr. Hier passte »nie mehr« wie die Faust aufs Auge. Und auch sie selbst war verloren. Für immer. Alle beide waren sie verloren. Wofür also die ganzen Qualen? Und Fränzi hatte noch etwas verstanden: Sie selbst war ein schlechter, schwacher, egoistischer Mensch, der am Ende nichts konnte als saufen. Doch im Grunde war ja eine ganz andere Person an ihrer Misere schuld. Und dieser Person würde sie den Schmerz zurückgeben, den sie schon ihr Leben lang mit sich herumtrug – von zu Hause in die Grundschule, ins Internat, in ihre Freundschaften, in die Firma, in ihre Liebesbeziehungen. Mit aller Kraft und Wut, die ihr noch blieben. Und mit dem, was sie am besten konnte: Sie würde morgen früh nach Frankfurt fahren und sich vor den Augen ihrer Mutter zu Tode saufen.

Britta

Britta (47) fuhr mit Fränzi 2018 von Klinik zu Klinik, um einen Platz für den Entzug zu bekommen. Nachdem sie eine Absage nach der anderen kassiert hatte, riet ihr ein Arzt: »Nehmen Sie Ihre Freundin mit nach Hause, und sehen Sie zu, dass sie den Pegel hält. Sonst schafft sie das nicht.«

Anfang der 2000er-Jahre hatte ich ein Vorstellungsgespräch beim Musiksender MTV in München. Mich empfing ein quirliges Mädel, wie ich etwa Anfang 20. Sie drückte mir eine Tasse Kaffee in die Hand, wünschte mir viel Erfolg und verschwand wieder in einem der Büros. Die Stelle bekam ich nicht und begann ein paar Monate später in Berlin bei einer großen Plattenfirma ein Praktikum. Dort stand mir auf einmal das Mädel aus München gegenüber – das war Fränzi. Fast gleichzeitig sagten wir: »Moment, dich kenn ich doch!« Im Gespräch stellte sich heraus, dass die Stelle bei MTV ihre gewesen war und ich fast ihre Nachfolgerin geworden wäre. Fränzi war mittlerweile als TV-Promoterin bei der Berliner Firma schon voll im Business. Als Kollegin empfand ich sie als offen, sie hatte ein einladendes Wesen, aber war nie over the top, das kam erst später. Wir arbeiteten Hand in Hand. Ich machte Produktmanagement, sie war TV-Promoterin, und manchmal fuhren wir zusammen zu Sendungen oder Videodrehs.

Bis dato hatte ich noch nie jemanden in meinem Umfeld, der ein Problem mit Alkohol oder Drogen hat, deswegen konnte ich Fränzis Verhalten erst nicht richtig einordnen. Etwa vier, fünf Jahre später, wir waren mittlerweile auch Freundinnen, öffnete mir ein Zwischenfall die Augen. Fränzi war im Ferienhaus ihrer Mutter auf Mallorca, die Mutter war nicht da. Ich machte zu der Zeit mit meinen Eltern ebenfalls Urlaub auf der Insel. Wir alle hatten uns an einem Abend zum Essen in einem Restaurant getroffen und auch ein bisschen was getrunken.

Bei Fränzi war es so viel gewesen, dass sie beschlossen hatte, ihr Auto stehen zu lassen. Da das Restaurant in der Nähe von dem Hotel war, in dem wir wohnten, machten wir aus, dass meine Eltern und ich das Auto am nächsten Mittag holen, um damit zu Fränzi zu fahren. Wir hatten vor, am Nachmittag gemeinsam bei ihr zu grillen. Meine Eltern und ich fuhren also wie abgemacht zu Fränzis Haus, es muss 12, 13 Uhr gewesen sein. Nach dem feuchtfröhlichen Abend waren wir alle etwas länger liegen geblieben. Naja, und dann klingelten wir bei Fränzi. Und klingelten. Und klingelten. Und klingelten. Aber sie machte nicht auf. Nach einer gefühlten Ewigkeit erschien sie an der Tür. Sie lallte nicht, aber war irgendwie komisch drauf. Vor meinen Eltern war mir das tierisch unangenehm. Sie bat uns ins Haus und meinte zu mir: »Lass mal eben zum Supermarkt fahren, wir brauchen noch Salat.« Ich so: »Ja, klar.« Als Fränzi ins Bad ging, zog mich meine Mutter zur Seite. »Wenn ihr gleich zum Supermarkt fahrt, fährst du! Ich weiß nicht genau, was Fränzi intus hat, ob Alkohol oder Drogen, aber du lässt sie auf keinen Fall ans Steuer.« Da kapierte ich, was Sache war.

Im Laufe des Tages normalisierte sich ihr Verhalten ein bisschen, so eigenartig aufgesetzt glücklich blieb sie aber. Man sah an ihren Augen, dass irgendwas nicht stimmte. Das war, glaube ich, auch jahrelang das Ding: Sie trank nicht nur, wie wir alle, bei Partys oder Treffen, sondern auch heimlich. Ein weiteres Jahr später, wir waren zusammen mit ein paar Mädels auf einem Trip nach Barcelona, checkte ich, dass sie Flachmänner und Shots im Kulturbeutel, in jeder Handtasche, einfach überall versteckte. Irgendwann erreichte ihr Konsum ein neues Level. Einmal rief mich Fränzis Chef an und sagte: »Komm bitte sofort in die Firma und hol sie ab.« Sie war früh morgens so betrunken bei der Arbeit erschienen, dass nichts mehr ging. Sie verhielt sich wie ein Kind, schrie und quengelte. Da merkte man es auch körperlich, weil ihr Gesicht irgendwie entgleiste und sie schwankte. Nach diesem Erlebnis redeten wir, ihre Freundinnen, mit Engelszungen auf sie ein, dass sie sich Hilfe holen müsse. Sie blockte komplett ab. »Wieso, ihr trinkt doch auch, ich habe doch nur meinen Spaß!« Von da an ging es schnell bergab. Dann kam die denkwürdige Nacht, in der sie vom Balkon ihrer Wohnung springen wollte. Ich war damals nicht bei ihr, weiß aber von einer gemeinsamen Freundin, dass sie Fränzi nur knapp davon abhalten konnte zu springen. Die Freundin rief irgendwann aus Verzweiflung die Polizei – dafür hat Fränzi sie in diesem Moment gehasst. Nach diesem Zusammenbruch klingelte ich Fränzi am nächsten Tag aus dem Bett. Ich dachte, ich nehme sie jetzt einfach mit und fahre in die nächste Klinik. Als wir dort ankamen, sagte der Arzt: »Einen Platz für einen Alkoholiker im Januar in Berlin? Nee, das wird nichts. Wir sind alle überfüllt. Frühestens in einer Woche.« Ich dachte, ich höre nicht richtig. An diesem Punkt konnte ich nicht mehr, ich fing in der Klinik an zu weinen. Wir fuhren in weitere Krankenhäuser, aber keines hatte einen freien Platz. Irgendwann fragte ich einen der Ärzte, was ich denn bitte machen solle. Er meinte: »Sehen Sie zu, dass Sie den Pegel hält. Sonst wird es für sie gefährlich.« Ich packte Fränzi wieder ins Auto, wir fuhren zum nächsten Supermarkt, sie kaufte sich ein paar kleine Wodkafläschchen, die Minidinger, die immer an der Kasse liegen. Da sah ich zum ersten Mal, wie sie die runterstürzte. Morgens um 10 Uhr. Dieses Bild werde ich nie vergessen.

Zurück in meiner Wohnung rief ich bei zig Selbsthilfehotlines an: »Was soll ich machen? Wie soll ich mit ihr umgehen?« Diese Hilflosigkeit machte mich fertig. In den Tagen danach lebte Fränzi betrunken auf meiner Couch. Ich versuchte, den Alkohol so zu rationieren, wie der Arzt geraten hatte. Wenn es zu viel wurde, versteckte ich den Rest vor ihr. Aber sie suchte und fand die Flaschen, wenn ich mal kurz duschen war. Das ging etwa eine Woche so, dann packte ich sie wieder ins Auto, um die Kliniken abzufahren. Einen Platz bekamen wir nur in einer Privatklinik. Ihre Mutter würde den Aufenthalt bezahlen, meinte Fränzi.

Zwei oder drei Wochen später war sie wieder in Berlin, und es machte den Anschein, dass die Therapie Wirkung zeigte. Da hatten wir uns alle aber gründlich getäuscht. Eines Tages rief mich Fränzi an, völlig durch den Wind, sie müsse jetzt schnell nach Hause zu ihrer Mama. Die läge im Krankenhaus, und es sähe nicht gut aus. Ich merkte sofort, dass sie getrunken hatte – wieder oder immer noch. In diesem Zustand konnte ich sie nicht allein mit dem Zug nach Frankfurt schicken, also begleitete ich sie. Es war wie reisen mit einem Kleinkind. Ständig musste ich aufpassen, dass sie nicht stürzte und keine Dummheiten machte. Nur wenn sie schlief, war Ruhe. Im Krankenhaus auf der Intensivstation angekommen, wurde mir erst bewusst, wie ernst die Situation war, denn es hieß, dass Fränzi sich von ihrer Mutter verabschieden solle, da die Ärzte nicht sagen könnten, was passieren würde. Die Situation war so tragisch, unangenehm und kompliziert. Auf der einen Seite die kritische medizinische Situation der Mutter und auf der anderen Fränzi, die in ihrem Zustand die Ärzte rumkommandierte und ihnen sagte, was sie zu tun hätten. Ich dachte nur: *Tu alles, damit die Ärzte nicht merken, dass sie mit einer Person sprechen, die alkoholisiert ist.* Nach ein paar Tagen entspannte sich die Situation wieder, und ihre Mutter erholte sich.

Ich hätte nicht gedacht, dass es danach noch schlimmer werden könnte. Wurde es aber. Pfingsten 2018. Da rief mich Fränzi an und sagte, dass sie jetzt mit dem Zug zu ihrer Mutter fahren würde. Ich merkte, dass sie völlig besoffen war, und sagte ihr, sie solle vorsichtig sein. »Immer gut gucken, wo du hintrittst« und so weiter. Meine größte Sorge war, dass sie auf die Gleise fällen würde. Aber das war gar nicht das Thema, sondern etwas völlig anderes. Ich ahnte natürlich nicht, dass die kommende Nacht der Moment wäre, in dem wir alle, auch Fränzi, kapieren würden: Hier geht es jetzt um Leben und Tod.

10

Ein Einfamilienhaus in der Nähe von Frankfurt, 27. Mai 2018

Als Fränzi die Autotür des Taxis zuschlagen wollte, verhakte sich die obere Ecke der Tür in ihrer XXL-Bomberjacke. Sie strauchelte, als hätte ihr jemand in einem Boxkampf eine harte Linke verpasst. Fast ging sie mit dem Schwung zu Boden, aber nur fast. Sie fing sich mit der rechten Hand am Auto ab, ließ zuerst ein kehliges Lachen und darauf ein »Ups!« ertönen. Die geöffnete Wasserflasche in der linken hielt sie weit weg von ihrem noch schwankenden Körper, den Deckel muss sie irgendwo zwischen Gleis und Taxistand verloren haben. Ein bisschen Flüssigkeit war trotz ihrer Umsicht herausgeschwappt und lief jetzt über ihre Hand in den Jackenärmel. Sie tastete sich mit der anderen Hand zum Kofferraum vor. Dort stieß sie sich ab und richtete sich Stück für Stück auf. Ihr kam ein »Geht schon« über die Lippen, als sie im Augenwinkel sah, wie der Taxifahrer ausstieg. Er kam auf sie zu und ließ per Knopfdruck den Kofferraum nach oben fahren. Fränzi zog ihre Hand weg. Der Mann griff ihre Tasche und drückte sie ihr wortlos in die Hand. Dann knallte eine Tür, und Fränzi nahm entfernt das davonbrausende Auto wahr. Sie gab sich Mühe, jetzt geradezustehen. Die Haustür öffnete sich langsam, sie erkannte den Umriss ihrer Mutter.

Der kälteste Ort der Welt. Im Mai und in jedem anderen

Monat. Hier war er. Fränzi versuchte, sich die Henkel der Tasche über die eine Schulter zu legen, doch es klappte nicht. Bei jedem weiteren Versuch klimperten die vollen oder leeren Weißweinflaschen. Fränzi erinnerte sich nicht mehr genau, wie viel sie schon getrunken hatte. Nur daran, dass sie alles Verdächtige auf dem Weg zum Taxi in ihrer Tasche verschwinden ließ, weil einen mit angebrochener Weinflasche in der Hand natürlich kein Taxifahrer der Welt mitnahm.

Als Fränzi ihrer Mutter einen kleinen Kuss auf die Wange drückte, nahm sie den Duft ihres Parfums wahr. Irgendwas zwischen Rose und frisch gewaschener Wäsche. Eigentlich, so fand sie, gab es kaum einen besseren Duft, trotzdem wurde Fränzi übel. »Fröhliche Pfingsten, Mama!« Sie gab sich Mühe, so neutral wie möglich zu klingen.

Ihre Mutter bedankte sich und sagte irgendwas über das Wetter, aber Fränzi hörte nicht richtig hin. Gerade noch hatte die Abendsonne geschienen und sie auf der Taxifahrt hierher geblendet, doch mit dem ersten Schritt ins Haus war alle Helligkeit vergessen. Trotz der bodentiefen Fenster im Treppenhaus. Die Luft roch abgestanden nach einer Mischung aus Keller und Eintopf. Hatte ihre Mutter gekocht?

»What the fuck«, murmelte Fränzi vor sich hin.

»Was?«, fragte es hinter ihrem Rücken.

»Nichts.« Fränzi winkte ab.

Am Treppenabsatz ließ sie ihre Tasche wie automatisiert fallen. Ein leises Klirren beunruhigte sie. Nicht dass eine ihrer Flaschen kaputtging, die bräuchte sie später schließlich noch. »Gucken wir einen Film?« Die Stimme ihrer Mutter klang wimmernd, irgendwie ein bisschen hilflos, aber nicht leidend.

Fränzis Gliedmaßen fühlten sich so an, als hätte sie Muskelkater. Mit der rechten Hand stützte sie sich auf dem dicken Knauf des Treppengeländers ab. Als sie aus ihren schwarzen Lederstiefelletten schlüpfte und einen Fuß nach dem anderen auf den Teppichboden setzte, fiel ihr auf, dass sie ohne Strümpfe in Berlin losgefahren war.

»Sag mal, was ist denn mit dir los?« Jetzt wurde nicht mehr gewimmert, sondern gefaucht. Herzlich willkommen zu Hause.

»Nix ist mit mir los.« Fränzi hörte ihre Mutter leise Tzzz-Geräusche machen und entschied, nicht darauf einzugehen.

»Ich hol dir mal ein Paar Socken.« Annette drückte sich an ihr vorbei, ohne sie zu berühren, und schlurfte die Treppe hinauf. Fränzis Blick fiel in die Küche. Als ihre Mutter außer Hörweite war, öffnete Fränzi den Knopf, der ihre Tasche zusammenhielt, und nahm die oben liegende Weinflaschen heraus. Sie ging ein paar Schritte weiter, tatsächlich köchelte irgendetwas auf dem Herd. Fränzi stellte ihren Wein auf der Anrichte ab, es knallte, aber die Flasche war robust. Wie viele hatte sie heute früh im Späti eigentlich gekauft? Und wie viele leer getrunken? Sie konnte keine Bilder in ihrem Kopf hierzu abrufen. Normalerweise nervten sie solche Momente, in denen sie nach einer Erinnerung kramte und keine fand. Heute war ihr das aber egal. Weil heute fast alles egal war. Fränzi nahm eine Teetasse aus dem Schrank. »Gute-Laune-Becher« stand in bunten Lettern und in der Form eines lächelnden Mundes darauf. Sie goss den Rest Wein in den Becher und stellte die Flasche in den Putzschrank unter der Spüle hinter den Essigreiniger. *Warum eigentlich verstecken*? Schließlich hatte sie eine Mission. *Wahrscheinlich die Macht der Gewohnheit.* Sie öffnete den Schrank unter der Spüle wieder, nahm die leere Weinflasche heraus und stellte sie neben das Kochfeld. Im Topf köchelte es leise. Immer wieder hob der Dampf den Deckel ein wenig an, sodass der Geruch von Kartoffeln, Brokkoli und Maggi-Brühwürfeln herausströmte. Den Hocker in der Ecke, auf den Fränzi als Kind so oft geklettert war, hatte ihre Mutter schon vor Jahren aussortiert. An dessen Platz standen nun zwei große Mülleimer, einer in Rot, der andere in Schwarz. Das taumelnde und dringliche Gefühl in Fränzi gab es aber noch, wenn sie in dieser Küche stand. *Beeil dich, sonst schaffst du's nicht. Mach schneller. Speedy-bi, Speedy-bo. Los, los!* Mittlerweile kannte Fränzi andere Mütter. Aus Filmen und Büchern und von ihren Freundinnen. Und diese anderen Mütter machten andere Sachen als ihre eigene. Sie riefen an und fragten: »Hey, mein Schatz, wie geht's dir, was machst du gerade?« Sie sagten nicht: »Du musst dich aber um mich kümmern.« Oder: »Heute bringe ich mich um.« Diese anderen Mütter schickten pünktlich Geburtstagskarten, halfen bei Umzügen, waren nie geizig mit Lob, standen an Bahnhöfen als Empfangskomitee und kannten Hausmittelchen, wenn man erkältet war. Manchmal baten diese anderen Mütter ihre erwachsenen Töchter auch um Hilfe, meckerten über zu laute Nachbarn oder immer teurer werdendes Gemüse auf dem Wochenmarkt, das schon. Aber das war ein anderes Meckern als das, was Fränzi von zu Hause kannte.

Das Küchenfenster war leicht beschlagen. Warum stellte ihre Mutter nicht die Dunstabzugshaube an? Dann würde es auch nicht so müffeln im Haus. Fränzi hörte ein Knacken. Die oberste Treppenstufe. Und dann die pantoffeligen Schlurfgeräusche, die näherkamen. Sie nahm einen großen Schluck aus dem Gute-Laune-Becher und machte sich auf in Richtung Wohnzimmer, aber nicht, ohne noch einmal an ihrer Tasche Halt zu machen.

• • •

Lediglich leise gemurrt hatte ihre Mutter, als Fränzi die Tasse ungestüm und ohne Untersetzer auf dem kleinen Glastisch abgestellt hatte und sich in den Fernsehsessel fallen ließ, der doch eigentlich Annettes Stammplatz war. Untypisch. Warum jammerte sie nicht sofort los, um erst dann wieder aufzuhören, wenn sie ihren Willen hatte? Fränzi zog die Beine eng an ihren Oberkörper heran und umklammerte ihre Fesseln, die Flanke seitlich an die robuste Rückenlehne des Sessels gelehnt. Klein, ganz klein wollte sie sein. Im Fernsehen lief »Frühstück bei Tiffany«. Der türkisfarbene Schriftzug, die gräulichen Straßen New Yorks und die Dialoge zwischen Audrey Hepburn und irgendwelchen Männern flirrten wie ein wabernder Strom an ihr vorbei. Das Muskelkatergefühl fing an, sich auszubreiten, vom oberen Rücken, den Nacken hinauf bis hoch in die Schläfen, in denen es wummerte. Wie spät war es? Sie konnte die Ziffern auf dem DVD-Player im Regal kaum erkennen. Das blau-weiß leuchtende Display glimmte so schwach, dass sie die Augen zusammenkneifen musste. 21:07 Uhr. Noch ein paar Stunden, dann wäre endlich alles vorbei.

Das Licht des Fernsehbildschirms brannte in ihren Augen. Doch als Fränzi die Lider schloss, drängten sich Lichtblitze in ihr Sichtfeld, und sie erschrak furchtbar. Sie riss die Augen wieder auf – kamen die Blitze von draußen oder aus ihrem Inneren? Sie versuchte, sich im Sessel zum Fenster hinter ihr umzudrehen, doch ihr müder Körper machte sich schwer und die Bewegung unmöglich. Fränzi lugte hinter der Lehne hervor, das immerhin funktionierte, und sah durch den Nebel ihre Mutter, konzentriert dem Film folgend, auf der Couch sitzen. Unweit von ihr, am Ende des Zimmers, der golden funkelnde Barwagen. Im Schummerlicht erkannte Fränzi massive Glasflaschen ohne Aufdruck, wahrscheinlich irgendein feines Gesöff. Daneben hohe Flaschen mit schmalem Hals und Obstler- oder Grappaetikett. Nicht, dass sie die aus der Ferne hätte lesen können, aber sie kannte nahezu jede Optik von jeder Marke. In einer der hinteren Reihen meinte sie das Jägermeistergrün mit dem orangefarbenen Balken ausmachen zu können. *Oli. Wie es Oli wohl ging?* Fränzi streckte die Hand nach dem Henkel des Gute-Laune-Bechers auf dem Glastisch neben sich aus. Direkt neben dem Becher stand eine Flasche mit kleinen gelben Birnen auf dem Etikett. *Wo kommt die denn jetzt her?* Hatte sie sich die Schnapsflasche vom Barwagen selbst geholt? Ihre Mutter wird sie ihr bestimmt nicht hingestellt haben. *Wie auch immer, komplett scheißegal.* Als sie den Becher griff, stieß sie klimpernd an die dickbauchige Flasche. Ein anderes Klimpern als heute früh im Zug. Massiver. Plötzlich wusste sie wieder, was mit den Weißweinflaschen passiert war: Die erste hatte sie kurz nach Spandau geleert und dann im Fußraum des Vierers abgestellt. Der Mann ihr Gegenüber hatte sich zuerst beschwert und schließlich Jackett und Aktentasche geschnappt und war davongerauscht. *Gut so, mehr Platz für mich.* Beim nächsten Halt, vermutlich Wolfsburg oder Braunschweig, das wusste sie nicht mehr, hatte sich eine ältere Dame zu ihr gesetzt. Doch auch die war irgendwann abgehauen. Womöglich hatte Fränzi gar nicht zwei, sondern drei Flaschen als Proviant eingepackt. Die zweite hatte sie vor der Frau auf ex getrunken, die dritte in einen Hoodie eingerollt und in ihre Tasche gelegt. Wie es zu der halb leeren Schnapsflasche auf dem Beistelltisch neben ihr gekommen war, dazu fehlte ihr weiterhin jedes Bild. »Geschichten, die wir uns selbst erzählen, sind oft trügerisch.« Das hatte Opa Heinrich mal gesagt. Fränzi fand den Satz damals seltsam. An diesem Tag bei ihrer Mutter verstand sie ihn.

Der Gute-Laune-Becher lag schwer in ihrer Hand. Fränzi nahm große, durstige Schlucke, ähnlich hastig und dringlich, wie Kinder nach Fußballspielen am Spielfeldrand Wasser aus mitgebrachten Plastikflaschen oder Inhalte aus Capri-Sonne-Tüten runterzogen. Die Schlucke flossen warm und sanft ihre Kehle hinab, breiteten sich in der Brust und dann im Magen aus. Sicherheit und Wärme, das war es, was sie brauchte. Sie verdiente heute beides. Vor Fränzis innerem Auge begann sich ein Strudel zu formieren, der langsam Fahrt aufnahm. So als würde man in einer Badewanne den Stöpsel ziehen. Sie blinzelte angestrengt – sie mochte dieses Gefühl von Schwerelosigkeit und Schweben, auch wenn ihr schwindelig wurde. Doch sie würde gleich klare Sicht brauchen. Schließlich hatte sie noch etwas vor. Fränzi stellte den geleerten Becher mit einem Knall auf dem Glastisch ab. »Du sollst doch nicht trinken«, waberte es, wieder mit Hilflosigkeit in der Stimme, aus Richtung der Couch zu ihr. Am Ende des Satzes war ihre Mutter mit der Stimme nach oben gegangen, als hätte sie eine Frage gestellt.

»Das entscheide immer noch ich, was ich soll oder nicht soll.« Es überraschte Fränzi, wie schnell und scharf ihr dieser Satz über die Lippen gekommen war. Sie lehnte sich im Sessel zurück und setze sich in den Schneidersitz. Diese Position würde ihr dabei helfen, zumindest ein bisschen aufnahmefähig zu bleiben. Fränzi lehnte sich zur Schnapsflasche, drehte den Verschluss auf und goss so viel in den Becher, wie dieser fassen konnte. Sie ließ die nun leere Flasche auf den Teppich plumpsen, wandte sich im Sessel ihrer Mutter zu, setzte den Becher an und begann zu trinken. Über den Becherrand sah sie ihre Mutter den Kopf schütteln. Fränzi verschluckte sich, setzte ab, hustete und fing sich wieder.

»Jetzt reiß dich mal ein bisschen zusammen«, schrie ihre Mutter völlig unvermittelt. *Zusammenreißen? Schon wieder? Immer noch? Wann nicht?* Fränzi ließ sich zurück in den Sessel gleiten. Ihr Leben lang hatte sie doch nichts anderes getan als sich zusammenzureißen. Sie war froh, dass damit bald Schluss wäre. Fränzi setzte wieder an und hörte ihre Mutter so etwas wie »Du trinkst den Schnaps ja, als wär's Wasser« sagen. *Lass es laufen, einfach laufen lassen.* Einen Schluck für die giftigen Blicke ihrer Mutter, wenn der Opa ihr etwas geschenkt hatte. Einen für deren Teilnahmslosigkeit, wenn sie einen Rat brauchte. Einen für das Schweigen, wenn sie nach ihrem Vater fragte. Einen für jedes Mal, wenn es um Fränzi hätte gehen müssen, aber sich am Ende doch alles um ihre Mutter drehte. Für die Tage im Bett, die verlorenen Urlaube, die leeren Versprechen, die bösen Bemerkungen über ihr Aussehen, die Wut, die Leere, die Einsamkeit, die verschluckten Tränen, das Loch in ihrem Herzen. Ihr Brustkorb brannte, und Fränzi konnte nur noch einen einzigen Gedanken fassen: *Mein Leben ist von Grund auf verkorkst, und nichts kann jemals gut werden.*

Sie stieß sich mit aller Kraft vom Sessel hoch. Die dicken Wollsocken hatten ihre Füße über die vergangenen Stunden schwitzig werden lassen. Fränzi stand. Wie auf einer Wolkendecke oder einem Trampolin. Aber sie stand. Dann wankte sie los in Richtung Barwagen. Auch wenn sich der Nebel um sie immer weiter verdichtete, hatte sie sich ein Ziel gesetzt, und das zeigte sich glasklar vor ihren Augen. Endlich. Endlich war es so weit. Im rechten Augenwinkel nahm sie ihre Mutter wahr und deren entgleisten Gesichtsausdruck. Fränzi sah an ihr vorbei und fixierte den Alkohol auf dem Barwagen. Sie konnte ihrer Mutter jetzt unmöglich in die Augen sehen, weil Fränzi nicht sicher war, was dann passieren würde. Die Flaschen auf dem Wagen funkelten, und sie setzte einen kaltschwitzigen Fuß vor den anderen. *Nur nicht nach rechts gucken, immer schön geradeaus. Du kannst das.* Ihr Ziel war jetzt zum Greifen nah.

Es klirrte und klimperte, als Fränzi zum ersten Mal zugriff. Ob es Flaschen waren, die gegeneinanderstießen oder sie etwas umgeworfen hatte, interessierte jetzt nicht mehr. Die massive Kristallflasche wog mehr als gedacht. Sie zog an dem gläsernen Korkverschluss – plopp. Ob Edelbrand oder Fusel, am Ende ploppte doch jede Flasche gleich. Die Wärme in ihrem Brustkorb, die Kälte in ihrem Rücken, stand Fränzi vor dem gut bestückten Wagen und wusste, dass der richtige Zeitpunkt gekommen war. Sie würde sich der Kälte jetzt stellen. Sie ließ den Inhalt der kostbaren Flasche in sich hineinlaufen, als würde sie sich zum Kampf wappnen. Solange, bis nichts mehr übrig war. Sie setzte ab, rang nach Luft. Ließ die Flasche fallen. Griff die nächste. Schwankte. Fing sich wieder. Dann drehte sie sich um, zu der Kälte in ihrem Rücken.

Da war sie, noch immer auf dem Sofa sitzend, ihre Mutter mit weit aufgerissenen Augen und einem zum Schreien verzogenen Mund, aus dem kein Ton kam. *Schrei doch,* dachte Fränzi. *Schrei und heul doch und brich zusammen, damit es wieder nicht um mich gehen kann.* Doch es kam kein Schrei. Fränzi unternahm drei, vier Schritte, dann baute sie sich vor ihrer Mutter auf, als wolle sie eine Rede halten. Eine Hand hielt die Flasche, die andere presste sie auf ihren Brustkorb. Sie war bereit, bereit ihrer Mutter zu zeigen, was sie ihr Leben lang so gründlich vor ihr versteckt hatte.

»Guck!« Fränzis Stimme bebte. »Guck hin!« Sie drehte den Deckel ab, führte die Flasche zum Mund, setzte an, nahm zwei Schlucke, setzte ab, rang wieder um Luft. Sah ihrer Mutter direkt in die Augen. Schreien, sie wollte nur noch schreien. »Guck hin, woran du schuld bist!« Fränzi spürte den Kloß in ihrer Kehle, er drückte und brannte. Sie wusste: Er würde gleich in Tausenden Tränen aus ihr herausbrechen. Tränen, jahrzehntelang gehortet. Überschwemmen wollte sie ihre Mutter mit diesen Tränen. Und dann? Dann könnte Fränzi endlich gehen. Endlich sterben. Doch vorher würde sie brüllen, alles herausbrüllen.

Zuerst kamen nur einzelne Laute aus Fränzi Mund. Dann von Schluchzen unterbrochene Worte, die schließlich Sätze ergaben. »Immer nur du, du, du. Nie ich. Immer war da deine Krankheit!« Fränzi schrie so laut wie noch nie in ihrem Leben. Von ihrem Brustkorb raste eine Feuerspur geradewegs in ihr Herz. »Nie war Platz für mich!«

Sie wollte atmen, aber nichts ging. *Wegen des Feuers? Wegen der Tränen? Scheißegal, gleich hast du's geschafft, dann ist endlich alles egal.* Das Gesicht ihrer Mutter verzerrt und tonlos schreiend direkt vor ihren Augen. *Du sagst ja gar nichts mehr, hat es dir auf einmal die Sprache verschlagen?* Fränzi holte Luft, diesmal kam eine kleine Menge. Sie atmete. *Die Flasche, wo ist meine Flasche?* Sie spürte, wie ihre Finger etwas umklammerten. Der Flaschenhals.

Gut, dass du noch da bist. Fränzi setzte an. Da war sie wieder, die Wärme. Heiß floss es in sie hinein. Lichtblitze schossen in ihr Sichtfeld. Dann wurde ihr schwarz vor Augen.

• • •

Etwa 18 Stunden später würde eine Ärztin Fränzi mitteilen, dass sie in der Nacht mit 3,7 Promille Alkohol im Blut in die Klinik eingeliefert worden war. Sie würde ihr auch sagen, dass die anwesenden Kolleginnen und Kollegen überzeugt gewesen waren, dass Fränzi die Nacht nicht überleben würde. So viel Alkohol, das könne eigentlich niemand schaffen. Und Fränzi würde denken: *Verdammte Scheiße, jetzt hab ich auch noch meinen Selbstmord verbockt.*

Eine Stunde nach dem Gespräch würde Fränzi ihre Handtasche im Spind des Krankenzimmers nach Alkohol durchstöbern, aber keinen finden. Im Badezimmer würde sie eine Flasche Desinfektionsmittel entdecken, rasch die Inhaltsstoffe überfliegen – *Ethanol, Propanol, perfekt* – und dann hastig einen Schluck davon trinken. Sie würde es unter fürchterlichen Schmerzen wieder rauswürgen und niemandem jemals davon erzählen.

Alles deutete darauf hin, dass das hier ein Ende war. Dabei war es ein Anfang.

Agnes

Agnes (45) zog 2010 von Hamburg nach Mallorca, seit Beginn der Pandemie ist sie Fränzis Yogalehrerin. Sie kennt Fränzi ausschließlich nüchtern. Die beiden haben einen Pakt miteinander geschlossen.

Ich kenne Fränzi auf zwei Ebenen, als ihre Yogalehrerin und als Freundin. Ich finde, sie ist auf einem tollen Weg, und dieser Weg trägt ganz viel Licht in sich. Covid hatte gerade begonnen, da kam sie zum ersten Mal in meine Yogastunde. Fröhlich, weltoffen und interessiert – mit einem Menschen wie ihr kommt man leicht ins Gespräch. Außerdem hatten wir beide Parallelen: Auch ich bin eine Großstädterin aus Deutschland und habe als Studentin mal in der Musikbranche gearbeitet. Fränzi ging offen mit ihrer Biografie um. Vielleicht fassten wir deshalb so schnell Vertrauen zueinander. Ich habe nämlich auch eine Suchtvergangenheit. Ich kenne die Storys von Entzügen, die nicht klappen. Ich selbst war heroinabhängig, 2000 bin ich aus dem Methadonprogramm ausgestiegen. Meine Sucht ist schon so lange her, dass ich sie nicht mehr als Bestandteil meines Lebens wahrnehme, ich bin kein Ex-Suchti mehr, ich bin einfach nur Agnes. Yoga ist wie das Gegenteil von Sucht. Sucht läuft automatisiert ab, ist automatisches Handeln, ohne nachzudenken. Fränzi fühlte sich oft rastlos und konnte nur schwer zur Ruhe kommen. Beim Yoga muss sie sich eine Stunde mit sich, ihren Gefühlen und ihrem Körper auseinandersetzen. Sie spürt, ob sie am Abend zuvor vielleicht zu viel gegessen hat oder zu lange auf einer Feier war. Das heißt, sie spürt die Konsequenzen ihres alltäglichen Handelns unmittelbar. Das ist das Tolle an Yoga, dadurch fängt man an, nach und nach gesünder zu handeln und zu leben. Aber das dauert, und Fränzi ist nicht gerade die Geduldigste. Mit Vorschlägen halte ich mich bei ihr eher zurück, weil sie die oft als Kritik auffasst. In einer Yogastunde sagte sie mir, dass sie nicht gut schlafen würde. Ich schlug vor: »Vielleicht trinkst du weniger Kaffee?« Da explodierte sie: »Meinen Kaffee brauch ich, das geht gar nicht!« Dann fragte ich: »Guckst du viel auf den Handybildschirm vor dem Schlafen?« Da sagte sie: »Ja, aber das ist mein Ritual.« Beim nächsten Gespräch meinte sie dann: »Ich trinke jetzt übrigens weniger Kaffee, ich habe gehört, zu viel ist nicht gut.« Ich lächelte in mich hinein und freute mich für sie.

Ich bin außerdem Hypnosetherapeutin, vor Fränzis erstem großen Sportevent buchte sie zum ersten Mal ein paar Stunden bei mir. Da erlebte ich sie in einem absoluten Ausnahmezustand. Sie hatte panische Angst um ihre Kondition, dass ihr Knie nicht mitmachen, dass sie es nicht ins Ziel schaffen würde. Im Laufe unserer Gespräche wurde klar, dass es um viel mehr als um die körperliche Herausforderung ging. Fränzi hatte Angst, nicht zu genügen – dass sie immer noch mehr und noch mehr machen muss, und dass es am Ende doch nicht ausreicht. Ich wünsche mir für sie, dass sie lernt, nicht immer so hart mit sich ins Gericht zu gehen.

Fränzis Mutter lernte ich nie kennen, aber ich bekam viel von ihrer Beziehung mit. Auch wenn es weder gut noch einfach war, war sie für Fränzi unheimlich wichtig, glaube ich. Je länger ihre Mutter tot ist, desto weniger ist sie Thema in unseren Gesprächen. Als Therapeutin würde ich sagen, dass es Fränzi ohne sie besser geht.

Früher schickte mir Fränzi vor jedem Treffen an die zehn Nachrichten und fragte, ob unser Treffen auch wirklich stattfinden würde. Ich fand das zuerst witzig, aber irgendwann rief ich sie an und sagte: »Du hast mich jetzt zigmal gefragt, und ich habe jedes Mal bestätigt, dass unser Treffen klappt. Was soll ich noch sagen?« Sie fing an zu lachen und meinte so etwas wie: »Du hast recht, mein Kopf spinnt mal wieder.« Heute fragt sie nicht mehr, weil sie weiß, dass sie sich auf mich verlassen kann.

Als Freundinnen schlossen Fränzi und ich einen Pakt: Einmal im Jahr gehen wir zusammen auf ein Abenteuer oder machen irgendetwas ganz Besonderes. Etwas, das uns so richtig aus dem Alltag rausholt. Für unser erstes Freundinnenabenteuer buchten wir eine Höhlentauchtour am anderen Ende der Insel. Tieftauchen, klettern, springen, da war alles dabei. Der Impact dieser 24 Stunden war Wahnsinn: Vor der Abfahrt waren wir noch supergestresst, hätten uns sogar fast darum gestritten, wer fährt, weil wir beide im Auto noch Mails beantworten wollten. Nur einen Tag später auf der Rückfahrt sah keine von uns aufs Handy. Wir sangen, lachten und waren für einen Moment frei. Ich glaube, genau das wünsche ich Fränzi. Dass sie eines Tages wirklich frei ist und voll und ganz auf sich vertraut.

11

Barcelona im November 2023

Nur wenige Zentimeter trennen mein Gesicht von der Klobrille. Wenigstens stinkt es in der Schüssel nicht. Mein Körper pumpt wie bei einer Katze, die nach ihrer Fellhygiene Gewölle loswird. Aber noch will nichts rauskommen. Ich knie über der Schüssel. Rücken gekrümmt, Hände in die Oberschenkel gekrallt. In dieser Kloschüssel duftet es fruchtig, minimal beißend. Wahrscheinlich Putzmittel mit Zitronennote. Standesgemäß für ein Bad im Zimmer eines Viersternehotels, irgendwie übertrieben frisch. Besser so als anders, nichts ist widerlicher als Kloschüsseln, die nach dem Zweck riechen, den sie tatsächlich erfüllen.

Die kauernde Pose fühlt sich vertraut an. Und immer noch miserabel. Über wie vielen Schüsseln ich in meinem Leben wohl schon hing? Gut, dass mein Hotelzimmer vom Restaurant aus schnell zu erreichen ist. Als ich vorhin am Tisch spürte, dass es jetzt gleich brisant werden könnte, stand ich auf, sagte, ich gehe mich mal kurz frisch machen, und huschte davon. Die Restauranttoilette mit drei nach oben offenen Kabinen wäre keine Option gewesen. Nicht bei den lauten Kotzgeräuschen, die ich für gewöhnlich mache. Wenn Sarah reingekommen wäre und etwas mitbekommen hätte, ich hätte mich in Grund und Boden geschämt.

Aus dem Pumpen wird jetzt ein trockenes Würgen. Auf Höhe des Zwerchfells fängt es an zu drücken. *Komm schon, das Zeug muss raus aus deinem Körper.* Da ist er, der Moment, in dem sich Würgen wie Anlaufnehmen anfühlt. Ich kenne das so gut. Saures steigt meine Kehle hinauf. Würgen, würgen – und dann loslassen. *Raus, raus mit dem Zeug.*

Ich atme schwer und tief. Mit dem rechten Handrücken wische ich mir die letzten noch vorhandenen Spuckefäden vom Mund. *Tschüss, Pommes mit Mayo und Ketchup!* Ich richte mich auf und drücke die Spültaste. Das zu Brei gewordene Mittagessen verschwindet im Wasserstrudel. Es war so was von klar, dass ich die Pommes nicht drinbehalten würde, so aufgeregt wie ich bin. Noch etwa zwei Stunden, dann werden Sarah und ich bei dem Sportevent an den Start gehen. An welchem Punkt war ich noch mal von »Ich könnte das nie« zu »Okay, lass uns das machen« gewechselt?

Seit wir heute früh in der Halle, in der der Parcours aufgebaut ist, unsere Startnummern abgeholt haben, steht fest, dass wir erst um 16 Uhr starten dürfen. Für mich als Morgensportlerin ein Graus. Ich muss mein Energielevel jetzt trotz der Pommesmisere hochhalten, unbedingt will ich später meine Wunschzeit von einer Stunde und 45 Minuten schaffen. Ein hehres Ziel, meint Sarah, die Bestzeiten lägen bei um die 50 Minuten. Aber das schafften nur die richtig krassen Sportlerinnen und Sportler. Als Newcomerin könnte es gut sein, dass man locker zwei Stunden braucht, um ins Ziel zu kommen. *Du bist doch nicht mehr ganz dicht, Franziska Hohmann …* Ich reiße ein paar Stücke Klopapier ab, greife nach dem Desinfektionsspray, das ich am Vorabend auf dem Waschtisch deponiert habe, und sprühe Klobrille und Innenteil der Schüssel ab.

Ich mache zwei Schritte rüber zum Waschtisch aus Marmor und stütze mich auf der kühlen Oberfläche ab. Ein bisschen blass um die Nase bin ich noch, sagt der Spiegel. Aber irgendwie leuchten meine Augen. Ist das das Badezimmerlicht? Oder bin ich das? Manchmal sehe ich noch mein altes Nach-dem-Kotzen-Gesicht im Spiegel – trüb, aufgequollen und gräulich –, obwohl es gar nicht mehr da ist. Damals waren ja auch nicht Pommes oder Nervosität das Problem gewesen, sondern Wodkasucht. Welten liegen dazwischen. Dabei ist es nur fünfeinhalb Jahre her.

Ich drehe den Hahn auf und halte meine Handgelenke drunter. Eiskaltes Wasser fließt auf meine Pulsadern. Ich beuge mich in Richtung Becken und klatsche mir mit beiden Händen kleine Wasserschwalle ins Gesicht. Nach dem Abtrocknen sehe ich im Spiegel gut durchblutete Wangen und ein kleines Lächeln. Ist eigentlich irgendwas von der halb verdauten Pommesmasse auf meinem Shirt gelandet? Ich schaue zuerst in den Spiegel und dann an mir herunter. Nein, da sind keine Spritzer. Trotzdem, lieber auf Nummer sicher gehen, T-Shirts habe ich für den zweitägigen Trip mehr als genug eingepackt. Auch eins mit She-Ra drauf, aber das traue ich mich heute nicht zu tragen. Ich muss erst einmal abliefern, bevor ich vor den ganzen erfahrenen Sportlerinnen und Sportlern den Dicken mache. Hoffentlich geht nachher nichts schief, hoffentlich werde ich nicht der Loser des Tages.

»Komm, wir machen Barcelona zusammen!«, hatte Sarah damals in der Crossfit-Box gesagt, nachdem sie mir zuvor von dem Wettkampf vorgeschwärmt hatte. Ich wusste sofort, was gemeint war: die Anmeldung als Duo bei Hyrox, dem internationalen Wettkampf. Achtmal 1000 Meter laufen, zwischendurch Stationen wie Rudern, Burpees oder einen 100 Kilo schweren Schlitten schieben – ein Programm, das selbst für sehr gut Trainierte eine Herausforderung darstellt. »So ein geiles Gefühl«, »Adrenalin-Kick«, »Teamwork«, hatte Sarah auf Englisch gesäuselt – allesamt Begriffe, mit denen sie mich kriegte. Und dann: »C'mon, you can do this!«

»Aber ich sterbe doch schon, wenn ich einen Kilometer joggen soll, Sarah!«, hatte ich insistiert.

»Wir trainieren doch vorher«, hatte Sarah mit gewohnt ruhiger Stimme geantwortet.

»Und wenn ich trotzdem zu schlecht bin?«

»Das ist eine Team-Challenge, Girl. Wenn du nicht mehr kannst, übernehme ich. Und andersrum.«

Ich liebe Sarahs Gelassenheit. Auch, weil ich selbst gern mehr davon hätte. Dass Sarah mich überhaupt gefragt hat, schmeichelte mir. Seit ich trocken bin, mag ich Challenges noch mehr als vorher. Dass ich mit diesem Körper, in den ich 25, 30 Jahre lang insgesamt locker vier oder fünf Swimmingpools voller Alkohol geschüttet und drei Handvoll Koks gezogen habe, an einem sportlichen Wettkampf teilnehmen würde, pikste schon damals positiv im Bauch.

»Bist du dir sicher mit mir, Sarah?«

»Wenn du dir sicher mit mir bist.«

»Das ist crazy, aber you know what: Ja! Ja, ich mach das mit dir. Danke, dass du das mit mir machst!« Beinahe hätte ich losgeheult, als ich Sarah um den Hals gefallen war.

Nach dem Hyrox-Antrag, so nennen die Leute in der Box das aus Spaß, weil es sich wie Heiratsantrag anhört, schwebte ich durch den restlichen Tag. Es hatte sich gut angefühlt, einfach mal auf meinen Bauch zu hören. Dieser hatte euphorisch Ja gerufen, und dafür gab es schließlich Gründe. Ich hatte Kraft, eine gut trainierte Körpermitte, die sogenannte core strength, die bei so gut wie jeder Übung hilfreich war. Außerdem waren es noch ein paar Monate hin bis zum Event. Ich hatte also genügend Zeit, um das Training Schritt für Schritt zu intensivieren. Jeden Morgen vor der Box Yoga für die innere Ruhe, danach dehnen für die Mobilität, und zweimal pro Woche joggen.

Die Angst, ob das reichen würde, kam erst im Laufe der Vorbereitung. Angeschlichen hatte sie sich. Meine Versuche, sie zu ignorieren: zwecklos. An Disziplin hatte es mir nicht gemangelt. Jeden Tag war ich die Erste beim Training gewesen, hatte trotz Schmerzen in meinem Suff-Knie jede Übung und jede Burpeestrecke durchgezogen. Alle in der Box konnten sehen, wie sehr ich mich verausgabte. Doch als ich ein paar Wochen später in einer Session mit Agnes auf einmal nicht mehr aufhören konnte zu weinen, war klar: Hier ging es um mehr als um Kondition oder ein kaputtes Knie. Hier ging es um die Angst, nicht zu genügen. Nicht gut genug zu sein. Sarah zu enttäuschen. Und als Konsequenz nicht mehr gemocht oder vielleicht sogar aus dem Team geworfen zu werden.

»Kommt dir das bekannt vor?«, hatte Agnes mich gefragt. Und auf mein Schweigen hin hinterhergeschoben: »Das sind die Muster aus deiner Kindheit.«

Verdammte Scheiße, ja – schoss es mir durch den Kopf.

Wann hört der ganze Mist endlich mal auf?

»Das Arschloch sitzt im Kopf.« Ich wusste, dass ich mit Agnes so reden konnte, wie mir der Schnabel gewachsen war.

»So kann man's auch sagen.«

»Ich will dieses Arschloch endlich, endlich besiegen.«

Nach der Session war ich schluchzend nach Hause gefahren. Im Anschluss hatte ich an einem Onlinetreffen mit der Gruppe teilgenommen und später unruhig geschlafen. Doch als ich am Morgen darauf um kurz nach 6:30 Uhr aufgestanden war, war er da, mein neuer Satz. *Ich bin nüchtern geworden, dann schaff ich das auch.* Ab sofort keuchte ich ihn beim Joggen, sang ihn auf der Fahrt zur Box laut vor mich hin und wiederholte ihn während des Trainings im Kopf, bis ich einen Takt für meinen eigenen kleinen Mutsong entwickelt hatte:

Ich bin nüchtern geworden, dann schaff ich das auch. Ich bin nüchtern geworden, dann schaff ich das auch. Ich bin nüchtern geworden, dann schaff ich …

Es klopft. Bestimmt Sarah.

»Ja?« Ich haste zur Zimmertür und linse durch den Spion. Sarah steht mit Sportrucksack und Jacke draußen. *Ist es schon so spät? Wie lang bin ich denn schon hier oben?* Ich drücke die Klinke herunter und ziehe die schwere Tür zu mir.

»Hey, friend, was machst du so lange?«

Für einen Moment will ich irgendeine kleine, harmlose Lüge erfinden. Sagen, dass jemand von der Arbeit angerufen hat oder so. »Sorry, aber mir sind die Pommes hochgekommen.« Im Gegensatz zur vernebelten Fränzi lügt die trockene Fränzi nicht mehr.

Sarah reißt die Augen auf. »Was? Oh nein, warum hast du mir keine WhatsApp oder so geschrieben? Geht's dir okay?« Sarah kann sich nur mit Mühe ein Grinsen verkneifen. Ich zucke mit den Schultern und muss plötzlich auch lachen. »Ich bin einfach so, so wahnsinnig aufgeregt.«

»Komm mal her.« Sarah stellt sich direkt vor mich, mit einem warmen Ausdruck in den Augen, und fast mich an den Armen. »Wir haben schon die Startnummern und unsere Startzeit, es gibt kein Zurück, und das ist gut so, weil wir werden das irgendwie schaffen. Okay?«

»Okay. Ich will auch gar nicht zurück. Ich will's nur am liebsten schon hinter mir haben.«

»Bist du crazy?! Diese ganze Sache wird lifechanging sein, versprochen.«

Ich presse die Lippen aufeinander und nicke. *Das Arschloch sitzt im Kopf. Also, shut the fuck up.*

»Wollen wir runter zu den anderen?« Ich ziehe die Zimmerkarte aus der Vorrichtung. »Halt, ich hab noch was für dich. Also, für uns beide hab ich was, besser gesagt.« Sarah zerrt eine kleine weiße Papiertüte aus ihrer Handtasche und drückt sie mir verschwörerisch strahlend in die Hand. »Hier. Für dich.« Mir entfährt ein langes »Ahhh«, als ich die Tüte entgegennehme. Damit habe ich nicht gerechnet. »Danke!«

»Jetzt schau erst mal rein.«

Ich fische ein blaues Stück Stoff aus der Tüte, darin ein blauer Sport-BH. »Ich hab mir den gleichen gekauft«, sagt Sarah ein bisschen verschämt. »Nee, oder? Team-BHs? Geil!« Ich grinse. »Und jetzt rocken wir das Ding, right?« Sarah hebt die Hand zum Highfive. »Yes!« Ich schlage ein. Mein Herz macht einen kleinen Hüpfer.

• • •

Das Licht fällt in großen Kreisen von den Scheinwerfern an der Decke auf den dunklen Tartanboden. Irgendetwas wummert – die Hintergrundmusik oder mein Herzschlag? Egal, beides lässt sich jetzt nicht ändern. Ich höre Medizinbälle auf Matten knallen. Sandsäcke auf den Boden fallen und Kettlebells aneinanderklimpern.

Ich bin nüchtern geworden, dann schaff ich das auch. Ich bin nüchtern geworden, dann schaff ich das auch.

Ich wippe mit dem Kopf im Takt meines Mantras. Vor Schweiß glänzende Körper, so weit das Auge reicht. Die einen rennen, die anderen werfen Medizinbälle an Zielscheiben, während sie Squats machen, wieder andere rudern. Die meisten Männer tragen keine Shirts und sehr kurze Hosen. Ich will irgendeinen Spruch dazu abfeuern – à la »Ganz normaler Samstagabend in einem Club in Berlin, wa?« Aber als ich meinen Mund öffnen und ansetzten will, kommt kein Wort heraus. Mir stockt der Atem. Nicht der Männerkörper wegen, sondern weil ich jetzt gerade in diesem Moment verstehe, dass ich gleich im Pulk an der Startlinie stehen und das »Go« des Anheizers hören werde. Die meisten Leute hier sehen richtig gestählt aus. Dabei sei der Wettkampf auch für gut trainierte Einsteiger ausdrücklich gedacht, heißt es. Es ist dumm, sich zu vergleichen, ich weiß das nicht erst seit meinen schier unzähligen Therapiestunden. Aber es beruhigt mich trotzdem, dass ich auch solche Körper in der Menge ausmachen kann, die meinem ähneln, oder welche, die weicher aussehen.

Ich bin nüchtern geworden, dann schaff ich das auch.

Ich greife Sarahs Arm. Die arbeitet sich leicht versetzt vor mir durch die Halle und fragt: »Hast du dein Asthmaspray?« Ich fasse an das in meine Hose integrierte Reißverschlusstäschchen am Oberschenkel. Ich spüre die Plastikverpackung des Mini-inhalators und nicke. Falls ich während des Wettkampfs einen Anflug von Atemnot bekommen sollte, komme ich schnell ran. Sarah tritt heute zum dritten oder vierten Mal an. Ich weiß, dass auch sie aufgeregt ist, trotzdem strahlt Sarah eine unglaubliche Ruhe aus.

Stabil, unumstößlich, ein bisschen wie mein Lieblingsbaum im Volkspark in Berlin-Friedrichshain.

»So, Leute, seid ihr gut drauf, oder was?«, ruft eine Männerstimme auf Englisch mit spanischem Akzent. Nur noch ein Team von Frauen steht vor uns in der Reihe vor der Startlinie, dann sind wir dran.

»Darauf kannst du wetten!« Zum Glück reagiert Sarah prompt auf die rhetorische Frage des Anheizers, mein Fokus reicht jetzt nicht mehr für Small Talk. Ich schüttle meine Arme aus, dehne meine Finger, so wie ich es von den anderen gelernt habe. Jetzt bloß nicht verkrampfen. Es riecht nach Adrenalin und Anspannung, nach Glückshormonen und Freudentränen.

Am anderen Ende der Halle sehe ich Menschen die Rampe zum Ziel hinaufrennen. Wenn gleich keine Vollkatastrophe geschieht, bin ich in hoffentlich etwas weniger als zwei Stunden eine von ihnen.

Du kannst das. Kannst du das?

Wenn ich nicht innerhalb meiner Wunschzeit bleibe, ist das der ultimative Beweis, dass ich nur ein Klotz an Sarahs Bein bin. Mit der Folge, dass sie mir ganz bestimmt im Anschluss an diesen Tag die Freundschaft kündigen wird. Aber so negativ darf ich jetzt nicht denken.

Ich bin nüchtern geworden, dann schaff ich das auch.

In meinem Brustkorb wummert es weiter, der Beat passt zum Takt in meinem Kopf.

»Go!«, schreit der Anheizer, die Gruppe vor uns trabt los. Sarah und ich und ein paar weitere Frauen schließen auf. Ich richte den linken Fuß knapp vor der gelben Linie aus, die den Start markiert. Keinen Millimeter werde ich verschenken. Sarah steht dicht neben mir. Auch sie sagt jetzt kein Wort mehr, aber sie zwinkert mir zu. Dann richtet sie den Blick wieder nach vorn. In Gedanken gehe ich die Disziplinen durch – beim ersten Kilometer der Joggingstrecke darf ich nicht überdrehen, sonst mache ich später schlapp. Aber zu lahm darf ich auch nicht sein, sonst kann ich die Zeit nicht halten. »Bereit machen!«, ruft die englisch-spanische Stimme von rechts. Ich nicke instinktiv.

Okay, Arschlochkopf, du hast jetzt Sendepause.

»Und drei …« *Okay, mit Countdown.* »Zwei …« Gewicht auf den vorderen Fuß verlagern. Meine Schenkel brennen, obwohl ich mich an die einwöchige Trainingsabstinenz gehalten habe. *Scheiß drauf.* »Eins …« Das Brennen tut gut, weil ich weiß, ich bin so was von am Leben. Jetzt und hier. »Go!« Irgendetwas knallt. Ich erschrecke. Dann stoße ich mich mit dem rechten Fuß ab.

• • •

Ich drücke, forme und falte, aber das blöde Hotelkissen fließt immer wieder zurück in seine ungemütliche, viel zu weiche Ausgangslage. Ich hätte mein ergonomisch geformtes Nackenkissen mit nach Barcelona nehmen sollen. Wenn ich auf das dritte Paar Sneaker im Koffer verzichtet hätte, wäre Platz genug gewesen.

Ich knipse die Nachttischlampe an. Der grelle Lichtschein schießt an die beigefarben getäfelte Zimmerdecke. An Einschlafen ist jetzt nicht mehr zu denken. Ich kneife die Augen zusammen und blinzle ein paarmal. *Display-Beleuchtung macht krank*, denke ich, und greife trotzdem nach meinem Smartphone auf dem Nachttisch. 1:32 Uhr. Noch mal kurz die Fotos von vorhin durchklicken. Zum 40., vielleicht 50. Mal, seit ich auf mein Hotelzimmer gegangen bin.

Bildergalerie. Aktuell. Klick.

Ich kann immer noch nicht fassen, was heute Nachmittag passiert ist, obwohl das Abzeichen auf dem Nachttisch liegt. Das erste Foto im Ordner haben die Veranstalter geschossen, als ich zusammen mit Sarah die Rampe hoch über die Ziellinie gerannt bin. Unfassbar. Die Zeit zwischen dem Go und der Rampe – ein einziger Rausch, aber an ein paar Details kann ich mich erinnern. Ich scrolle weiter im Ordner. Sarahs Mann hat an den verschiedenen Stationen Fotos von uns gemacht. An der Station mit dem 100 Kilo schweren Schlitten, den man 50 Meter schieben muss, habe ich mir den Kopf so angestoßen, dass mir kurz schummrig wurde. Auf dem Foto strahle ich trotzdem. Ist es nach dem Stoß entstanden oder davor? Und dann die Seile – bei dieser Station hatte ich das Gefühl, dass meine Arme taub werden. »Sarah, übernimm!«, habe ich außer Atem geschrien. Bei den Burpees war es dann genau umgekehrt, da hat Sarah Unterstützung gebraucht, und ich bin eingesprungen. Wenn man als Duo antrat, durfte man sich gegenseitig aushelfen, Hauptsache, man kam auf die vorgegebene Anzahl pro Station. Laufen musste natürlich jede von uns, da konnte man sich keinen Meter abnehmen. Sarah hat mir in einer der ersten Laufrunden zugerufen: »Mach langsam!« Und ich habe ihren Rat befolgt. Danach war ich *in the zone*, so nannten es die anderen Sportlerinnen, wenn sie ganz in ihrem eigenen Rhythmus angekommen waren. Mir gefiel der Ausdruck sofort. Trotzdem bekam ich die begeisterten Rufe von Sarahs Familie und den anderen Angehörigen aus unserer Barcelona-Gruppe mit. Der Vater einer Bekannten war sogar extra aus Kanada eingeflogen, um seiner erwachsenen Tochter zuzujubeln. Auf dem Schlittenfoto ist er im Hintergrund klein zu sehen, mit hochgerissenen Armen.

Ich scrolle weiter. Auf dem nächsten Bild haben Sarah und ich ganz schön rote Köpfe. In einer der letzten Runden haben wir abgemacht, nicht durchgehend zu joggen, sondern zwischendurch immer wieder ein paar Minuten zu gehen, auch Sarah war kräftemäßig an ihr Limit herangerückt. Was man auf den Fotos nicht sieht: Alle paar Meter standen sogenannte Streckenposten, die einem anzeigten, in welcher Laufrunde man sich gerade befand. In der achten und letzten haben sich Sarah und ich ohne Worte verständigt, wir nahmen alles, was an Kondition noch übrig war, und rannten so schnell wir konnten. Rannten und rannten, vorbei an der grölenden und johlenden Menge hinter der Absperrung. Rannten über die berüchtigte Rampe, rissen die Arme in die Höhe – wohl wissend, dass hier gerade das Zielfoto von uns beiden geschossen wurde –, rannten noch ein kurzes Stück weiter, um schließlich immer langsamer zu werden, zum Stehen zu kommen und uns dann schweißnass in die Arme zu fallen. »Die Zeit, die Zeit«, hatte ich gejapst und mich suchend zu der digitalen Anzeige über dem Zielbereich gedreht. Eins, Drei und Acht. Eine Stunde und 38 Minuten – sieben Minuten schneller als erhofft. Als mein Gehirn die Zahlenfolge erfasst hatte, schossen mir Tränen in die Augen. Genau wie jetzt in diesem Augenblick. Ob ich dieses Foto jemals ohne Wassereinschuss angucken kann? Wann habe ich zuletzt so geschluchzt wie kurz nach der Rampe? Wie diese Mangacomics für Kinder, die so gezeichnet werden, dass ihnen die Tränen beim Lachen und beim Weinen aus den Augen schießen wie Wasser aus Sprinkleranlagen. Mein Gefühlsausbruch an der Rampe war mir ein bisschen unangenehm, deshalb habe ich mich schneller, als mir eigentlich lieb war, aus der Umarmung mit Sarah gelöst und mich mit einer Flasche Wasser, die mir anscheinend jemand nach dem Zieleinlauf in die Hand gedrückt hat, ins hintere Ende des Bereichs verzogen. Dort habe ich geweint, gezittert und geatmet, bis Sarah mit einem Schokoriegel in der Hand auf mich zugekommen ist.

Das Kopfkissen macht mich wahnsinnig. Ich setze mich im Bett auf, kurz bleibt mir die Luft weg. Mein Asthmaspray habe ich den ganzen Wettkampf über nicht gebraucht. Aber jetzt. *Einmal pumpen, tief einatmen. Okay.*

Ich drücke das Kissen als Stütze hinter meinen Rücken. Obwohl ich erschöpft bin, habe ich gerade nicht das Gefühl, jemals wieder schlafen zu können. Zu rasant ist mein Kopfkino, zu sehr pocht mein Herz. Ich scrolle weiter. Ein Foto zeigt mich, wie ich eine Grimasse in Richtung von Sarahs Mann schneide, als er kurz nach meinem Glückszusammenbruch zum Schnappschuss ansetzt und abdrückt. Gut, dass diese Fotos als Beweise existieren, auch wenn ich dieses Glücksgefühl niemals vergessen werde. Sportlich sieht die Frau auf den Fotos aus. Gesund. Fest. Stabil. Kaum zu glauben, was mein Körper kann, seit ich ihn so gut behandle. Die Minibar brummt leise im Hintergrund. Piccolo, Kräuterbitter, zwei Dosen Bier – das hier hat Level-3-Qualität. Und trotzdem lässt es mich kalt. Ich fühle mich sicher. Zumindest jetzt, zumindest in diesem Moment. Obwohl ich mich im selben Raum wie der Hotelalkohol befinde. Nur wenige Stunden zuvor, beim gemeinsamen Abendessen mit den anderen, habe ich diese Sicherheit nicht gespürt. Weil alle in Feierlaune waren, hat jemand aus der Runde einen Bierpitcher bestellt, den man sich im Kreis herumreichte. Irgendwann ist der Glaskrug bei mir angekommen. Ich habe den Henkel in der einen Hand gehalten, mit der anderen die gut gekühlte Oberfläche gespürt. Und dann dieser Duft, dieser wunderbare, betörende Duft! Als mir Malz und Hopfen in die Nase stiegen, hatte ich nur noch einen einzigen Gedanken gehabt: *Das! Ich will genau das hier!* Einen großen Schluck. Scheiß auf die Anerkennung der Leute hier, scheiß auf Selbstwert, scheiß auf diese verdammte Nüchternheit. Dieser Schluck Bier wäre die beste und einzig wahre Belohnung für den Wettkampf. *Dieses beschissene Suchtgedächtnis.* In den Kliniken hat man mir so oft erklärt, dass der Bereich für das Suchtgedächtnis eine erstaunlich kleine Zone in Relation zum ganzen Hirnareal ausmacht. Aber dass für mich, wie für alle Ex-Alkis gelte: Finger weg vom ersten Glas. Ein berühmt-berüchtigter Satz für Menschen wie mich. Obwohl ich wusste, dass ein Schluck aus dem Pitcher alles zerstören würde, was ich mir seit über fünf Jahren tagtäglich erarbeitet habe, flimmerte in den Sekunden im Restaurant ein Bild vor meinen Augen, auf dem ich den Pitcher zum Mund führe und trinke. Obwohl ich weiß, dass dieser eine Schluck in meinem Hirn eine Party auslösen würde, über die ich keine Kontrolle hätte. »Bingbingbing! Mehr! Gib mir mehr!«, würde es in mir schreien. Und dann wäre ich verloren. Weil Alkoholismus nun mal keine Entscheidung ist, sondern eine fucking Krankheit.

»Hier, willst du?«, ich habe die gierigen Blicke meines Nebensitzers gespürt und ihm den Krug hingestreckt. »Oh yes! Ich freu mich schon den ganzen Tag drauf.« Und dann bin ich aufgestanden und in Richtung der Toiletten gegangen, um kurz durchzuatmen.

Ich drücke den großen Lichtschalter am Bett, der das Zimmer hell erleuchtet. 1:58 Uhr. Ich werfe die Decke zur Seite und setze mich auf die Bettkante. Mein unterer Rücken zieht bestialisch.

Die Medizinballstation war wohl zu heftig. Ich stehe auf, gehe auf den schmalen Spiegel zu, der dem Bett gegenüber an der Wand hängt. Seit ich so viel Sport mache, habe ich sogar Ansätze von einem kleinen Sixpack. Susann hatte mich einmal gefragt, ob ich mir eigentlich die Brüste hätte verkleinern lassen. Ich musste daraufhin lachen. »Nee, das kommt vom Training!«

Ich schaue in den schmalen Hotelspiegel. Obwohl ich über 40 bin, ist die Haut an meinen Oberschenkeln so straff wie nie. In der letzten Entzugsklinik gab es Sportkurse, angeleitet von einem wirklich attraktiven Trainer – der Einstieg war mir also gar nicht schwergefallen. Schade, dass es dem Klinikpersonal strengstens untersagt war, etwas mit einem Suchti anzufangen. Wie auch immer. Irgendetwas Sportliches habe ich wohl in den Genen. Von meiner Mutter kann das nicht kommen, die hat nur Golf gespielt, um sich im Club mit ihren Freundinnen treffen zu können. Für Wettkämpfe hatte sie keinen Sinn.

Ich öffne die Tür zur Minibar, nehme eine Dose Coke Zero heraus und gehe zurück zum Bett. Auch egal jetzt, ich habe den frühen Flug zurück nach Berlin gebucht, in knapp drei Stunden muss ich sowieso raus. Ich öffne den silbernen Dosenclip, es zischt. Klar und kalt, der erste Schluck tut gut. Mich fröstelt es an den Beinen. Ich schlüpfe zurück ins Bett und stelle die Dose auf dem Nachttisch ab. Ich klicke noch mal auf den Fotoordner. Das Bild auf der Rampe ist mein absoluter Favorit, das werde ich als Startbild für ein Video über diesen besonderen Tag verwenden. Genügend Zeit zu schneiden habe ich ja jetzt. Ich werde es mit dem »Queen«-Song »Don't stop me now« unterlegen. Ich klicke auf die Fotos, auf denen Sarah mit mir zu sehen ist, und auf andere, die mich allein zeigen. Ich ziehe alle in die Video-App, revidiere meine Auswahl noch mal so, dass die Farben gut zueinanderpassen – viel Gelb und Schwarz und zwischendrin die blauen Team-BHs. Dann schneide ich den Song so, dass die Bildabfolge mit dem Takt harmoniert. Fertig, speichern, schließen. 2:23 Uhr. Morgen im Flieger werde ich mir noch einen passenden Text als Bildunterschrift überlegen und dann alles auf Social Media hochladen.

Komisch, dass die Frau auf den Fotos dieselbe Frau ist, die Desinfektionsmittel getrunken und trotzdem vorhin den Bierpitcher weitergegeben hat. Und gut, dass es dieselbe Frau ist. Diese Frau hat gelernt, dass das Leben lebenswert ist und Dinge möglich sind, die ihr unmöglich erschienen.

Wie schön es wäre, wenn ich jetzt meine Mutter anrufen könnte. Ich würde ihr von meiner Aufregung erzählen, von den Pommes mit Ketchup und Mayo und von Sarahs Geschenk. Und ich würde ihr erzählen, was ich heute geschafft habe. Und vielleicht würde sie dann sagen, dass sie stolz auf mich ist.

12

Hamburg im Frühjahr 2019

Fränzi presste ihre Clutch an ihren Brustkorb und ihren Rücken gegen die Toilettentür. *Atmen, einfach nur atmen. Du kannst das.* Durch die milchige Folie des schmalen Fensters über dem Spülkasten sah Fränzi die Leuchtreklamen der Reeperbahn im Nachthimmel blinken. Unzählige Male war sie schon in Hamburg gewesen, um Künstler oder Bands auf Promotour zu begleiten oder sie zu TV-Shows zu bringen. Und fast genauso oft war sie nach ihren Terminen auf der Partymeile gelandet. In dieser Rooftop-Bar hatte sie schon zusammen mit der Plattenfirma Events für die Presse veranstaltet, die ihre Künstler später zu Stars gemacht hatten. Sogar in genau dieser Toilettenkabine hatte sie schon gestanden und sich am Waschbecken die Nase gepudert – mit Kokain. Trotzdem fühlte sich nichts davon vertraut an. Weil heute alles anders war.

»Wie kannst du zurückgehen in deinen alten Job, auch wenn du dich selbstständig machst?«, hatten die Leute in der Nachsorgetherapie gefragt. Selbst ein paar der Suchtberater hatten gemahnt: »Bist du sicher, dass du das schaffst?« Sicher war Fränzi sich nicht, nein. Vor allem jetzt gerade, in diesen letzten Minuten, bevor sie da rausmusste. Aber versuchen wollte sie es.

Atmen. Fränzi drückte ihre Clutch jetzt noch ein bisschen fester an sich. Hatte sie auch wirklich alles Überlebenswichtige dabei?

Nicht, dass sie irgendetwas auf dem Hotelzimmer hatte liegen lassen vor lauter Aufregung, Vorfreude und Schiss. Deo, Cremerouge, Mascara, Pfefferminzbonbons … In Fränzis Kopf kreiste ein Strudel, und es fiel ihr schwer, sich zu fokussieren. *Atmen, erst mal nur atmen.* Fränzi sah sich auf den zwei Quadratmetern um, die sich ihr darboten. Als Tipp gegen aufkommende Panik hatte ihre Therapeutin ihr geraten, Gegenstände um sich herum zu zählen. Bei einer Minitoilette wie dieser, in der maximal eine Rolle Klopapier plus Klobürste herumstanden, war das gar nicht so einfach. Die rote Wandfarbe der Toilettenwände ließ sich nur noch erahnen, weil Sticker, Kritzeleien und Tags sie übersäten. »Nazis raus«, »Tim liebt Struppi«, »Women love feminists«, »Jette ist doof«, »Wenn ich nicht hier bin, bin ich aufm Sonnendeck« – Fränzi flüsterte Wort für Wort vor sich hin. *Okay, du kannst das.* Dann löste sie sich langsam von der Tür. Ihr Rücken verursachte dasselbe Geräusch, das auch nackte Oberschenkel machen, wenn man aufsteht, nachdem man eine Weile auf einem Plastikstuhl ohne Kissen gesessen hatte. Fränzi versuchte mit dem Handrücken den Feuchtigkeitsgrad ihres Shirts zu ertasten. *Nahezu durchgeschwitzt.* Aber sie glühte nicht mehr so. *Immerhin.* Mit einem Klick öffnete sie ihre silberne Clutch. Deo, Cremerouge, Mascara, Pfefferminzbonbons und ihr blaues Notizbüchlein im Seitenfach – sie hatte an alles gedacht.

Eine Freundin aus der Gruppe hatte ihr das Büchlein geschenkt. »Für gute Gedanken und Mantras«, hatte sie gesagt. Seit die Freundin es ihr kurz nach der Entgiftung zugesteckt hatte, hatte Fränzi beinahe täglich etwas darin notiert und war nicht mehr ohne aus dem Haus gegangen. Zur Reha hatte sie es mitgenommen, zur Wiedereingliederung ins Büro, zu jedem Gruppentreffen, in den Supermarkt, immer und überall. Seit sie diese eine Sache akzeptiert hatte, die sie ihr Leben lang nicht glauben wollte: *Du bist Alkoholikerin.*

Jetzt steckte das Büchlein im Seitenfach ihrer Tasche, an dem Platz, wo sie früher einen Miniwodka gebunkert hätte. Nicht weil es auf solchen Veranstaltungen nicht genug Alkohol gäbe, aber weil ihr ein solches Fläschchen die Welt bedeutete: Sicherheit, Wärme, Vertrauen, Trost, Ablenkung, Spaß, Beruhigung, alles eben. Doch nun stand sie in dieser Toilettenkabine und würde gleich ihr erstes Jobevent als trockene Alkoholikerin schmeißen müssen. Einer ihrer Lieblingskünstler wollte immer noch mit ihr zusammenarbeiten, obwohl sie ein Jahr lang ohne weitere Angabe von Gründen weg gewesen war. Sie war gerührt gewesen und hatte sofort zugesagt. Wenn sie vollends in ihren Beruf zurückkehren wollte, müsste sie auch Abende wie diesen mitmachen, auf dem sie Kollegen und Journalistinnen von vor dem fünften Entzug vor einem knappen Jahr treffen würde, die sie lauter Sachen fragen würden.

»Wo hast du denn so lange gesteckt?«

»Warst du krank?«

»Ach komm, ein klitzekleines Bierchen wird doch wohl drin sein!«

Und überhaupt: Selbst wenn sie den heutigen Abend schaffen würde – wie sollte sie das alles für den Rest ihres Lebens hinkriegen? Bei jedem Restaurantbesuch die Küche fragen, ob in der Sauce auch sicher kein Rotwein sei. Bei geschenkten Pralinen panisch die Zutatenliste nach Schnaps absuchen. Jeder und jedem ihre Geschichte aufs Auge drücken, weil beim kleinsten Fehltritt ihre Synapsen durchbrennen und mehr, mehr, mehr schreien würden. Wie sollte ein Mensch so was schaffen? *Ein Glas wird doch wohl kein Problem sein, komm! Nein, nichts, nur atmen. Du kannst das.*

Fränzi kannte diesen Angststrudel, der gerade in ihrem Kopf Fahrt aufnahm, seit dem fünften Entzug. Nicht selten kochte der sich hoch zu einer handfesten Panik, und die konnte sie jetzt nicht gebrauchen. *Blaues Büchlein. Schnell.*

Fränzi zog ihr Notizbuch aus der Clutch, presste es gegen ihre Brust und atmete. *Durch die Nase ein, durch den Mund aus. Und noch mal. Du kannst das.* Mit ihrer Therapeutin hatte sich Fränzi vorab ein paar Antworten für den Small Talk des heutigen Abends zurechtgelegt. Denn Ausnahmesituationen oder erste Male wie diese könnten einen Rückfall begünstigen. Und Fränzi wollte keinen Rückfall. Nicht noch einen. Nie wieder. Es tat gut, ihr Büchlein bei sich, an sich zu spüren, das sie in den vergangenen Monaten mit so viel Tränen, Hoffnung, Sorgen und Zuversicht bestückt hatte. Es war gerade so groß, dass es gut in ihre Hand passte. Die Ecken waren vom vielen Hin-und-her-Tragen schon ein bisschen abgewetzt. Sie ließ die Seiten durch ihre Finger gleiten wie bei einem Daumenkino. Ihre Atmung normalisierte sich. »Gehen, wenn's am schönsten ist oder, noch besser, kurz davor« – so lautete einer ihrer neuen Leitsätze in ihrem Talisman. Eine Seite hat sie extra oben mit dem Fingernagel eingeknickt. Als Reminder für jetzt und alle Zeit. Mit einem dicken pinken Filzstift steht dort quer über die Doppelseite der Satz geschrieben:

Und heute trink ich nichts.

Fränzi steckte ihr Buch zurück an seinen Platz, zog das Deo heraus und sprühte einen kleinen Schwall Lilienfrische unter jede Achsel. *Wieso sollte es diesmal klappen, wenn es schon so oft nicht geklappt hatte?* Vielleicht weil sie jetzt dieses Büchlein hatte? Vielleicht weil sie regelmäßig in die Gruppe ging? Vielleicht weil sie fast gestorben wäre.

Aus dem Partyraum drang immer lauteres Stimmengewirr zu Fränzi herein. Kurz vor 21 Uhr. Gleich würde es losgehen. Zuerst ein bisschen von Tisch zu Tisch wandern, mit den geladenen Redakteuren plauschen, vielleicht ein paar Interviews klarmachen, Flying Buffet, dann der Auftritt ihres Künstlers auf der Bühne. Fränzis Herz pochte überlaut. Könnte sie widerstehen, wenn ihr ein paar Dutzend Leute Wein, Cocktails und Bier unter die Nase hielten? Früher hatte ihr der Alkohol vor und während solcher Events immer zuverlässig Selbstbewusstsein eingeflößt, jetzt müsste sie dieses aus sich selbst herausholen. Sie steckte das Deo zurück in die Tasche und strich ihr Shirt glatt.

Und heute trink ich nichts.

Sie schloss die Toilettentür auf und trat hinaus.

• • •

»Hey, Fränzi, du bist ja wieder da, cool!« Den Redakteur von der Tageszeitung kannte sie seit locker zehn Jahren. Früher waren sie oft gemeinsam mittagessen gegangen.

»Hey, Marc!« Fränzi streckte den linken Arm zur Umarmung aus, Marc ließ sich schwer atmend hineinfallen und drückte sie fest. Im Augenwinkel hatte sie die Bar, die nur eine Armlänge von ihr entfernt war. Auch Marcs Hemd fühlte sich feucht durchgeschwitzt an. Fränzi war erleichtert. »Na du, wie geht's dir und deiner Familie?«

»Gut, gut. Und bei dir, alles paletti? Wo warst du so lang? Ich habe dir ein paarmal gemailt, aber immer nur out of office. Und keiner wusste so richtig was. Soll ich dir ein Bierchen von der Bar mitbringen? Ich hab 'nen irren Durst! Sag mal, hast du abgenommen?«

Fränzi wusste, dass Marcs Interesse aufrichtig war, dennoch hielt sie kurz inne, bevor sie antwortete, um Anlauf für ihren vorbereiteten Satz zu nehmen. Sie räusperte sich, nicht weil sie einen Frosch im Hals gehabt hätte, sondern weil dieser Satz neu für sie war. »Ich war ein Jahr krankgeschrieben und rauche und trinke nicht mehr.«

Marc zog die Augenbrauen hoch. Fränzi hielt die Luft an. Was würde jetzt geschehen? Würde er nachhaken, sie auslachen oder nicht für voll nehmen? Marc griff Fränzis Oberarm. »Cool, dass du nicht mehr rauchst. Kompliment. Das könnte ich nicht.«

Die Menschenmenge trieb Marc ein Stückchen von ihr weg und direkt an den Tresen. Dann rief er ihr zu: »Wir schnacken nachher, ja?«

»Na klaro!«, rief Fränzi in die Menge, dann sah sie nur noch Marcs kahlen Hinterkopf. Hatte er ihr gerade dazu gratuliert, dass sie nicht mehr rauchte? Ihr Leben lang war sie eine typische Partyraucherin und keinesfalls süchtig nach Nikotin gewesen. Das Rauchen hatte sie eigentlich nur mit in ihren Satz genommen, damit da ein bisschen Varianz war.

Sie war nicht sicher, ob sie Marcs Fokus auf die Zigaretten erleichterte oder empörte.

»Süße, hey, da bist du ja endlich wieder. Du hast gefehlt, ey!« Die schrille, aber trotzdem warme Stimme in Fränzis Ohr war ihr vertraut. Fränzi drehte sich um, und vor ihr stand ihre ehemalige Kollegin Lucy. Küsschen rechts, Küsschen links, und dann ein Paar erwartungsvolle Augen, die Fränzi anblinzelten. »Ich hab euch auch vermisst«, sagte Fränzi und spürte, dass das die Wahrheit war. »Du strahlst voll«, meinte Lucy anerkennend. »Hast du was machen lassen?«

Ja, fünf Entgiftungen, unzählige schmerzhafte Erkenntnisse und einen Suizidversuch. »Nee, ich hab nichts machen lassen. Ich war ein Jahr weg, also krankgeschrieben. Und jetzt rauch und trink ich nicht mehr.«

»Ach krass. Voll gut. Aber ein Prosecco geht, oder? Ich hol uns was und wir bringen uns gegenseitig auf den neuesten Stand. Ich hab mich von Marko getrennt.«

»Nee, ach was! Shit, das tut mir leid.«

»Muss es nicht, war die richtige Entscheidung. Komm, ich hol uns was, ja?«

Würde sie ihren Satz stoisch wiederholen, wenn ihr Gegenüber nicht sofort verstand? Darüber hatte Fränzi im Vorfeld gar nicht nachgedacht. »Nee, danke, für mich echt nicht. Ich muss mal eben vor zur Bühne und nach dem Rechten sehen, ja? Wir sehen uns.« Alkohollügen waren seit dem letzten Entzug eigentlich streng verboten, aber sie könnte wirklich mal nach ihrem Schützling sehen. »Klar. Tschütschü, Süße!« Lucy drückte ihr ein Küsschen auf die Wange.

In Fränzis Augenwinkel leuchtete ein Kühlschrank voller Coladosen. Sehr gut, denn irgendetwas musste sie schließlich auch trinken. Zero? Light? Fehlanzeige. Überall nur die Version mit der vollen Dröhnung Zucker. *Was soll's, das bisschen Zucker wird dich nicht umbringen.* Fränzi klemmte sich ihre Clutch unter den Arm, zog die Kühlschranktür auf und griff sich eine Dose. Das Zischgeräusch von frisch geöffneten Coladosen hatte Fränzi in den vergangenen Monaten lieben gelernt. Sie trank ständig Cola, oft light, am liebsten Zero. Die Kohlensäure kitzelte Fränzi im Hals, und die Kälte in der Kehle tat wahnsinnig gut. Ein kleiner Hickser formierte sich in Fränzis Speiseröhre. Doch mittlerweile war das Stimmengewirr noch lauter und die Untermalungsmusik eingeschaltet worden, sodass niemand ihren Schluckauf hörte.

Nach der Reha hatte sie einen kurzen Wellnessurlaub in den Bergen gemacht. Dort hatte sie am dritten Abend eine ältere Dame angesprochen und gefragt, ob sie nicht ein bisschen viel Cola trinke. Am liebsten hätte Fränzi gesagt: »Wissen Sie was, gute Frau? Bis vor ein paar Monaten habe ich anderthalb Liter Wein und eine halbe Flasche Wodka am Tag getrunken und hätte um diese Uhrzeit kotzend über irgendeiner Kloschüssel gehangen.« Stattdessen hatte sie freundlich angemerkt, dass sie das ihre Sorge sein lassen könne, und der Dame einen schönen Restabend gewünscht. Schon ein echter Wahnsinn, was man auf dem Weg ins Nüchternsein alles lernen musste. Es war nicht damit getan, einfach nicht mehr zu trinken. Vor allem musste man lernen, wie man es hinkriegt, dass einem nicht die Sicherungen durchbrannten. Und wie man mit den eigenen Gefühlen umging, auch und vor allem mit den negativen. Viele neue Wege, die Fränzi ihrem Gehirn antrainieren musste. Auch schwindeln sollte man laut ihrer Selbsthilfegruppe nicht, was ebenfalls eine Umgewöhnung war, denn als Alkoholikerin dachte man sich eigentlich den ganzen Tag lang irgendwelche Notlügen aus, ging ja gar nicht anders. Dass sie Lucy gerade gesagt hatte, dass sie vor zur Bühne müsste, war ja nicht mal so richtig gelogen, Fränzi hatte diesen Punkt auf ihrem Zeitplan lediglich ein paar Minuten vorverlegt – so etwas war okay, das hatte ihr sogar ihre Therapeutin versichert.

Theoretisch kannte sie jede und jeden auf dieser Veranstaltung, aber wenn sie sich am spärlich beleuchteten Rand des Raumes entlangstahl, würde sie es vielleicht bis hinter die Bühne schaffen, ohne gesehen zu …

»Fränzi!« Eine Frau mit toupierter Hochsteckfrisur und leuchtend rotem Lippenstift kam auf sie zumarschiert. Linda war die Chefin einer TV-Produktionsfirma und gehörte, da war sich Fränzi relativ sicher, »zum Club«. Damit meinen trockene Alkoholiker Menschen, die selbst vermutlich ein Alkoholproblem hatten, ohne das so richtig wahrhaben zu wollen. »Fränzi, ist das schön!« Linda fiel ihr um den Hals, als wäre es null Uhr an Silvester. Fränzi mochte Linda. Sehr sogar. Linda hatte immer eine Lösung, wenn alle anderen ratlos dreinschauten. Außerdem war sie eine ehrliche Haut und trug das Herz auf der Zunge. »Sag mal, Schätzchen, wo warst du denn?« Als sich die beiden aus der Umarmung lösten, roch Fränzi, dass Linda eine Fahne hatte.

Und heute trinkst du nichts. Hast du gehört?

»It's wine o'clock, Schätzchen, komm wir holen uns was. Und du erzählst mir, wo du dich in den vergangenen zwölf Monaten rumgetrieben hast.« Und dann sagte Fränzi ihren Satz, hörte sich kurz an, dass Linda das ja jetzt ganz schön spießig von ihr fände, und lächelte in sich hinein – sie wusste nicht so recht, ob aus Traurigkeit oder aus Mitgefühl –, weil Lindas Reaktion sie so sehr an sie selbst erinnerte.

Fränzi sagte ihren Satz in den kommenden anderthalb Stunden noch Dutzende Male. Und mit jedem Mal kam er ihr leichter über die Lippen und fühlte sich zugehöriger an. Sie bekam Komplimente für ihre gute Haut und den strahlenden Ausdruck in ihrem Gesicht, trank noch mal zwei Dosen Cola und das eine oder andere stille Wasser, während neben, hinter und vor ihr Sektgläser klirrten, Korken knallten und Alkoholdampf durch den Raum waberte. Fränzi riss Witze, führte gute Gespräche, drückte ihre Clutch hin und wieder an ihren Brustkorb, spürte ihr Herz schlagen, machte Termine für Interviews, nahm Visitenkarten entgegen und mochte, was sie da tat.

Als ihr Künstler die letzte Zeile seines neuen Songs gesungen hatte, fing das Publikum an zu jubeln und applaudierte wie wild. Fränzi stand neben der Bühne und fühlte sich so, als würden sie auch ein bisschen für sie jubeln. Sie dachte an das Büchlein in ihrer Clutch, an die Frau, die es ihr gegeben hatte, die vielen Menschen, die genau jetzt in dieser Sekunde einen ähnlichen Weg wie sie beschritten, die vielleicht auch so ein Büchlein hatten und sich jeden aufs Neue sagten:

Und heute trinke ich nichts.

Ihre Füße setzten sich wie von selbst in Bewegung, weg vom wabernden Bierdampf in der Bar, weg von der launigen, immer beschwipster werdenden Masse und hin zum Ausgang der Bar. Sie stieg in den Aufzug, der sie ins Erdgeschoss brachte, wünschte dem Pförtner unten eine Gute Nacht und trat auf die Reeperbahn hinaus. Sie überquerte die Straße, ging vorbei an grölenden Touristen, bog in die Seitenstraße zu ihrem Hotel. Auf ihrem

Zimmer angekommen, fiel ihr Blick auf die Minibar. Sie hatte sie vor ihrer Anreise von einem Hotelmitarbeiter leerräumen lassen. Das machte vieles einfacher. Sie duschte kühl, schlüpfte in ihr She-Ra-Shirt, legte sich in das weiche Bett mit den riesigen Kissen und fiel unmittelbar in einen angenehm tiefen Schlaf.

• • •

Was fällt dir eigentlich ein? Du hängst auf geilen Events rum, schlürfst eiskalte Cola, futterst Sushi und Kanapees, liegst in einem teuren Hotelzimmer, machst einen auf blühendes Leben und vergisst darüber einfach deine arme, kranke Mutter. Was bist du nur für eine undankbare Tochter. Fränzi hätte es wissen müssen, als sie vor ein paar Stunden so zufrieden wie schon lange nicht mehr – oder vielleicht noch nie – in ihr Hotelbett gefallen war. Immer wenn es ihr gut ging, meldete sich diese fiese Stimme in ihrem Kopf. Vielleicht sprach sie auch gar nicht aus ihrem Kopf, sondern aus ihrem Herzen zu ihr, was noch schlimmer wäre. Wie auch immer, auf eine gelungene Zeit wie gestern Abend folgte jedes Mal ein Dämpfer. Das war die Regel, die ihr Leben bestimmte. *Hast du etwa gedacht, dass würde sich ändern, nur weil du jetzt trocken bist?* Fränzi schlug die Augen auf und tippte auf ihr Handy. 5:52 Uhr, acht Minuten bis zum Weckerklingeln. Sie schloss die Augen nochmal, auch wenn sie wusste, dass das eine dumme Idee war. *Jetzt, wo es dir schon wieder so viel besser geht, müsstest du dich viel aufopferungsvoller um deine Mutter kümmern. Was ist eigentlich los mit dir? Du genießt das Leben, während genau das deiner Mutter verwehrt wird? Das geht nicht.* Fränzi rieb sich die Augen, dann schlug sie die Decke zur Seite. Gänsehaut auf ihren Oberschenkeln und an den Armen. Im Zimmer schien es plötzlich eiskalt zu sein. Fränzi federte mit dem Handy in der Hand aus dem Bett und trottete ins Bad. Musik. Schnell Musik an. Female Power, in dieser Playlist hatte sie Songs wie »Independent Women« von Destiny's Child oder »Fighter« von Christina Aguilera gespeichert. Die regulierten ihren Puls manchmal wie von Zauberhand. Der Bass wummerte, und Fränzi drehte den Wasserhahn auf. Erbarmungslos schob sich das Gesicht ihrer Mutter vor ihr inneres Auge. Seit einer Weile lag Annette wieder schwer depressiv und mit psychotischen Zügen in einer Klinik. Fränzi war erst vor wenigen Tagen bei ihr gewesen. Richtig klein und hager hatte sie gewirkt. Wenn Fränzi ihr neues Leben auf die Kette kriegen wollte, schaffte sie es nicht öfter als alle anderthalb Wochen zu ihr. Vielleicht wäre es wirklich das Beste, wenn sie zu ihrer Mutter oder zumindest nach Frankfurt zöge? Sie könnte auch von dort arbeiten, jetzt wo sie sich selbstständig gemacht hatte. Und schließlich ging es hier um ihre Mutter. Fränzi drehte die Musik lauter und ließ warmes Wasser über Finger und Hände laufen. Es kitzelte, als die Wärme in ihre Gelenke zurückkehrte. Die Idee, aus Berlin weg und nach Frankfurt zu gehen, trug sie schon seit ein paar Wochen mit sich herum. Vieles daran fühlte sich richtig an. Was Fränzi allerdings irritierte, waren die Reaktionen der Menschen, denen sie davon erzählt hatte. »Frau Hohmann, machen Sie das nicht, bleiben Sie in Ihrem gewohnten Umfeld, das scheint für Ihre Genesung das Richtige zu sein«, hatte ihre Suchtberaterin gesagt. »Suchen Sie Ihr Zuhause nicht weiter bei Ihrer Mutter, schaffen Sie sich selbst eines«, hatte ihre Therapeutin insistiert. Und den Vogel abgeschossen hatten schließlich ihre Freundinnen. Vor allem Britta. »Hör endlich auf, dir dein Leben selbst so zu vergiften«, hatte die gesagt. Das sei jetzt wirklich ein bisschen übertrieben, hatte Fränzi geantwortet. Das wahre Gift in ihrem Leben war doch der Alkohol und nicht ihre Mutter. Oder vertrug sie etwa beides nicht?

Fränzi drehte den Wasserhahn zu und sah in den Spiegel. Ein verschlafenes Gesicht guckte ihr entgegen. Mit Kissenabdruck über der Wange. Mit müden verquollenen Augen, doch da war auch ein Strahlen in ihnen. Mit schönen, vollen Lippen, die aus tiefstem Herzen lächeln konnten. Mit kleinen Sommersprossen auf der Nase. Ganz sympathisch eigentlich, dachte sie plötzlich. Und heute trinke ich nichts.

Fränzi drückte einen Streifen rot-weiß-blauer Zahnpasta auf ihre Zahnbürste und fing an zu putzen.

13

Mallorca im Dezember 2023

Auf die Insel ist einfach Verlass. Sie behält ihre Farbenvielfalt immer, sogar im Winter. Wenn das Wetter heute nicht kippt, kann ich am frühen Abend mit den Katzen meine kleine Runde um die Finca drehen. Entstanden ist diese Tradition, weil ich einmal vergessen habe, das Tor zur Terrasse zu schließen und die beiden Tiere mir zuerst über das unbebaute Grundstück nebenan, dann durch den Wald und schließlich über das Sträßchen zurück zum Haus nachgetappt sind. Mit Katzen kannte ich mich eigentlich gar nicht besonders gut aus, die beiden spontan aufgenommen habe ich trotzdem, als die Nachbarin, der sie gehörten, wegzog.

»Geil, dass du jetzt auch 'ne crazy Catlady bist!«, hatte Britta damals zu mir gesagt. Und: »Hattest du nicht immer 'ne Katzenhaarallergie?«

Die hatte ich tatsächlich, doch bei diesen beiden juckt es mich überraschenderweise weder in der Nase noch in den Augen. Im Gegenteil: Schon an den ersten Tagen nach dem Einzug kuschelten sich die beiden Katzengeschwister, ein Mädchen und ein Junge, zu mir ins Bett. Seitdem genieße ich es, die warmen, schnurrenden Körperchen beim Einschlafen neben mir zu spüren, Crazy-Catlady-Image hin oder her.

Ich lehne mit dem Oberkörper auf der Küchenanrichte und starre durch das kleine Fenster mit den Holzsprossen. Bevor mein Blick ungehindert draußen ankommen kann, wird er aufgehalten von dem Foto, das meine Mutter bei der Eröffnung des Weinladens zeigt. Darauf hält sie ein Tapasschüsselchen in der Hand und lacht. Ich liebe die Erinnerung an diesen Tag. Ein Tag, an dem alles gut war, gut zu sein schien. Ich arbeite mich am Foto vorbei. Die Schlingpflanze mit den lilafarbenen Blättern in Schwertform bahnt sich unbeirrt ihren Weg aus dem Steintopf hinaus und wandert in Richtung Treppenstufen. Die Zitronen an dem gut anderthalb Meter hohen Bäumchen sind so dick und schwer, dass sie die Zweige hinunterziehen. Dazu gesellt sich eine Stechpalme, deren Grün an Sattheit seit dem Herbst keine Strahlkraft eingebüßt hat. Die Pflanzen und Bäume ums Häuschen wachsen ganz ohne mein Zutun. Manchmal gieße ich zwar, doch die Zweige und Blätter und Früchte bahnen sich einfach ihren Weg.

Ein paar Schlieren von typischem Winter-Graublau am Himmel blitzen durch, aber ich kann zwischendrin Spuren von Hellrosa, Orange und Dunkellila am Horizont ausmachen. Ganz so, als bestünde die Möglichkeit, dass gleich der Sommer ausbräche. 14 Grad, sagt die Wetter-App, immerhin.

In zwei Wochen ist Weihnachten, und das bedeutet, dass ich einiges vor mir habe. Den Todestag meiner Mutter, der sich in ein paar Tagen zum zweiten Mal jährt, und die Zeit zwischen den Jahren. Die fand ich schon immer eher anstrengend, als darin Entspannung zu finden. An Heiligabend und den Feiertagen allein zu Hause zu bleiben, fühlt sich dieses Jahr irgendwie falsch an, zu Ramona und ihrer Familie zu fahren aber genauso. *Anstrengend.* Ziemlich mäkelig klingt das. Darf ich so was überhaupt denken? Wäre »schwierig« nicht vielleicht das verträglichere Wort? Wobei, verträglich für wen? Für mich oder eher für die anderen?

Vielleicht darf ich es mir doch erlauben, dieses Jahr einfach mal nichts zu unternehmen, sondern Kraft zu tanken. Weil kurz danach ja der 6. Januar kommt. Im ersten Jahr dachte ich, mein Herz ginge einfach kaputt. Entweder würde es aufhören zu schlagen oder es würde explodieren oder sonst was. Wie es wohl diesmal werden würde? Vielleicht ein ganz kleines bisschen weniger schrecklich?

Ich schaue aufs Handy. Schon kurz vor 16 Uhr. Ist es für den zweiten Cappuccino des Tages schon zu nah an meiner Ins-Bett-geh-Zeit? Ja, schließlich schlafe ich oft schlecht, meistens eigentlich, und Agnes sagt, sie sei überzeugt, dass mein Kaffeekonsum daran mit schuld sei. Aber irgendeine Freude muss der Mensch doch haben im Leben. Ich stelle meinen Becher unter die Düse der Kaffeemaschine und drücke den Knopf, der eine nur zur Hälfte gefüllte Tasse zeigt.

Am 7. Januar, meinem Geburtstag, kommen meine Freundinnen zu mir auf die Insel, um zu feiern. Womöglich finde ich es doch gut, dass es damals am 7. Januar 2022 keinen freien Bestattungstermin gegeben hat.

Als ich ein paar Monate nach dem Tod meiner Mutter ihr Haus verkauft und diese kleine Finca hier auf der Insel erworben habe, fühlte sich das richtig und falsch zugleich an. »Aiaiai, es mucho trabajo«, hatte die Maklerin mit weit aufgerissenen Augen zu mir gesagt. Ich müsse noch viel Arbeit in das Haus stecken, bevor es ein Zuhause werde. Abgeschreckt hatte mich das keine Sekunde, eine Immobilie kaufen und fit machen, das habe ich mir von meiner Mutter abgeschaut. Es gab in den vergangenen Monaten trotzdem Zeiten, in denen mich die Baustellen im Haus an den Rand eines Nervenzusammenbruchs gebracht hatten.

Die Kaffeemaschine blinkt. Ich gehe zum Kühlschrank, nehme die Hafermilch aus dem Türfach und kippe einen Schuss davon in meinen Kaffee. Im Flur zwischen Küche und Wohnzimmer stapeln sich zusammengerollte Teppiche. Und auf meinem Schreibtisch sieht es so aus, als würden dort ein Dutzend Weihnachtselfen auf den 24. Dezember hinackern, so viele Karten, Schleifen und kleine Präsente für Freunde und Kollegen warten dort darauf, dass sich ihrer jemand annimmt. Ich trotte mit Kaffee in der Hand in Richtung Wohnzimmer. Im hinteren Teil des Raumes will ich eine kleine Tanne aufstellen. Martín, der Architekt, der mir bei der Renovierung geholfen hat, wird morgen eine aus dem Baumarkt vorbeibringen, echte Tannen gibt es auf der Insel nicht so viele.

An der langen Wand habe ich unausgepackte Kartons gestapelt. Diese Auswahl ist kein Zufall. Darin befinden sich fast ausschließlich Sachen meiner Mutter. Eine richtige Tetriswand habe ich da errichtet. Eigentlich kann ich ganz gut mit diesem Anblick leben, aber dank Murphys Gesetz befinden sich in diesem Erinnerungsbunker dummerweise auch die weißen und roten Glaskugeln, Lichterketten und der goldene Weihnachtsstern.

Ich bleibe im Durchgang zum Wohnzimmer stehen und starre auf mein Tetrisgebilde. Ein Pärchen samtweicher Pfoten huscht über meinen nackten Fuß. Die Katze spaziert gelassen über den weißen Wollteppich in Richtung Kartons, zwischen Sofatisch und Kamin durch, nimmt schließlich Anlauf, springt mit einem vornehmen Satz auf den höchsten Karton und rollt sich dort zusammen, als wäre es nicht das erste Mal. »Freches Ding, du!« Die weiße Couch steht frontal zum Kamin, schräg daneben der alte Fernsehsessel meiner Mutter. Den Bezug mit Leoprint – ein schreckliches Teil, man bekam vom Hinsehen Kopfweh von dem Muster – habe ich entfernt und einen in Eierschalenweiß nähen lassen. Auf dem Steinsims über dem Kamin, rechts von mir, steht das Foto, unser Foto. In DIN-A4-Größe und gerahmt. Es zeigt unsere Gesichter, Wange an Wange, in Nahaufnahme. Manchmal sitze oder stehe ich vor diesem Foto und sehe es minutenlang an. Eine etwa vier Jahre alte Fränzi hat die Ärmchen um den Hals ihrer Mama geschlungen. Auch die Mama scheint sie zu umarmen, das deutet zumindest ihre Körpersprache an, auch wenn das Foto an der Stelle abgeschnitten ist. Beide strahlen, so als hätten sie kurz zuvor laut und unbeschwert gelacht. Haben wir das? Ich weiß es nicht und kann niemanden danach fragen. Aber das macht nichts. Ich kenne kein Foto, auf dem meine Mutter so glücklich aussieht wie auf diesem.

In den Wochen nach der Trauerfeier saß ich oft über Stunden am Grab meiner Mutter. Später hing ich abendelang mit einer Lupe über Fotoalben, habe Mundwinkel, Augen und Körpersprache meiner Mutter gescannt, in der Hoffnung, etwas zu entdecken. Einen Gesichtsausdruck vielleicht oder ein Detail, das Erklärungen und Antworten liefern würde. Darüber, wer meine Mutter war. Ob sie vor meiner Geburt eine andere gewesen war. Oder warum sie so war, wie sie war. Bei einem Foto bin ich besonders lang verharrt. Es zeigt uns beide im Herbst auf einem Waldparkplatz stehend, meine Mama mit großer Sonnenbrille dicht hinter mir, der kleinen Fränzi. Während die kleine Fränzi ihre Ärmchen nach oben in Richtung Mutter streckt, ist deren Kopf gesenkt, mit Blick auf das kleine Mädchen vor ihr. Ihr kleines Mädchen. Sie lächelt nicht, aber der Zeigefinger ihrer rechten Hand scheint im Begriff, die Berührung mit der Kinderhand zu suchen.

Manchmal bin ich wütend auf meine Mutter, manchmal empfinde ich Mitgefühl für sie. Und manchmal sogar auch für mich selbst. Nein, eine andere Mutter habe ich mir bis heute nie gewünscht. Aber dass meine Mutter eine richtige Mama gewesen wäre, das schon. Eine, die Schulbrote schmiert, Gutenachtgeschichten vorliest, sich erkundigt, wie die Mathearbeit gelaufen ist, oder in wen ich gerade verliebt bin. Eine, die auf jeden Pups stolz ist, den ihre Tochter vollbringt, selbst wenn es der letzte Bullshit ist.

Wenn ich heute manchmal mitkriege, wie meine Freundinnen ihre Kinder verhätscheln, werde ich sauer. Brüllen will ich am liebsten. *Warum kümmert ihr euch so aufopferungsvoll um die? Warum helft ihr denen, wo ihr könnt? Die können das doch selber! Warum sorgt ihr euch die ganze Zeit um die? Um mich hat sich auch keiner gesorgt!* In diesen Augenblicken erschrecke ich richtig, weil ich Sorge habe, dass sich meine Wut den Weg aus meinen Träumen herausbahnt. Im anderen Moment akzeptiere ich diese Wut, weil ich dann mal kurz keine Entschuldigung für das Verhalten meiner Mutter suche, sondern diesen brennenden Schmerz einfach fühle. Mein Kopf hat Frieden gemacht, mein Unterbewusstsein nicht. *Diese verdammte Gleichzeitigkeit der Gefühle. Wann geht die endlich weg? Oder ist sie vielleicht der Schlüssel für dein weiteres Leben? Dein Überleben?*

Ich bin sicher, dass meine Mutter mich geliebt hat, dass sie eben nur nicht genau wusste, wie Liebe geht. Und dass die Depression immer zwischen uns beiden gestanden und das Liebessystem meiner Mutter durcheinandergebracht hat. Und dass meine Mutter mir alles gegeben hat, was sie geben konnte. Ja, ungefähr so muss es gewesen sein.

Mein unterer Rücken zieht, ich stehe noch immer im Türrahmen. Die Kartons an der Tetriswand haben sich unverschämterweise nicht von selbst ausgepackt. Ob ich die Sofakissen noch mal rasch aufschütteln soll? Oder den Kaffeebecher ausspülen?

Wen willst du mit deinem Prokrastinieren eigentlich verarschen? Im Idealfall würde ich den Karton mit dem Weihnachtsschmuck zügig ausfindig machen, und dann hätte ich dieses Spiel hier auch schon gewonnen. Ich wähle den Weg, den die Katze ein paar Minuten zuvor entlanggeschritten ist, zwischen Sofatisch und

Kamin durch, vorbei am schönsten Foto der Welt. *Nicht nach rechts gucken, immer schön geradeaus. Du kannst das.* Ich nähere mich dem Kamin langsam, das Feuer knistert, dann husche ich über den Wollteppich.

• • •

Ich bewege den ersten frei stehenden Karton vorsichtig hin und her. Viel zu schwer für Weihnachtsschmuck. Der nächste genauso. Gestört von meinem Geraschel, hebt die Katze oben links das Köpfchen. »Jetzt gehst du mal da weg hier!« Ich recke mich in Richtung Katzenkarton. Das Tier springt zur Seite, noch bevor ich es sanft wegschieben kann. Der Umzugskarton lässt sich leicht bewegen, als ich ihn hin und her schiebe. Vielleicht habe ich ja Glück und lande direkt einen Treffer. Ich greife in die Aussparungen, die sich auf Augenhöhe befinden. An den Fingerspitzen spüre ich etwas Weiches. Staubpartikel wirbeln durch die Luft, als ich den Karton zu mir hieve und auf dem Boden abstelle. Der Karton springt auf und offenbart den Blick auf einen Stapel mit Unterlagen in Klarsichthüllen. Ich greife danach, dick und schwer fühlt er sich an. Ich ziehe den Stapel Blätter heraus und gehe die oberen rechten Ecken durch. Die Briefköpfe der Schreiben darin bestätigen meinen Verdacht: Es handelt sich um die Krankenhistorie meiner Mutter. Ich beginne zu blättern. An die Klinik in der Nähe von Frankfurt erinnere ich mich, als kleines Mädchen hatte mich der Opa an Silvester dorthin gefahren, damit ich den Abend mit meiner Mutter in der Psychiatrie verbringen konnte.

Der nächste Briefkopf, eine Klinik in Hessen im Taunus. War das nach ihrem schlimmen Treppensturz gewesen? Ich blättere weiter. Mainz. Brandenburg. Noch mal Taunus. Noch mal Taunus? Moment, welches Datum steht auf dem medizinischen Abschlussbericht? Am Ende handelt es sich gar nicht um die Unterlagen meiner Mutter, sondern um meine eigenen. Es fährt mir in den Magen. Ich lege den Stapel beiseite. Im Augenwinkel habe ich bereits ausgemacht, was unter den Unterlagen ruht: ein schickes Coffee Table Book in Schwarz-Weiß. »Landhäuser im mediterranen Stil«. Meine Mutter hatte ein Händchen für stilvolle Einrichtungsdetails – bis auf den Leo-Sessel. Als ich das schwere Buch heraushebe, offenbart sich ein Schal mit Leo-Muster. Darunter eine Hutschachtel mit glänzenden beigen Blüten auf mattem beigem Grund. Als ich den Schal zu mir ziehe, macht der ein kratzendes Geräusch an der Kartonkante. Wieder wirbelt Staub umher. Ich drücke den Stoff an meinen Brustkorb, als müsste ich ihn schützen. Ich kenne diesen Schal. Er war eines ihrer Lieblingsstücke. Nach all den Jahren fühlt er sich immer noch wunderbar weich an. Einmal kurz die Nase hineinhalten? Oder besser sein lassen? Ein einziges Mal habe ich sie darin erlebt. Ich schließe die Augen, damit ich besser sehen kann …

Abbas »Dancing Queen« schallte aus den Boxen, und meine Mutter riss die Arme in die Höhe. »Den Song liebe ich!«, hatte sie gerufen und so die langweilige Runde, mit der wir beide am Tisch saßen, regelrecht aufgeweckt. Das Galadinner im Golfclub hatte sich gezogen wie Kaugummi, aber jetzt lächelte sogar die angesäuert wirkende Tischnachbarin. Meine Mutter hatte mich am Tag vorher in Berlin angerufen und gebeten, mit ihr zum Sommerfest zu kommen, weil ihre Freundin kurzfristig abgesagt hatte und sie allein nicht gehen wolle. Ich muss damals Mitte 30 gewesen sein, hatte mich mit meinem Paillettenblazer und Kulturbeutel halb genervt, halb aufgeregt am Samstagvormittag in den ICE Richtung Frankfurt gesetzt und war pünktlich zu Partybeginn eingetroffen.

»You can dance, you can jive«, schmetterte mir meine Mutter ins Ohr und klang dabei nicht ausschließlich nach purer Freude, sondern auch nach einem kleinen Schampusschwips. »Nachfüllen!«, rief sie und hielt dem Herrn gegenüber, der gerade seiner

Frau einschenkte, ihr leeres Glas unter die Nase. Ich hätte am liebsten laut losgelacht, verkniff es mir in dieser steifen Runde aber. Den irritierten Blick des Mannes muss meine Mutter wahrgenommen haben, denn sie schob sogleich ein »Bitte, werter Herr!« nach und klimperte absichtlich schnell mit ihren schönen Wimpern. Der Herr tat, wie ihm geheißen. Im Aufstehen nahm sie den ersten Schluck und hüpfte dann mit dem Glas und im Wiegeschritt in Richtung Tanzfläche. Sie trug ihren blonden Pagenkopf an diesem Abend akkurat geglättet, auch ihr Pony saß perfekt. Den Leo-Schal hatte sie über ihre Schultern drapiert. Zusammen mit ihrem dunkelroten Hosenanzug und den Ballerinas versprühte sie einen Hauch von Krystle Carrington in der hessischen Kleinstadt. Ich bin mir fast sicher, dass ich nicht die Einzige war, die das so sah. Ich war stolz, so eine attraktive Mutter zu haben. Als der DJ bemerkte, das sein erster Gast die Tanzfläche betreten hatte, drehte er die Lautstärke auf. Ich hatte zwischen den locker 20 voll besetzten Tischen einen unverstellten Blick auf die Mitte des Partyraums. Auch ein paar meiner Tischnachbarn konnten ihre Blicke nicht von meiner Mutter abwenden. Die, in der einen Hand ihr Glas, in der anderen das Ende des Schals, nahm die Augenpaare wahr und prostete den Herren rund um mich zu. Dann schloss sie lächelnd die Augen und wiegte sich weiter im Takt. Nach und nach enterten die Gäste die Tanzfläche, nickten oder lächelten ihr zu oder wagten ein kurzes Tänzchen mit ihr. Ganz so, als wäre sie der Mittelpunkt der Party und der einzige Grund, warum sie alle hergekommen waren. Es hätte mich nicht gewundert, wenn meine Mama in dieser Nacht das eine oder andere unmoralische Angebot von einem der Vorstadtcasanovas bekommen hätte. *Wie ein Stern. Sie strahlt wie ein Stern*, hatte ich in diesem Moment gedacht. Irgendwann später hatte auch ich mich dazugesellt und mit meiner Mutter angestoßen. Die hatte mir daraufhin den Schal um den Hals geworfen und mit einem herzhaften Lachen um meinen

Kopf gewickelt, sodass ich nichts mehr sehen konnte. Auch ich lachte. So hatte ich diese Frau, meine Mutter, wirklich noch nie erlebt. Irgendwann war sie mir angetrunken um den Hals gefallen und hatte mich gebeten, sie nach Hause zu bringen. Ich, selbst auch ein wenig vernebelt, hatte ein Taxi gerufen und meiner Mutter zurück zu Hause im Bad die Haare gehalten, als die sich ins Klo übergab. Aber ich fand es ganz und gar nicht schlimm. Selten hatte ich mich meiner Mutter so nah gefühlt.

• • •

Ich öffne die Hutschachtel mit den Blüten. Leer. Umso besser, dann könnte ich darin den Schal parken. Ich lege die Unterlagen zurück und stelle den Karton an seinen ursprünglichen Ort. Das hier ist fast so anstrengend wie eine Therapiesitzung, dabei brauche ich doch nur ein bisschen Lametta. Ich ruckle die nächsten Kartons durch, in der Hoffnung, den Weihnachtsschmuck doch noch aufzuspüren. Oft spreche ich nicht mit meiner toten Mutter, aber manchmal. Wenn ich die Kugeln und den ganzen anderen Kram gleich nicht aufstöbere, wäre das jetzt so ein Moment. Einmal hatte ich sogar das Gefühl, dass meine Mutter mir antworten würde. Als ich für meine Reise nach Bali meinen Pass weder in der Berliner Wohnung noch auf Mallorca finden konnte. Auch nachdem ich alle Stapel auf meinem Schreibtisch durchgeblättert und von rechts nach links geschoben hatte, gab es keine Spur von dem kleinen roten Büchlein. »Mensch, Mama, wo soll der denn sein?«, habe ich gemurmelt. Und als ich ein paar Minuten später die Küche betrat, lag der Pass dort unter einem Stuhl. »Nee! Willst du mich verarschen?« Auf diesen Ausruf hat meine Mutter nicht mehr reagiert, aber ich weiß, dass sie gegrinst hat, wo immer sie auch herumschwirrte.

Was sie wohl von meinem Baliurlaub gehalten hätte? Da bin

ich mir bis heute unschlüssig. Ich habe ihn extra über den Geburtstag meiner Mutter im Juli, die damals seit knapp sieben Monaten tot war, gebucht. Bei einer Zeremonie mit einem balinesischen Heiler habe ich zum ersten Mal meinen Schmerz herausgeschrien. Den Schmerz über den Tod meiner Mutter. Und vielleicht auch über ihr Leben. Unser Leben.

• • •

Viele Kartons bleiben mir nicht mehr. Federleicht fühlt sich dieser hier an. Schon beim Öffnen kitzelt mich etwas Strohiges an den Fingern. Die Girlande. Volltreffer. Ich ziehe den Karton aus der oberen Reihe zu mir herunter und trage ihn in die Küche.

Der Strohstern, die grüne Girlande, die Kugeln. Ein bisschen staubig. Aber alles vorhanden, was man für einen Weihnachtsbaum braucht. Als ich an der Girlande ziehe, klimpert es. Ein vertrautes Klimpern, das ich eine Weile schon nicht mehr im Ohr hatte. Ich ziehe weiter, räume vier Boxen mit den Kugeln zur Seite. Es klimpert noch mal. Ich arbeite mich bis zum Boden des Umzugskartons vor, und da sind sie: etwa zwei Handvoll leere Miniwodkas. *Ich dachte, ihr wärt alle längst aus meinem Leben verschwunden.* Mit beiden Händen greife ich zu und bekomme alle Fläschchen gleichzeitig zu fassen. Ich trete auf die Fußklappe des Abfalleimers, der Deckel fährt hoch, ich öffne meine Hände, die Fläschchen fallen hinein. Sie landen weich auf Salatstrünken und einer leeren Packung Proteinpulver. Ein Lächeln kann ich mir nicht verkneifen. *Klappe zu, Affe tot.*

Morgen früh, bevor Martín kommt, werde ich die Weihnachtskugeln entstauben, bis sie glänzen.

• • •

17:03 Uhr, in gut einer halben Stunde geht die Sonne unter. Zeit für den Crazy-Catlady-Walk. Kühle Luft kommt mir entgegen, als ich die Haustür aus dem schweren dunklen Holz öffne. Die Tür hat schon viele Jahrzehnte auf dem Buckel, hat mir die Maklerin bescheinigt. Die Zitronen am Baum leuchten noch genauso wie vor meiner Kartonaktion, aber aus 14 Grad sind mittlerweile gefühlte neun geworden. Ich nehme meine XXL-Bomberjacke vom Garderobenhaken und schlüpfe hinein.

»Kommt, ihr Süßen!« Keine Katze weit und breit. Ich mache Schnalzgeräusche mit der Zunge, das hilft immer. Das erste weiße Köpfchen lugt in den Flur hinein. »Und wo ist dein Bruder? Jagt der wieder Geckos?« Ich lasse mich auf die Sitzbank neben der Garderobe plumpsen und steige in meine Boots. Am hinteren Oberschenkel zieht es seit heute früh mehr als für gewöhnlich nach dem Training. Fellköpfchen Nummer zwei kommt um die Ecke stolziert. »Hey, Fatty, da bist du ja!«

Als ich die leicht abschüssige Einfahrt hinuntergehe, gesellt sich zum Ziehen im Oberschenkel auch noch ein Stechen in meinem Suffknie. Seit einer Weile versuche ich, das linke nicht mehr anzuwinkeln. In den vergangenen Monaten habe ich so viele Knieschoner und Kompressionsstrümpfe wie noch nie verschlissen. Weil ich noch mehr Sport mache als sonst. Und ich humpele öfters mal. *Aber, hey, besser zu viele Burpees sind der Grund für einen wackeligen Gang als Weißwein zum Frühstück.*

Es dämmert. Hinter dem Tal, das mein Grundstück von den nächsten im Dorf trennt, blinkt eine Lichterkette in einer Kiefer. Man kann hier nicht nur mit dem Auto aus der Einfahrt rollen, ohne vorher nach rechts oder links zu gucken, man kann auch 30 Minuten spazieren gehen, ohne eine Menschenseele zu treffen. Dabei bin ich gar kein Einsiedlerkrebs, im Gegenteil, auch wenn es mir manchmal so vorkommt. Es vergehen hier auf der Insel kaum zwei Wochen, in denen ich nicht Besuch von einer Freundin aus Deutschland bekomme. Und hin und wieder schaut eine Nachbarin abends spontan auf eine Cola vorbei, wenn sie sieht, dass bei mir noch Licht brennt.

»Es ist nie zu spät für eine glückliche Kindheit« – den Satz habe ich während der Entzüge in der Therapie oft gehört. Früher habe ich genickt, geschwiegen und versucht, daran zu glauben. Heute würde ich am liebsten antworten: »Wirklich?«

Manchmal, kurz vor dem Einschlafen, wenn jedes Buch auf meinem Nachttisch gelesen und jede Netflixserie auf dem Laptop geguckt ist, stelle ich mir vor, wie eine zweite Person in meinem Garten die Pflanzen gießen oder in der Küche Cappuccino aus der Maschine lassen würde. Oder mich beim Wettkampf anfeuern und mir zujubeln würde. Oder die zu mir sagt: »Lass mal, ich mach das für dich.« In meiner Fantasie kann ich diese Person nur schemenhaft erkennen, doch ich weiß, dass es ein Mann ist, mit dem ich auf Augenhöhe bin. Keiner, um den ich mich kümmern muss. Konnte man so jemandem überhaupt auf einer Dating-App begegnen? Ja, ich kenne Paare mit sogenannten Tinder-Babys, und welche, die sich nach ein, zwei Scheidungen online gesucht und gefunden haben. Ausnahmen bestätigen eben die Regel. Ob es für alle Singles über 40 schwierig ist, jemanden zu finden? Oder liegt es auch ein bisschen an mir? Ich kenne meine Schwächen, meine Ecken und Kanten. Weiß, dass sich an jedes schöne Gefühl immer sofort ein Zweifel reiht. Da ist meine Angst, Dinge falsch zu machen, nicht richtig oder zu selbstständig zu sein.

Meine Vita scheint der Beweis zu sein, schließlich ist alles schon einmal genau so gelaufen in meinem Leben, schließlich habe ich schon einmal zu wenig Liebe bekommen, obwohl ich doch versucht habe, alles richtig zu machen. Ob es deswegen nicht klappt mit einer Beziehung, fragt das Teufelchen auf meiner einen Schulter dann immer. Und das Engelchen auf der anderen entgegnet: »So ein Quatsch! Mütter lieben ihre Kinder bedingungslos, das ist ja gerade das Besondere an dieser Verbindung. Zumindest sollten sie das. Du hast nichts falsch gemacht.« Am Ende dieser Gedankenkette bilde ich immer ein Mittel aus Teufel und Engel. *Wenn du es geschafft hast, trocken zu werden, dann wird es doch wohl irgendwo einen Menschen für dich geben, der deinen Wahnsinn mitmacht.* Meistens drängelt sich noch ein *Oder?* hinter dieses Ergebnis.

Je weiter mein letzter Schluck Alkohol zurückliegt, desto klarer scheine ich zu sehen. Desto besser verstehe ich, warum ich trinken musste. Warum das Trinken mein bester Freund, mein Geliebter, meine Überlebensstrategie war, so lange, bis diese Strategie eben nicht mehr funktioniert hat. Was, wenn es nicht Wodka und Wein gewesen wären? Jeder kompensiert Schmerz und Leere mit etwas anderem, das habe ich gelernt. Wäre mein Zuhause eine Spielhalle gewesen? Oder ständig wechselnde Typen im Bett? Manchmal denke ich, dass heute der Job mein bester Freund ist, und meine Kreditkarte, mit der ich so viele Schuhe kaufen kann, wie ich will. Alles passable Gefährten für einen Ex-Suchti, finde ich. Aber, verdammt noch mal, keiner dieser Gefährten hilft auch nur halb so gut gegen Einsamkeit wie mein Ex Alkohol. Ein Jammer, dass gerade der so toxisch sein muss.

Gleich habe ich den kurzen steinigen Hang geschafft, der von meinem Haus weg- und in den kleinen Kiefernwald hineinführt. Ich winkle das linke Knie weiterhin so gut wie nicht an, dann ziept es weniger. Alle paar Sekunden drehe ich mich nach meinen Katzen um, auch wenn hier selten Autos fahren. Die beiden trotten unaufgeregt hinter mir her.

Ich nehme einen tiefen Atemzug. Die Kiefern duften wie ein Saunabesuch. Das könnte ich eigentlich auch mal wieder machen, Samstag oder Sonntag in das neue Wellnesshotel auf der Insel düsen. Dieser ganze Selfcare-Mist bringt mir meistens keine Erfüllung, aber Übung macht schließlich die Meisterin.

Das weiße Fell meiner Katzen sieht in der dunkellilafarbenen Dämmerung fast so aus, als würde es leuchten. Der Regen hat die Wurzeln auf dem Waldboden schmierig gemacht. Trotzdem bewege ich mich darauf lieber als auf Asphalt, für das angeschlagene Knie ist das irgendwie angenehmer. Alles hier drinnen ist weich. Die Mischung aus Gehölz, Blättern und Moosen gibt schön nach, wenn man darübergeht.

»Having a strange mom builds character«, mir kommt eine Postkarte in den Sinn, die mir eine Freundin neulich geschickt hat. Galgenhumor ganz nach meinem Geschmack. Vielleicht rahme ich die Karte ein und stelle sie statt des Porträts von meiner Mutter in die Küche. Oder doch besser daneben? Mal sehen.

Als ich aus dem Waldstück heraustrete, kann ich mein Haus von Weitem sehen. Das Licht in der Küche habe ich mit Absicht angelassen, damit es so aussieht, als wäre jemand zu Hause. Es war eine gute Idee, die Fassade in frischem Weiß zu streichen, auch wenn ich mir die Kosten gerne gespart hätte. Die Blüten und Pflanzen rund ums Haus wirken wie lauter kleine Farboasen, auch wenn man sie in der Dämmerung nur noch erahnen kann. Morgen früh leuchten sie wieder, wenn ich meine Runde im Garten mit Kaffee in der Hand drehe. Es hat sich gelohnt, dass ich die Fensterläden aus Massivholz in der kleinen Schreinerei im Ort habe aufarbeiten lassen. Gemütlich wird es aussehen, wenn die Weihnachtsbeleuchtung drinnen strahlt. Seit ich dieses Häuschen gekauft und zu meinem gemacht habe, fühle ich mich richtig angekommen.

Ich gehe die letzten paar Schritte den Hang hinauf und denke immer wieder diesen einen Satz: Dieses Haus ist mein Zuhause.

Mein Leben lang konnte ich mich immer schnell an den verschiedensten Orten zu Hause fühlen. Ob es mein Zimmer im Internat war, eine neue Wohnung oder eine neue Klinik. Selbst im Haus meiner Mutter habe ich mich hin und wieder zu Hause gefühlt. Vielleicht ist das eine Superkraft, die man sich aneignet, wenn man als Kind von links nach rechts und wieder zurückgeschoben wurde?

Aber eins ist doch anders an dieser Finca mit den hölzernen Fensterläden und dem Zitronenbaum vor dem Küchenfenster. Nach diesem Häuschen hier habe ich manchmal sogar Heimweh.

Nachwort von Franziska Hohmann

Liebe Leserinnen und Leser, danke, dass ihr mich auf dieser Reise begleitet habt. Die Arbeit an diesem Buch war für mich ein Weg voller emotionaler Höhen und Tiefen. Es hat mir geholfen, meine Vergangenheit und die komplizierte Beziehung zwischen meiner Mutter und mir besser zu verstehen und liebevoller damit umzugehen.

Ich teile meine Geschichte, um Menschen zu erreichen, die Ähnliches erlebt haben oder gerade erleben. Mit diesem Buch möchte ich euch Mut machen, nicht aufzugeben. Besonders in den Momenten, in denen ihr nicht weiterwisst. Zögert nicht, anderen Menschen von euren Problemen und Nöten zu erzählen. Versucht, euch Hilfe zu holen, auch wenn es schwerfällt. Es gibt in Deutschland viele Anlaufstellen für Menschen in schwierigen Lebenslagen, die geschult darin sind, zu helfen und zu unterstützen.

Gleichzeitig möchte ich diejenigen, die nicht selbst betroffen sind, dazu ermutigen, aufmerksam auf ihr Umfeld zu achten und genauer hinzuschauen. Auch wenn es für Betroffene nicht immer angenehm ist, wenn sich andere in ihr Leben einmischen, kann ein Gespräch oder eine helfende Hand oft etwas bewirken.

Psychische Erkrankungen und Suchterkrankungen zerstören viele Familien und Freundschaften. Ich bin überzeugt, dass wir dieses Leid ein wenig lindern können, wenn wir offener darüber sprechen. Deshalb: Sprecht einen Menschen darauf an, wenn ihr merkt, dass er leidet. Ob es jemand ist, der zu viel trinkt, oder eine alleinerziehende Mutter, die überfordert scheint. Auch wenn die erste Reaktion vielleicht abweisend ist, wird es euch in vielen Fällen am Ende gedankt. Heute weiß ich: Ohne meine Freunde, die sich in mein Leben »eingemischt« haben, wäre ich verloren gewesen.

Ich selbst habe keine Kinder, aber ich wünsche mir, dass Eltern, die sich mit ihrer Situation überfordert fühlen, versuchen, sich frühzeitig Hilfe zu suchen. Und auch für die vielen erwachsenen Kinder aus schwierigen Familiengefügen gilt: Redet darüber und sucht euch Hilfe, wenn euch die Vergangenheit einholt. Ich glaube, niemand bekommt das Elternsein in die Wiege gelegt, und auch meine Mama wusste einfach nicht, wie Muttersein funktioniert.

Ich weiß aber, dass meine Mutter ihr Bestes gegeben hat, so gut sie es konnte. Ich weiß, dass sie mich sehr geliebt hat und nichts mit böser Absicht getan hat. Als Kind und auch in den Jahren meiner Trinkzeit habe ich vieles nicht verstanden und war sehr wütend. Heute weiß ich, wie sehr sie selbst unter ihrer Krankheit gelitten haben muss, und wie schlimm das alles für unsere ganze Familie und ihren Partner gewesen sein muss. Ich weiß auch, dass weder meine Mutter noch irgendjemand sonst Schuld an meiner Alkoholkrankheit hat. Nach vielen Therapien, Klinikaufenthalten, Selbstreflexion und intensiver Arbeit mit mir selbst bin ich dabei, Frieden mit meiner Vergangenheit zu schließen. Ich bin nicht mehr wütend.

Heute denke ich voller Liebe an meine Mama und an die vielen schönen Momente, die wir hatten. Ich vermisse sie und würde ihr gern ganz viel erzählen. Es war kein einfacher Weg, dorthin zu gelangen, aber ich bin dabei, loszulassen und mit viel Liebe und Zuversicht nach vorn zu blicken.

Danke, dass ihr meine Geschichte gelesen habt. Ihr seid nicht allein.

Eure Fränzi

Spezieller Dank

Meine Mutter hatte seit meinem 23. Lebensjahr einen liebevollen Partner, der sich in den schweren Zeiten und der letzten Phase ihrer Depression rührend um sie gekümmert hat und nicht von ihrer Seite gewichen ist. Dafür gebührt ihm der größte Dank, den man sich vorstellen kann. Er hat mich auch gemeinsam mit meiner Mutter nach meinem letzten schrecklichen Rückfall in die Klinik in Hessen eingewiesen. Auch dafür werde ich ihm mein Leben lang dankbar sein. Zum Schutz seiner Privatsphäre und aus Rücksicht auf deren gemeinsames Leben, wird dies in diesem Buch nicht erwähnt.

Uns verbindet bis heute eine wertvolle Beziehung, ich besuche ihn, sooft es geht, in seiner neuen Wohnung in Hessen – und wir lachen über die Eigenarten meiner Mama.

Knutius, I love you. You saved my life.

Danksagungen

Nina Liebe Nina, als Allererstes möchte ich DIR für alles an diesem Projekt danken. Du hast die Worte für meine Geschichte gefunden. Ohne dich, deine Struktur, deine Geduld und dein Talent aus Worten Bilder und Gefühle zu machen, wäre das alles nicht möglich gewesen. Du hast mir geholfen, meine Geschichte zu Papier zu bringen, hast mich immer wieder beruhigt und ermutigt. Du hast mir geholfen, mich damit auseinanderzusetzen und mir ein Stück mehr Frieden gebracht. Du bist ein wunderbarer Mensch, und meine Mama hätte dich bestimmt sehr gemocht. Maggi-Sisters forever!

Der Verlag Mein großer Dank geht an die wundervollen Ladys im Heyne Verlag, Friederike Achter und Antonia Bräunig, Susanne Beck, die das Cover gemacht hat, und Heide Grehl für das Lektorat. Was für ein tolles Frauenteam! Danke, dass ich alles fragen durfte, ihr immer da wart und an das Projekt geglaubt habt.

Lisa Danke an dich, du super Powerfrau! Von dir kann ich noch einiges lernen. Ich habe eine Agentin – wer hätte das jemals gedacht. ☺

Eva Asselmann Danke für deine Bereitschaft und Unterstützung und den wertvollen Beitrag für das Buch.

Ramona Meine Seelenverwandte, ich liebe dich wie eine

Schwester. Ich danke dir für jede Minute, die wir uns kennen, und dafür, dass du immer für mich da bist! 38 Jahre & more to come.

Britta Du bist mein Fels in der Brandung, ohne dich hätte ich den ganzen Scheiß nicht überstanden. Du hast auf mich aufgepasst, mich aufgenommen und immer für mich gesorgt. Das werde ich dir nie vergessen!

Ines Mein Nüsschen, danke, dass du mein Leben so oft »aufgeräumt« hast, immer für mich da warst und nie den Glauben an mich verloren hast. Ohne dich wäre ich jetzt nicht hier.

Rosi Danke für die vielen schönen Geschichten über meine Mama und die lustigen Erinnerungen. Danke, dass du Teil des Buches bist und immer für mich und meine Mama da warst. Hab dich lieb.

Steffi Beste Mitbewohnerin und »Connecterin« der Herzen. Danke, dass du Nina und mich zusammengebracht hast und mich so wundervoll bei allem unterstützt. ☺

Oli Danke, dass es dich immer noch in meinem Leben gibt und du mich zum Lachen bringst.

Agnes Danke, dass du mich so nimmst, wie ich bin, und ich nicht mehr doppelt nach Verabredungen fragen muss. Danke für unsere Abenteuer, und natürlich für meinen Fastkopfstand – es wird irgendwann ein richtiger!

Sarah Thanks for lifting me up in so many ways, my strong friend. Barcelona is always in my mind!

Silke, Rob, Mareike, Kristina and all from Choice Training Club Mallorca Thank you for making me stronger in so many ways. Let the Uschis rule!

Ich danke allen Menschen in meinem Umfeld, die mich in meinen schlimmsten Zeiten unterstützt haben, bei mir waren und mich nicht abgeschrieben haben – ihr seid meine Familie. Ally, Ilka, Ina, Vroni, Ingrid, Sophie, Nina, Didi – es sind so viele. I love you all!

Danke an all diejenigen, die helfen und geholfen haben, diesem Buch und meiner Geschichte Flügel zu verleihen. Melli – you Wonderwoman. Danke, dass ich dich offiziell um Hilfe bitten durfte! Kathrin – best Partner in Crime! Carlo, Victoria, Ute, Tatjana, Katrin, Steffi Z., Stephi K, Katie, Uli, Brigit. Und an alle, die ich eventuell vergessen habe: Verzeiht mir, ich sag's euch persönlich. ☺

Und ich danke auch allen Kliniken und Therapeuten für den unfassbaren Job, den sie dort machen, und für die Geduld mit Menschen wie mir und meiner Mama.

Danke an alle Künstler, Managements und Klienten, mit denen der Job wieder so richtig Spaß gemacht hat die vergangenen Jahre. Danke, Maddie. Danke, Flo. Danke Peter und Ulf!

Thank you for the Music!

And finally danke ich meiner »Herde«, die immer da ist und zu der ich gehöre! Und ganz besonders Anne für ihre Klarheit, dafür, dass sie meinen Irrsinn täglich aushält und mich immer wieder auf meine wichtigste Mission aufmerksam macht: nüchtern bleiben.

Interview mit Prof. Eva Asselmann: »Die Familie ist der Ort, an dem man lernt, wie Beziehung geht und wie Nähe sich anfühlt«

Als Professorin an der HMU Health and Medical University in Potsdam erforscht Prof. Dr. Eva Asselmann, wie sich unsere Persönlichkeit über die Lebensspanne hinweg verändert – und wie wir Krisen, Umbrüche und Wendepunkte für unsere persönliche Entwicklung nutzen können. Ihre Arbeiten wurden international veröffentlicht und vielfach ausgezeichnet. Ob im ZDF, in »Psychologie Heute« oder im »Spiegel«, ihre Perspektive auf Resilienz, Wandel und psychische Gesundheit prägt seit Jahren den öffentlichen Diskurs. Neben ihrer Forschung ist sie als Speakerin, Coach und Autorin tätig. Ihre Bücher »Woran wir wachsen« und »Easy Relax« gelten als wegweisende Beiträge im Bereich Psychologische Selbsthilfe.

Rund 3,8 Millionen Kinder und Jugendliche in Deutschland sind nach Angaben der Bundesregierung von psychischen Erkrankungen ihrer Eltern betroffen. Wenn sich ein Kind um seine kranke Mutter oder seinen kranken Vater kümmern muss, nennt man das Parentifizierung. Welche Auswirkungen hat dieser Rollentausch für das Leben eines Kindes?

Parentifizierung bedeutet: Ein Kind wird zum Erwachsenen, ohne es zu wollen – und oft ohne dass es jemand bemerkt. Statt selbst Geborgenheit zu erfahren, beginnt es, Verantwortung zu übernehmen: für die Stimmung der Mutter, die Ordnung im Haushalt oder das Schweigen des Vaters. Viele dieser Kinder entwickeln früh ein feines Gespür für Zwischentöne. Sie können spüren, wann sie »funktionieren« müssen, und lernen, eigene Bedürfnisse zurückzustellen. Langfristig kann das Spuren hinterlassen. Manche dieser Kinder werden zu Hochleistern, immer darauf bedacht, niemandem zur Last zu fallen. Andere entwickeln diffuse Schuldgefühle, wenn sie sich abgrenzen oder für sich selbst sorgen. Dabei lernen sie oft: Ich bin nur dann sicher, wenn ich stark bin. Doch innere Stärke entsteht nicht durch Verdrängung, sondern durch Sicherheit. Und genau die hat in ihrer Kindheit oft gefehlt.

Gilt dies ausschließlich für schwere psychische und auch körperliche Erkrankungen?

Parentifizierung tritt nicht nur in Familien auf, in denen Eltern erkrankt sind. Es geht darum, ob ein Kind die Rolle der Fürsorgenden übernimmt, weil ein Elternteil emotional oder körperlich nicht präsent ist. Eine schwere Depression, eine Angsterkrankung oder ein Suchtproblem der Eltern können dazu führen, aber auch Überforderung, chronischer Stress oder emotionaler Rückzug. Ein Beispiel: Eine Mutter, die unter Angstattacken leidet, bittet ihr zehnjähriges Kind regelmäßig, sie zu beruhigen. Das Kind lernt: Ich bin zuständig dafür, dass Mama durch den Tag kommt. Solche Muster schleichen sich oft unbemerkt ein und werden nicht immer als »krank« erkannt. Entscheidend ist: Muss das Kind regelmäßig mehr geben, als es altersgemäß verkraften kann?

Haben Kinder eine andere Möglichkeit, als sich zu kümmern?
Nein – zumindest nicht in dem Moment. Kinder suchen Bindung. Wenn sie dafür ihre Rolle aufgeben müssen, tun sie es. Es ist ein stilles Tauschgeschäft: Wenn ich mich kümmere, bleibt Mama stabil. Wenn ich spüre, wann ich schweigen muss, bleibt der Familienfrieden erhalten. Das ist kein bewusster Plan, sondern eine intuitive Anpassung. Diese Kinder übernehmen Verantwortung, die sie nicht tragen sollten – einfach, weil niemand sonst es tut. Sie basteln an ihrer eigenen Sicherheit. Später äußert sich das oft in einem überhöhten Pflichtgefühl oder in der Angst, andere zu enttäuschen. Und manchmal merken sie erst als Erwachsene, wie sehr sie sich selbst dabei aus dem Blick verloren haben.

Was sind die Merkmale einer dysfunktionalen Familie?
In dysfunktionalen Familiensystemen fehlt das, was Kindern Halt gibt: verlässliche Rollen, emotionale Sicherheit und ein klares Ja zu kindlicher Bedürftigkeit. Anstatt von den Eltern getragen zu werden, stabilisiert das Kind das System. Es versucht, etwas zusammenzuhalten, was andernfalls zerbricht. Es gibt typische Muster: schweigen statt reden. Kontrolle statt Vertrauen. Schuld statt Verantwortung. Manche Eltern teilen ihre Sorgen mit dem Kind, als wäre es ein erwachsener Vertrauter. Andere entwerten, emotionalisieren oder entziehen sich komplett. Was alle diese Systeme eint, ist das Gefühl beim Kind: Ich bin irgendwie falsch. Oder: Ich muss etwas leisten, um geliebt zu werden.

Ist eine solche Kindheit automatisch auch traumatisch?
Nicht jedes Kind aus einem schwierigen Familiensystem erlebt ein Trauma, aber viele tragen emotionale Narben davon. Trauma bedeutet: Eine Erfahrung überfordert unsere seelischen Schutzmechanismen – und wir bleiben damit allein. Das muss kein »großes« Ereignis sein. Auch das Gefühl, über Jahre nicht gesehen, nicht

verstanden oder überfordert worden zu sein, kann traumatisch wirken. Es ist die Einsamkeit in der Erfahrung, die traumatisiert. Wer als Kind emotional alleingelassen wurde – mit Angst, Schuld oder dem Gefühl, falsch zu sein –, trägt oft ein inneres Echo davon in sich. Und manchmal zeigt sich dieses Echo erst viel später: in Beziehungsängsten, Überanpassung oder dem Gefühl, sich selbst nicht zu spüren.

Bitte erklären Sie den Begriff Trauma mit einem Beispiel.

Ein Trauma ist nicht das, was passiert – sondern das, was in uns passiert, wenn wir etwas nicht verarbeiten können. Ein klassisches Beispiel: Ein Kind erlebt häusliche Gewalt, wird aber allein gelassen mit der Angst. Niemand erklärt, niemand tröstet, niemand schützt. Die Erfahrung wird abgespalten – sie bleibt im Körper, in der Psyche, in der Biografie. Auch subtilere Formen können traumatisch wirken: Ein Kind, das über Jahre nicht gehört, ständig kritisiert oder ignoriert wird, kann ein ebenso tiefes Gefühl von Verlassenheit entwickeln. Trauma ist oft das Unsichtbare. Das, was niemand sieht, weil es leise ist.

Wie oft fallen Kinder aus dysfunktionalen Familien in Süchte und warum?

Sucht ist oft der Versuch, einen seelischen Mangel zu regulieren. Viele Menschen, die aus dysfunktionalen Familien stammen, haben früh gelernt, Gefühle zu unterdrücken. Alkohol, Drogen, exzessives Arbeiten oder auch Beziehungssucht können dann als Betäubung dienen oder als Versuch, Kontrolle zurückzugewinnen. Die Sucht ist dann nicht das eigentliche Problem, sondern ein Lösungsversuch für einen seelischen Schmerz. Manche Menschen berichten: Ich wollte einfach mal kurz nichts mehr fühlen. Oder: Ich wollte mich endlich lebendig spüren. Die Sucht wird dann zum Regler für Gefühle, die keinen Raum hatten – weil niemand da war, der sie mitgetragen hätte.

Wie sehr verändert eine psychische Krankheit oder eine Suchterkrankung die Persönlichkeit eines Menschen?
Psychische Erkrankungen verändern oft nicht den Wesenskern eines Menschen, aber sie können ihn überlagern. Eine Depression kann dafür sorgen, dass jemand sich zurückzieht, der früher lebensfroh war. Eine Suchterkrankung kann das Verhalten dominieren, die Empathiefähigkeit einschränken, das Denken verzerren. Es ist wichtig, zu unterscheiden zwischen dem Menschen und der Krankheit. Gerade Kinder erleben diese Trennung oft nicht: Sie sehen nur, dass Mama nicht da ist, dass Papa lügt oder wütend wird, und nehmen das persönlich. Sie fühlen sich schuldig oder verantwortlich, obwohl die Ursache woanders liegt.

Wie viel Einfluss nehmen Psychopharmaka auf die Denk- und Gefühlsstruktur eines Menschen?
Psychopharmaka wirken auf das neuronale Gleichgewicht und können helfen, aus akuten Zuständen wie schwerer Depression oder Angst herauszufinden. Sie verändern oft nicht den Charakter, aber sie können Wahrnehmung und Affektregulation beeinflussen. Das kann entlastend sein, aber auch entfremdend wirken. Wichtig ist eine gute ärztliche Begleitung. Medikamente sollten nie ein Ersatz für Beziehung, Unterstützung oder Aufarbeitung sein, sondern ein Baustein im Rahmen einer umfassenden Behandlung. Gerade Kinder sollten dabei altersgerecht informiert und emotional begleitet werden.

Wenn man davon ausgeht, dass einer Sucht stets ein Trauma zugrunde liegt: Ist es programmiert, dass Kinder aus dysfunktionalen Familien ihr Leid mit Süchten kompensieren – oder kann es auch sein, dass ein Kind keinerlei Schaden davonträgt?
Nicht alle Menschen mit traumatischen Erfahrungen entwickeln eine Sucht, aber sie tragen ein erhöhtes Risiko. Manche Kinder

entwickeln trotz schwieriger Startbedingungen eine enorme innere Stärke. Andere zerbrechen an den gleichen Erfahrungen. Entscheidend sind neben dem Trauma andere Faktoren, die verschärfend oder mildernd wirken: Gibt es wenigstens eine stabile Bezugsperson? Gibt es Schutzräume wie Schule, Sport, Freunde? Resilienz ist kein Zufall. Sie entsteht dort, wo Menschen gesehen, gehalten und unterstützt werden. Wenn Kinder lernen: Ich bin okay, auch wenn es um mich herum schwierig ist, dann kann auch aus Schmerz etwas Starkes erwachsen.

Was können Angehörige oder das Umfeld tun, wenn sie vermuten, dass eine Familie Hilfe benötigt?
Zuhören, ohne zu drängen. Beobachten, ohne zu urteilen. Und dann vorsichtig Angebote machen: Ich mache mir Sorgen – darf ich dir was sagen? Oder: Ich kenne eine gute Beratungsstelle, vielleicht wäre das eine Möglichkeit? Wichtig ist, nicht belehrend aufzutreten, sondern unterstützend. Hilfe wird eher angenommen, wenn sie auf Augenhöhe angeboten wird.

Der Begriff toxisch ist in Mode – wann trifft er wirklich zu, und was beschreibt eine toxische Beziehung?
Toxisch ist an und für sich kein wissenschaftlicher Begriff, aber man könnte sagen: Toxisch wird eine Beziehung dann, wenn sie dauerhaft schadet – emotional, psychisch oder körperlich. Wenn Abwertung, Kontrolle oder Schuldzuweisungen überwiegen. Wenn das eigene Selbstbild leidet, weil Nähe mit Angst oder Abhängigkeit vermischt ist. Nicht jeder Streit ist toxisch, aber wenn der Kontakt dauerhaft entwertet, erschöpft oder verletzt, lohnt sich ein genauer Blick.

Die Bindung zwischen Mutter und Kind ist eine ganz besondere: Warum ist es problematisch, wenn gerade diese Bindung gestört ist?

Die Mutter ist meist die erste große Beziehung. In den ersten Lebensjahren prägt sie unser Urvertrauen – das Gefühl: Ich bin sicher, ich bin willkommen, ich bin richtig. Wenn diese Bindung instabil, ambivalent oder abweisend ist, kann das tiefe Spuren hinterlassen. Viele Erwachsene mit frühen Bindungsverletzungen berichten später von einer inneren Leere, von Beziehungsangst oder der Unfähigkeit, sich fallen zu lassen.

Können sich problematische Mutter-Kind-Beziehungen später im Leben verbessern, auch wenn es traumatische Erfahrungen der Kindheit gab?

Ja, aber es braucht Zeit, Bewusstheit und oft auch therapeutische Begleitung. Beziehungen können sich verändern, wenn neue Erfahrungen möglich werden. Wenn wir das Erlebte reflektieren und in der Rückschau anders bewerten. Wir können die Vergangenheit nicht heilen, aber neu erzählen. Oft geht es dabei gar nicht darum, als Erwachsene die Beziehung zu den eigenen Eltern zu verändern, sondern die eigene Haltung dazu.

Wie wichtig ist Verzeihen, um selbst Frieden zu finden?

Verzeihen ist kein Muss, aber ein möglicher Weg zur inneren Freiheit. Es bedeutet nicht, dass etwas okay war. Es bedeutet: Ich entlasse mich aus der ständigen Wiederholung des Schmerzes. Verzeihen ist ein Akt der Selbstfürsorge. Es erleichtert, das Erlebte loszulassen, ohne permanent weiterzuhadern. Aber oft braucht es Zeit und ist erst dann möglich, wenn der Schmerz gewürdigt und durchlebt wurde.

Ist es aus therapeutischer Sicht in Ordnung, sich nach dem Tod eines Menschen, mit dem man eine schwierige Beziehung hatte, erleichtert zu fühlen? Selbst, wenn es die eigene Mutter ist?
Ja. Und dieses Gefühl verdient Respekt. Wer sich über den Tod eines nahen Angehörigen erleichtert fühlt, trägt meist eine lange Geschichte voller Ambivalenz, Schmerz und ungelebter Gefühle mit sich. Solche Reaktionen sind kein Zeichen von Hartherzigkeit, sondern von einer tiefen seelischen Entlastung. Und sie sind oft der Beginn eines ehrlichen Trauerprozesses.

Woran bemerken erwachsene Kinder, dass sie eine traumatische Kindheit erlebt haben?
Viele merken es erst in Beziehungen, wenn Nähe Angst macht oder Abgrenzung Schuld. Wenn sie überreagieren, sich überfordern, sich selbst nicht spüren. Oder wenn sie das Gefühl haben: Ich funktioniere – aber ich lebe nicht wirklich. Der Körper erinnert sich oft früher als der Verstand: durch Schlafprobleme, Verspannungen, Erschöpfung oder emotionale Flashbacks.

Welche Strategien oder Therapieansätze empfehlen Sie Menschen, die unter den Folgen eines Traumas und/oder unter einer Suchterkrankung leiden?
Ein sicherer Ort ist der Anfang. Das kann eine Therapie sein, eine Selbsthilfegruppe, eine Beratungsstelle. Wichtig ist: raus aus der Isolation, rein in eine Beziehung. Methoden wie körperorientierte Verfahren, traumasensible Gesprächstherapie oder Schematherapie können helfen, alte Muster zu erkennen und neue Wege zu entwickeln.

Bei psychischen Krankheiten und Suchterkrankungen spricht man oft von Familienkrankheiten. Können Sie das erläutern?
Psychische Belastungen wirken nicht isoliert, sie durchdringen das ganze System. Kinder übernehmen Rollen, die nicht ihre sind. Partner werden zu Co-Abhängigen. Schweigen, Schuld und Angst breiten sich aus. Die Familie wird zum Ort, an dem nicht nur gelitten, sondern auch gelernt wird, wie Beziehung geht, wie Nähe sich anfühlt, was »normal« ist. Und genau deshalb ist es so wichtig, ganze Systeme zu betrachten – nicht nur einzelne.

Inwiefern können Selbsthilfegruppen helfen?
Selbsthilfegruppen ermöglichen mehr als nur Austausch. Sie sind Orte des Gesehenwerdens. Wer dort sitzt, merkt oft zum ersten Mal: Ich bin nicht allein. Mein Schicksal ist kein Einzelfall, anderen geht es ähnlich. Und das kann heilsam sein. Viele erleben dort erstmals das Gefühl von Zugehörigkeit ohne Vorwurf – und das ist oft der erste Schritt zurück zu sich selbst.

Ist es möglich, eine traumatische Kindheit völlig zu verarbeiten? Wenn ja, wie viel Arbeit ist das?
Verarbeitung bedeutet nicht, dass etwas ungeschehen wird. Es bedeutet: Ich kann die Vergangenheit anschauen, ohne dass sie mich überwältigt. Ich kann fühlen, was war – und trotzdem im Heute leben. Das braucht Mut, Zeit und Mitgefühl mit sich selbst. Es ist ein langer Weg mit Höhen und Tiefen. Aber er lohnt sich.

Hilfsangebote

Niemand muss mit einer Sucht oder psychischen Krise allein bleiben. Die folgenden Anlaufstellen bieten Unterstützung für Betroffene und Angehörige.

Sucht & Abhängigkeit

Caritas Suchtberatung
www.caritas.de/glossare/suchtberatung
Beratung und Begleitung für Menschen mit Suchtproblemen sowie deren Angehörige. Online, telefonisch oder vor Ort.

Das Suchtportal
www.dassuchtportal.de
Informationsportal für alle Fragen rund um Suchterkrankungen und Hilfsangebote.

Deutsche Hauptstelle für Suchtfragen e. V.
www.dhs.de/service/suchthilfeverzeichnis
Zentrale Plattform mit umfassender Suchthilfe-Datenbank für ganz Deutschland.

Vista Berlin
www.vistaberlin.de/konsum-alkohol-medikamente-und-drogen
Ambulante Beratung und Hilfe bei Alkohol-, Medikamenten- und Drogenkonsum in Berlin.

Selbsthilfegruppen

Blaues Kreuz
http://www.blaues-kreuz.de/de/wege-aus-der-sucht
Christlich geprägte Unterstützung und Selbsthilfe für Menschen mit Suchterkrankungen und deren Angehörige.

Anonyme Alkoholiker (AA)
www.anonyme-alkoholiker.de
Selbsthilfegruppen für Menschen, die mit dem Trinken aufgehört haben oder aufhören möchten, anonym und bundesweit.

Kreuzbund
www.kreuzbund.de
Selbsthilfe- und Helfergemeinschaft für Menschen mit Suchterkrankungen und deren Angehörige.

Narcotics Anonymous (NA)
narcotics-anonymous.de
Selbsthilfegruppen für Menschen mit Drogen- oder Medikamentensucht.

Kinder, Jugendliche & Familie

Al-Anon Familiengruppen
al-anon.de/fuer-neue/familienkrankheit/alateen-fuer-jugendliche
Selbsthilfe speziell für Jugendliche, die Alkoholprobleme haben, für deren Eltern und enge Bezugspersonen.

Familienportal
familienportal.de/familienportal/lebenslagen/krise-und-konflikt/krise-telefone-anlaufstellen
Übersicht über bundesweite Krisentelefone und Anlaufstellen für Familien in Notlagen.

Ich bin alles: Kinder- und Jugendportal
www.ich-bin-alles.de
Onlineportal zur psychischen Gesundheit von Kindern und Jugendlichen.

Goldkind
www.goldkind-stiftung.de
Aufklärung und Hilfe für Kinder in dysfunktionen Familien.

Psychische Gesundheit & Depression

Deutsche Depressionshilfe
www.deutsche-depressionshilfe.de
Informationen, Selbsttests und Hilfsangebote für Menschen mit Depressionen und deren Angehörige.

Bundesverband der Angehörigen psychisch erkrankter Menschen e.V.
www.babk.de
Hilfe für betroffene Angehörige, wenn sie nicht wissen, was sie tun sollen.

Freunde fürs Leben
www.frnd.de
Freunde fürs Leben informieren über Depression und Suizid, um Warnsignale zu erkennen und Hilferufe besser deuten zu können.

Krisenhilfe & Notfälle

Telefonseelsorge

www.telefonseelsorge.de

Rund um die Uhr unter 0 800 / 111 0 111 erreichbar, anonym und kostenlos per Telefon, Chat oder Mail.

Suizidprophylaxe

www.suizidprophylaxe.de/hilfsangebote

Anlaufstellen und Unterstützungsangebote für Menschen in akuten Krisen und für deren Familien.

Berliner Krisendienst

www.berliner-krisendienst.de

Hilfe bei psychosozialen Krisen bis hin zu akuten seelischen und psychiatrischen Notsituationen in Berlin.

Beratung zu Partnerschaft & Familie

Pro Familia

www.profamilia.de

Beratung zu Sexualität, Familienplanung, Schwangerschaft oder Konflikten, vertraulich und bundesweit verfügbar.

Nummer gegen Kummer

www.nummergegenkummer.de

Kostenfreie Telefon- und Onlineberatung für Kinder, Jugendliche und Eltern in belastenden Lebenssituationen.

Stand: Juli 2025